Heinz Otto

Mammadiagnostik für MTRA und Ärzte

Springer-Verlag Berlin Heidelberg GmbH

Heinz Otto

Mammadiagnostik für MTRA und Ärzte

Unter Mitarbeit von
Karin Fiebach-Dorr, Bernd Hoberg,
Brigitte Hurtienne, Hans Junkermann,
Werner Schlake

Mit einem Geleitwort von
Sylvia H. Heywang-Köbrunner

Mit 135 Abbildungen und 20 Tabellen

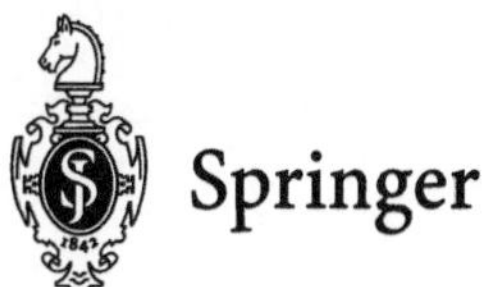

Springer

Professor Dr. Heinz Otto

Evangelische Kliniken Gelsenkirchen
Radiologische Klinik
Munckelstraße 27
45879 Gelsenkirchen

ISBN 978-3-540-41955-6 ISBN 978-3-642-56364-5 (eBook)
DOI 10.1007/978-3-642-56364-5

Die Deutsche Bibliothek - CIP-Einheitsaufnahme
Otto, Heinz:
Mammadiagnostik für MTRA und Ärzte / Heinz Otto. - Berlin ; Heidelberg ; New York ; Barcelona ; Hongkong ; London ; Mailand ; Paris ; Tokio : Springer, 2002
ISBN 978-3-540-41955-6

http://www.springer.de/medizin

Ursprünglich erschienen bei Springer-Verlag Berlin Heidelberg New York 2002

Umschlaggestaltung: Erich Kirchner, Heidelberg
Herstellung: Isolde Gundermann, Heidelberg
Gedruckt auf säurefreiem Papier SPIN: 10836047 21/3130/is - 5 4 3 2 1 0

Geleitwort

Brustkrebs ist die häufigste Krebserkrankung und auch die häufigste Todesursache der Frau zwischen dem 40. und 60. Lebensjahr. Trotz Fortschritten bei Operationstechnik und medikamentöser Behandlung ist die bei weitem effektivste Maßnahme gegen die der Brustkrebssterblichkeit die Früherkennung. Dies ist durch umfangreiche kontrollierte Studien so gut belegt wie dies für kaum ein anderes medizinisches Gebiet der Fall ist.

Die wichtigste Methode für die Früherkennung von Brustkrebs ist die Mammographie. Für zusätzlich notwendige Abklärung mammographisch entdeckter Veränderungen sowie klinisch auffälliger Befunde stehen inzwischen verschiedene bildgebende sowie interventionelle Verfahren zur Verfügung.

Entscheidende Weiterentwicklungen der mammographischen Technik ermöglichen die verbesserte Erkennung von Brustkrebs auch in mammographisch dichten Brüsten und die Darstellung feinster Mikroverkalkungen als Hinweis auf Frühstadien.

Wesentliche Fortschritte bei der Sonographie, die Entwicklung neuer minimal-invasiver Techniken und der gezielte Einsatz der MRT erlauben in vielen Fällen eine sichere Diagnose bei Vermeidung operativer Abklärungsbiopsien und eine wesentlich exaktere Abgrenzung vor operativer Therapie.

Mit zunehmenden Möglichkeiten wurde aber auch die Technik immer komplexer und vielfältiger. Um das Ziel, die möglichst sichere und frühe Erkennung von Brustkrebs zu erreichen, ist höchste Qualität Voraussetzung; unzureichende Qualität kann den Erfolg vereiteln.

Hierbei kommt der/dem MTRA eine große Verantwortung zu, denn ohne höchste Qualitätsanforderungen an sich selbst und stete kritische Selbstüberprüfung kann höchste Qualitat bei Mammographie, Interventionen und Mamma-MRT nicht erreicht werden. Insbesondere die Mammographie, die wohl die schwierigste röntgendiagnostische Untersuchung darstellt, wird in ihren Anforderungen meist unterschätzt.

Nur durch Einfühlsamkeit und Persistenz kann es der/dem MTRA gelingen, die für ein optimales Ergebnis notwendige Kooperation der untersuchten Frau zu erlangen. Aufgabe der/des MTRA ist auch, die Patientin in einer z. T. schmerzhaften, aber auch psychisch belastenden Situation zu unterstützen und sie so auch zur notwendigen Regelmäßigkeit der Untersuchung zu motivieren. Auch für MRT, Sonographie und Interventionen werden zunehmend Spezialkenntnisse erforderlich.

Dieses Buch unterstützt die/den MTRA bei diesen wichtigen Aufgaben in idealer Weise. Alle technischen Grundlagen sind klar, umfassend und didaktisch hervorragend dargestellt. Besonders hervorzuheben ist der praxisnahe Bezug. In Ergänzung zu den technischen Grundlagen für bildgebende und interventionelle Verfahren werden das wichtige Hintergrundwissen über die Erkrankung selbst und die Bedeutung der Bildgebung vermittelt. Die wichtigsten Befunde, die schlussendlich nur auf technisch einwandfreien Bildern sicher erkennbar sind, werden vorgestellt.

Methodik und Qualitätssicherung werden entsprechend dem neuesten Stand abgehandelt, wobei sowohl die derzeit geltenden gesetzlichen Vorschriften, Regelungen und Empfehlungen in Deutschland als auch die wichtigsten zusätzlichen Forderungen der europäischen „Richtlinien" erläutert sind.

Das Buch schließt damit eine wichtige Lücke. Es unterstützt den/die MTRA dabei, Mammadiagnostik auf hohem Niveau entsprechend dem aktuellen Wissensstand durchzuführen und damit als Partner des Arztes die Voraussetzungen für eine optimale Abklärung und Frühdiagnostik des Brustkrebs zu schaffen.

S. H. Heywang-Köbrunner

Vorwort

Mammadiagnostik ist Teamarbeit und fordert Verantwortungsbewußtsein, Wissen und Erfahrung von allen Beteiligten. Diagnose und Therapie von Erkrankungen der Brust involvieren die/den MTRA, den in der Praxis tätigen (Frauen)Arzt, den Radiologen, den operativ tätigen Arzt, den Pathologen, den Onkologen und Strahlentherapeuten.

Alle Untersuchungen sind darauf ausgerichtet, einen Brustkrebs möglichst frühzeitig zu entdecken und eine von der Frau oder dem Arzt festgestellte Veränderung der Brust als gut- oder bösartig zu klassifizieren. Das therapeutische Handeln strebt die definitive Heilung der an Brustkrebs erkrankten Frau an, die erreicht werden kann, wenn der Tumor noch auf die Brust beschränkt ist und noch keine Metastasen ausgebildet hat. All das kann nur verwirklicht werden, wenn das gesamte Team auf der Basis der gegenwärtig gesicherten Erkenntnisse tätig ist und die gültigen Qualitätsstandards erfüllt.

Das vorliegende Buch ist aus einer über 20jährigen praktischen Erfahrung in der Diagnostik und der Therapie des Mammakarzinoms entstanden. Es soll Hilfestellung bei der täglichen Arbeit der/des technischen Assistentin/en leisten, wobei nicht nur die technische Leistung sondern auch der Umgang mit der Patientin berücksichtigt wird. Es soll aber auch der/dem MTRA wie auch den im Team arbeitenden Ärztinnen und Ärzten, die nicht unmittelbar mit der Diagnostik befaßt sind, Verständnis für die einzelnen diagnostischen Verfahren vermitteln, Möglichkeiten und Risiken aufzeigen sowie den Stellenwert der einzelnen Verfahren definieren. Das Buch sollte ein stetiger Begleiter für MTRA und Arzt in der Praxis beim Umgang mit Patientinnen sein, die sich aufgrund eines Verdachtes oder zur Behandlung eines Mammakarzinoms an das Team wenden.

Mein herzlichster Dank gilt meinen Koautorinnen und Koautoren, die alle über langjährige Erfahrung verfügen und die sich in besonderem Maße im Rahmen ihrer beruflichen Tätigkeit der Diagnostik des Mammakarzinoms gewidmet haben. In ihren Beiträgen ist der Bezug zur Praxis ein besonderes Merkmal.

Danken möchte ich auch meinen Mitarbeiterinnen und Mitarbeitern in der Klinik, die mich bei meiner Arbeit in hervorragender Weise unterstützen und dazu beitragen, daß den Patientinnen der sicherlich unangenehme Gang zur Mammauntersuchung erleichtert wird.

Nicht zuletzt bin ich meiner Familie zu großem Dank verpflichtet, die aufgrund meiner Tätigkeit in der Klinik und am heimischen Computer sehr häufig auf meine Anwesenheit verzichten und viele Abende und Wochenenden ohne mich verbringen mußten.

Gelsenkirchen, im Oktober 2001 H. Otto

Inhaltsverzeichnis

Autorenverzeichnis

FIEBACH-DORR, KARIN
Fach-MTRA
Haus der Technik
Hollestraße 1, 45127 Essen

HOBERG, BERND
Produktleiter Mammmographie
Firma Agfa Köln
Mediapark 5, 50441 Köln

HURTIENNE, BRIGITTE
Leitende MTRA
St.-Barbara-Hospital
Barbarastraße 1, 45964 Gladbeck

JUNKERMANN, HANS, DR. MED.
Leitender Arzt
Mammographie-Screening-Zentrum
Zentralkrankenhaus
St.-Jürgen-Straße 1, 28205 Bremen

OTTO, HEINZ, PROFESSOR DR. MED.
Chefarzt
Evangelische Kliniken
Munckelstraße 27, 45879 Gelsenkirchen

SCHLAKE, WERNER, PROFESSOR DR. MED.
Direktor
Pathologisches und Gewebepathologisches Institut
Rotthauserstraße 23, 45879 Gelsenkirchen

1 Einführung

H. Otto

In Deutschland erkranken jährlich nahezu 46.000 Frauen an Brustkrebs, davon etwa 17.000 im Alter von unter 60 Jahren. Brustkrebs stellt die häufigste Krebsneuerkrankung bei Frauen dar und ist für 18% aller Krebstodesfälle bei Frauen verantwortlich. Die Diagnose eines Mammakarzinoms kommt für mehr als ein Viertel aller Frauen einem Todesurteil gleich, die Fünfjahresüberlebensrate beträgt heute etwa 73%. Anders ausgedrückt gehen heute einer an Brustkrebs erkrankten Frau durchschnittlich 6 Jahre ihrer ausstehenden Lebenserwartung verloren. Bei etwa 23.000 Frauen wird auch heute noch in Deutschland eine Amputation der Brust vorgenommen, was einen tiefen Einschnitt in das Leben der einzelnen Frau bedeutet. In Deutschland wie in allen anderen Ländern der Europäischen Gemeinschaft zeigt die Anzahl der Neuerkrankungen des Brustkrebses (Inzidenz) eine ansteigende Tendenz.

Häufigkeit des Mammakarzinoms in Deutschland

Prognose des Mammakarzinoms

Aus diesen Angaben ist die Notwendigkeit ersichtlich, alle Anstrengungen darauf auszurichten, dieser Erkrankung ihren Schrecken zu nehmen. Die Ursachen für die Entstehung eines Brustkrebses sind nach wie vor weitgehend unbekannt. Hormonelle, genetische und mit der Fortpflanzung in Verbindung stehende (reproduktive) Faktoren werden ebenso diskutiert wie ernährungsbedingte Faktoren (fettreiche Nahrung, Alkoholkonsum). Die Kenntnisse reichen aber nicht aus, um eine primäre Verhütung (Prävention) erfolgreich durchzuführen. Daher ist heute der einzige Weg zur Verbesserung der Prognose die rechtzeitige Erkennung des Krebses, die eine endgültige und dauerhafte Therapie des Krebses ohne verstümmelnde operative Maßnahmen ermöglicht.

Ursachen für die Entstehung eines Mammakarzinoms

Neben der regelmäßigen Tastuntersuchung durch die Frau selbst und den Arzt stehen heute eine Reihe von apparativen Verfahren zur Verfügung, die entweder zur Untersuchung von vermeintlich gesunden Frauen (Screening) oder bei auftretenden Beschwerden und Symptomen eingesetzt werden. Im Mittelpunkt dieser Verfahren steht zweifellos die Mammographie, deren Bedeutung durch umfangreiche Erfahrungen gesichert ist, wie in einer nahezu unübersehbaren Anzahl von wissenschaftlichen Veröffentlichungen belegt worden ist. Andere Methoden wie die

Bedeutung der Mammographie

Ultraschalluntersuchung und die Magnetresonanztomographie gewinnen in zunehmendem Maße an Bedeutung.

Zielsetzung des vorliegenden Buches

Voraussetzung für den Nutzen jeder Untersuchung ist die sorgfältige und jederzeit optimierte Durchführung auf der Basis von vorgegebenen Qualitätsstandards. Das vorliegende Buch soll Anleitung und Hilfe zur Durchführung der Mammographie für MTRA und Ärzte bieten, es soll aber auch das Verständnis für die übrigen bildgebenden Verfahren vermitteln und einen Einblick in das Wesen und die Symptome der Erkrankungen der weiblichen Brust geben.

2 Anatomie und Physiologie der Brustdrüse

W. Schlake und H. Otto

Die Kenntnis der makro- und mikroskopischen Anatomie ist für die Anwendung und Interpretation aller bildgebenden Verfahren von besonderer Bedeutung. Auch die physiologischen Vorgänge im Laufe des Menstruationszyklus und in den verschiedenen Lebensaltern beeinflussen die Deutung normaler und pathologischer Vorgänge in der weiblichen Brust in erheblichem Maße.

Entwicklungsgeschichte der Brustdrüse

Die Brustdrüse ist den Hautanhangsdrüsen zuzurechnen und ist entwicklungsgeschichtlich eine Modifikation der Schweißdrüsen. Sie wird, wie auch bei den Säugetieren, im Rahmen einer so genannten Milchleiste angelegt, die eine von der Axilla bis in die Leistenregion reichende Region darstellt. In dieser Region werden zahlreiche Brustdrüsen angelegt, von denen sich normalerweise nur eine weiterentwickelt. Es können aber auch zusätzlich eine oder mehrere rudimentäre Anlagen persistieren, die dann als akzessorisches Drüsengewebe und zusätzliche Mamillen bei der erwachsenen Frau klinisch oder mit bildgebenden Verfahren erkennbar werden. Bevorzugt sind die akzessorischen Drüsen in der Axilla angelegt. Die Identifizierung dieser Anomalien ist von Bedeutung, da sich auch in rudimentärem Drüsengewebe Karzinome entwickeln können.

Akzessorisches Drüsengewebe

Fetale und weitere Entwicklung der Brustdrüse

In der individuellen Entwicklung (Ontogenese) treten beim weiblichen Feten im 5.–6. Schwangerschaftsmonat gangförmige Epithelsprossungen auf, die sich zu primitiven Milchgängen entwickeln. Während der Menarche (Zeitpunkt des Einsetzens des Menstruationszyklus) kommt es zum Wachstum der drüsigen und bindegewebigen Anteile, insbesondere zu einem Längenwachstum der Gänge. An den terminalen (End-)Abschnitten entwickeln sich vielfältige Aussprossungen, die späteren Drüsenläppchen. Der gesamte Drüsenkörper wächst, die Milchgänge verzweigen sich fortlaufend und es kommt zur Ausbildung von Azini (Abb. 2.1). Der gesamte Komplex der terminalen Endabschnitte der Milchgänge mit den Drüsenläppchen und den Azini wird als terminale duktulolobuläre Einheit TDLE (oder engl.: TDLU) bezeichnet. Hier entwickelt sich später der überwiegende Teil der Umbauvorgänge und der pathologischen Veränderungen.

Terminale duktulolobuläre Einheit (TDLE)

Basalmembran

Die Milchgänge bestehen mikroskopisch aus der Basalmembran, die eine wichtige Grenze für die Entwicklung von Karzino-

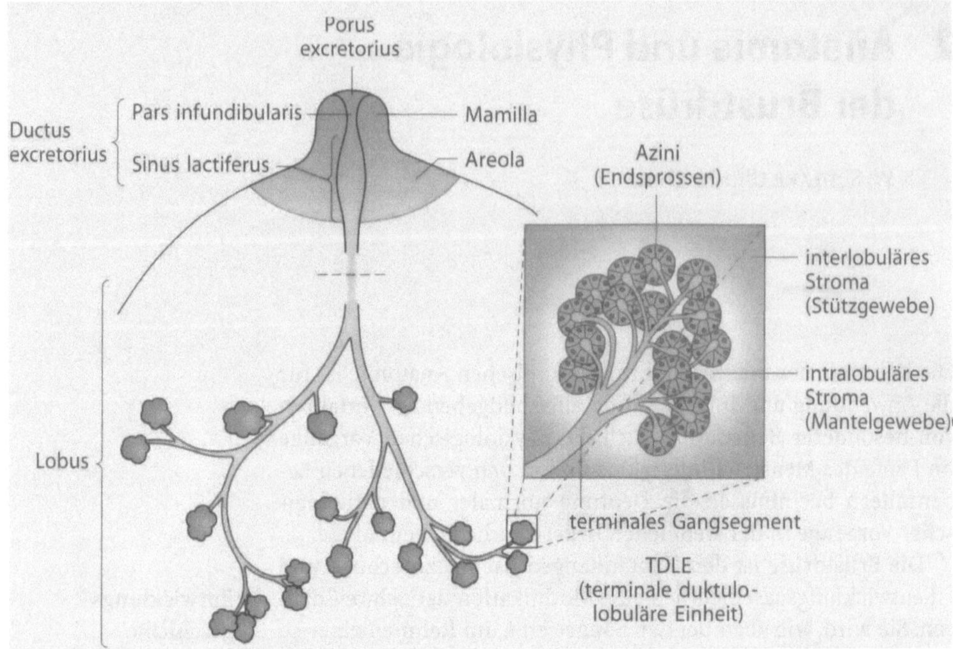

Abb. 2.1. Aufbau des Drüsenkörpers mit Darstellung der terminalen duktulolobulären Einheit (TDLE)

men darstellen; Karzinome, die die Basalmembran noch nicht überschritten haben, bezeichnet man als „In-situ-Karzinome", sie besitzen eine grundsätzlich andere prognostische Bedeutung als infiltrierend wachsende Tumoren, die die Basalmembran bereits überschritten haben.

Milchgangsepithel

Das Epithel der Milchgänge ist zweischichtig, die äußere Schicht, die Myoepithelien, dient wahrscheinlich dem Transport der Milch (Kolostrum), die während der Schwangerschaft und der Stillperiode in den mehr innen gelegenen Epithelzellen gebildet wird.

Aufbau der Brustdrüse der erwachsenen Frau

Haut und subkutanes Fettgewebe

Die Brustdrüse wird in Höhe der 2. bis 7. Rippe angelegt, wobei normalerweise eine Seitensymmetrie besteht; Größendifferenzen höheren Ausmaßes sind eher selten. Die Haut (Abb. 2.2) ist 0,5–2 mm dick, unmittelbar anschließend besteht eine subkutane Fettgewebsschicht. Diese kann in ihrer Stärke sehr unterschiedlich ausgeprägt sein und makroskopisch sogar fehlen, was für die Interpretation von Röntgenbildern von Bedeutung ist. Blut- und Lymphgefäße sowie Milchgangsstrukturen sind mit der Haut ver-

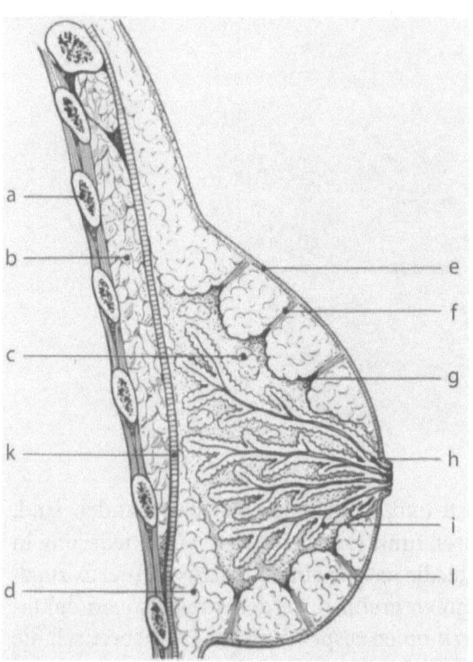

Abb. 2.2. Schematische Darstellung des Aufbaus der Brustdrüse. *a* Rippe, *b* M. pectoralis major, *c* Fettgewebsinsel im Stroma, *d* präpektorales Fettgewebe, *e* Haut, *f* Cooper-Ligament, *g* interlobuläres Stroma, *h* Sinus lactiferus, *i* Ductus lactiferus, *k* präpektorale Faszie, *l* subkutanes Fettgewebe

bunden. Eine Ausschälung des Drüsenkörpers (subkutane Mastektomie) ist also immer eine inkomplette Maßnahme und hinterlässt epitheliale Strukturen, in denen sich durchaus Karzinome entwickeln können.

Subkutane Mastektomie

Im Anschluss an das subkutane Fettgewebe entwickelt sich der Drüsenkörper. Dieser ist durch Bindegewebsbänder (Ligamente) in zahlreiche Kompartimente unterteilt, die allerdings nicht vollständig gegeneinander abgeschottet sind (Abb. 2.3). Diese Bänder werden als Cooper-Ligamente bezeichnet; sie sind mit bildgebenden Verfahren in ihrem Verlauf durch das subkutane Fettgewebe als so genannte „Retinaculae cutis" gut zu erkennen (s. Abb. 2.2). Eine unregelmäßige Anordnung oder Verformung kann ein Hinweis auf einen pathologischen Prozess im Drüsengewebe darstellen.

Cooper-Ligamente

Neben den Cooper-Ligamenten wird der Drüsenkörper von weiterem Bindegewebe, dem Stroma, umkleidet. Für die bildgebende Diagnostik ist es nicht von Bedeutung, dass man zwischen inter- und intralobulärem Stroma unterscheiden kann (s. Abb. 2.1); diese Differenzierung ist aber für die mikroskopische Deutung pathologischer Prozesse wichtig.

Für die Funktion aber auch die Entwicklung krankhafter Veränderungen ist das Milchgangssystem von herausragender Bedeutung. Mehrere terminale Einheiten TDLE werden in einem Milchgang (Ductus lactiferus) zusammengefaßt, von denen nor-

Ductus lactiferus

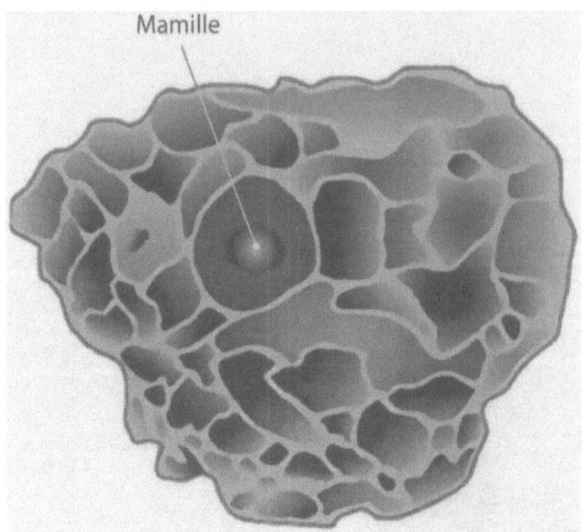

Abb. 2.3. Halbschematische Darstellung der durch die Cooper-Ligamente geschaffenen Kompartimente

malerweise zwischen 8 und 20 in jeder Brust vorhanden sind. Diese Milchgänge führen funktionell zu einer Untergliederung in verschiedene Segmente, die jeweils einem Ductus lactiferus zugeordnet sind. Diese Segmentgrenzen werden zunächst von duktalen und lobulären Karzinomen respektiert, sodass theoretisch die operative Resektion eines Segments auch zu einer vollständigen Entfernung des Tumors führen müsste. Dies ist aber in der Praxis nicht der Fall, da die Segmentgrenzen makroskopisch und somit für den Operateur nicht erkennbar sind. Weiterhin sind die Milchgänge stark miteinander verwoben und ineinander verzahnt. Daher wird heute bei fast jeder Patientin, bei der eine brusterhaltende Operation, d. h. nur eine lokale Entfernung des Tumors mit einem gewissen Sicherheitsabstand durchgeführt wurde, eine Bestrahlungsbehandlung vorgenommen. Mit diesem Vorgehen kann das Auftreten von Lokalrezidiven drastisch gesenkt werden. Anhand der anatomischen Gegebenheiten wird diese therapeutische Maßnahme also verständlich.

Segmentgrenzen

Die großen Milchgänge erweitern sich hinter der Mamille zu den Sinus lactiferi (s. Abb. 2.1 und 2.2) und münden dann in die Brustwarze (Mamille), die somit zwischen 8 und 20 Öffnungen aufweist (Abb. 2.4). Die Brustwarze besitzt eine Muskulatur, die auf Berührung eine Erektion hervorruft und damit dem Säugling den Saugvorgang ermöglicht. Das Fehlen der erektilen Funktion oder gar eine Retraktion der Mamille kann ein Hinweis für ein sich hinter der Mamille entwickelndes Karzinom sein, die Überprüfung der Mamille gehört damit zu jeder klinischen Untersuchung. Der umgebende Warzenhof (Areola; s. Abb. 2.4) besitzt Talgdrüsen (Montgomerie-Drüsen) und Haarfollikel. Die Kenntnis dieser Strukturen ist von Bedeutung, da sich hier pathologische Prozesse, vor allem Entzündungen, ausbilden können, die von einem sich an dieser Stelle manifestierenden Karzinom, dem Paget-Karzinom, differenziert werden müssen.

Sinus lactiferus Mamille

Erektion der Mamille

Areola, Talgdrüsen, Haarfollikel

Paget-Karzinom

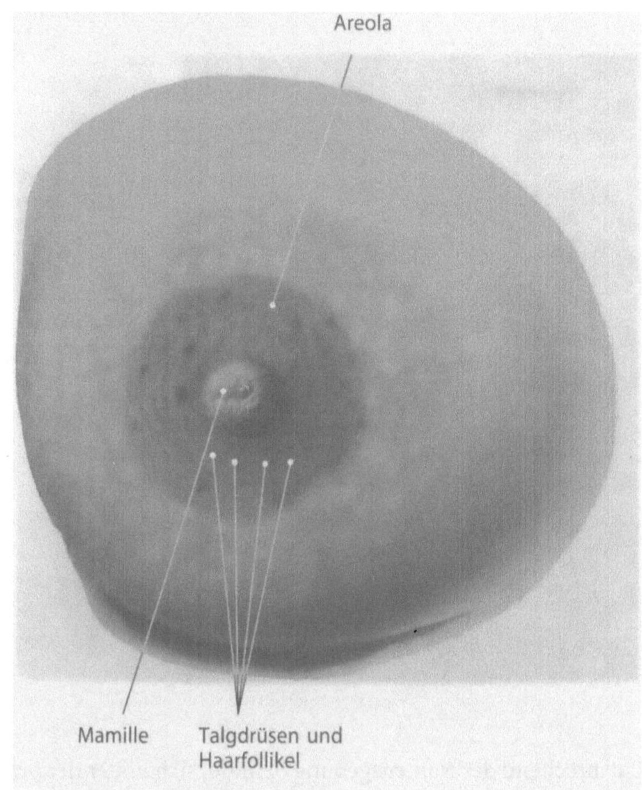

Abb. 2.4. Aufbau der Mamille und der Areola

Präpektorales Fettgewebe

Der Drüsenkörper wird nach dorsal von dem präpektoralen Fettgewebe gegenüber den Strukturen der Thoraxwand abgegrenzt (s. Abb. 2.2). Dieses Fettgewebe ist vor allem im kraniokaudalen Bild der Mammographie gut vom Drüsenkörper abzugrenzen. Sich in diesem Bereich entwickelnde Fremdstrukturen lassen immer den Verdacht auf ein Karzinom aufkommen.

Präpektorale Faszie

Zwischen dem großen Brustmuskel (M. pectoralis major) und dem Fettgewebe befindet sich eine kräftige Bindegewebsplatte, die präpektorale Faszie. Diese ermöglicht die freie Verschieblichkeit der Brustdrüse in gewissen Grenzen, wobei vor allem der kaudale und der laterale Anteil mobil sind (s. Kap. 6, Abb. 6.3). Die Faszie wird allerdings von Blut- und Lymphgefäßen durchdrungen, sodass maligne Tumoren sich durch die Faszie hindurch in Richtung Brustwand entwickeln, was für klinische Belange von großer Bedeutung ist. Es wird daher heute weit mehr als früher auch bei einer vollständigen Absetzung der Brustdrüse (Ablatio mammae) eine Bestrahlungsbehandlung der Brustwand als adjuvante Maßnahme angeschlossen. Die präpektorale Faszie ist im Röntgenbild nicht, dagegen im Sonogramm sehr gut als helles Reflexband abgrenzbar (Abb. 2.5).

Ablatio mammae

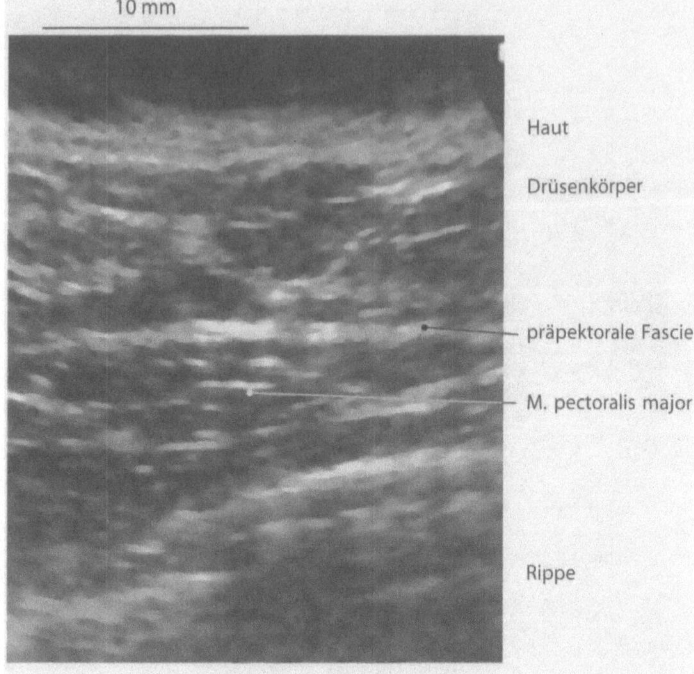

Abb. 2.5.
Darstellung der präpektoralen Faszie als reflexreiches Band im Ultraschallbild, aufgenommen mit einem 13-Mhz-Schallkopf

Musculus pectoralis major

Entsprechend der Namensgebung befindet sich hinter der präpektoralen Faszie der große Brustmuskel (M. pectoralis major). Dieser entspringt mit einem Teil am Sternum, mit einem zweiten Teil an der Clavicula und zieht zum Oberarm, wo er am Tuberculum majus ansetzt (Abb. 2.6). Der Muskel wird bei der obliquen

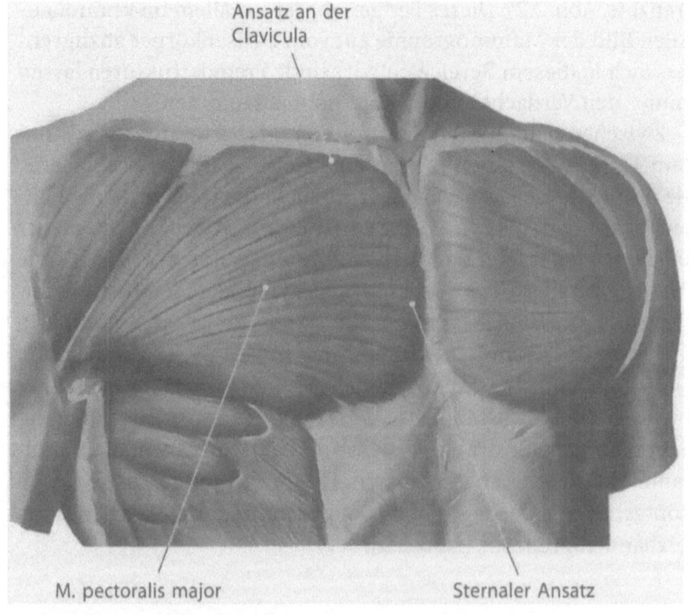

Abb. 2.6.
Musculus pectoralis major mit seinem Ursprung an der Clavicula und am Sternum; der Ansatz am Oberarmkopf ist durch den Deltamuskel überdeckt

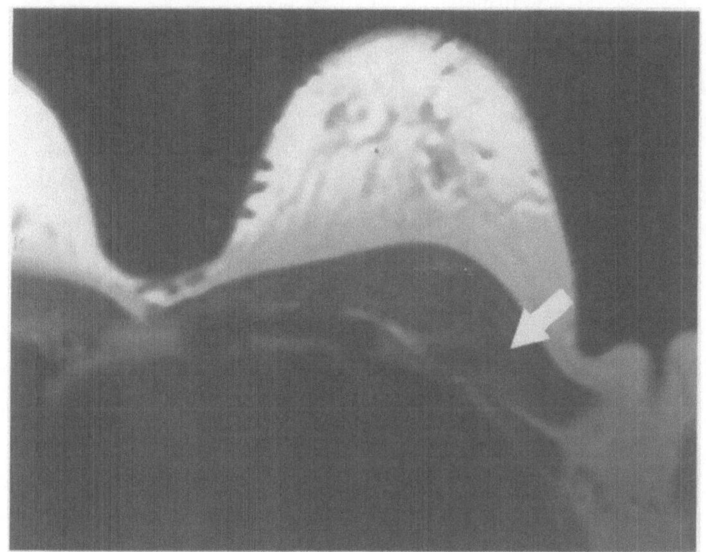

Abb. 2.7. Darstellung des M. pectoralis major im T2-gewichteten Bild einer transversalen Magnetresonanzmammographie *(Pfeil)*

Mammographie regelmäßig, bei cranio-caudalen Aufnahmen weniger häufig abgebildet; die Kenntnis der normalen Struktur ist für die Interpretation von Bedeutung. Die laterale Begrenzung des Muskels dient als Leitstruktur bei der Einstellung der obliquen Aufnahme (s. Kap. 6, Abb. 6.4a,b). Er ist in den transversalen Schnitten bei der Magnetresonanzmammographie (MRM) immer gut zu identifizieren (Abb. 2.7). Der kleine Brustmuskel (M. pectoralis minor) entspringt an der 3. bis 5. Rippe und zieht unter dem Pectoralis major zum Processus coracoideus. Er ist für die Bildgebung von geringerer Bedeutung, wird nur in seltenen Fällen bei der obliquen Aufnahme in der Axilla abgebildet und darf nicht mit pathologischen Strukturen verwechselt werden.

Musculus pectoralis minor

Blutgefäßversorgung der Mamma

Die Kenntnis der Blut- und Lymphgefäßversorgung ist in diagnostischer, aber vor allem auch in therapeutischer Hinsicht wesentlich. Arteriell wird die Brustdrüse überwiegend aus der A. mammaria interna versorgt, die ihrerseits aus der A. subclavia entspringt. Nur zu einem geringen Teil erfolgt die Durchblutung über die A. axillaris. Therapeutisch wird in seltenen Fällen der Zugang über die A. mammaria interna ausgenutzt, um zytotoxisch wirkende Substanzen unter Umgehung des übrigen Kreislaufs direkt in die Mamma zu applizieren.

Lymphgefäße und Lymphknoten

Die Lymphgefäße und -knoten stehen als Hauptweg der Metastasierung von Karzinomen im Mittelpunkt des diagnostischen und therapeutischen Interesses. Interzelluläre Lymphspalten sind bei einem Mammaödem, z. B. nach einer Bestrahlungsbehandlung, im Sonogramm gut zu erkennen (Abb. 2.8). Lymphgefäße stellen sich manchmal bei einer Fehlinjektion des Kontrastmittels bei einer Galaktographie dar (s. Kap. 9, Abb. 9.4).

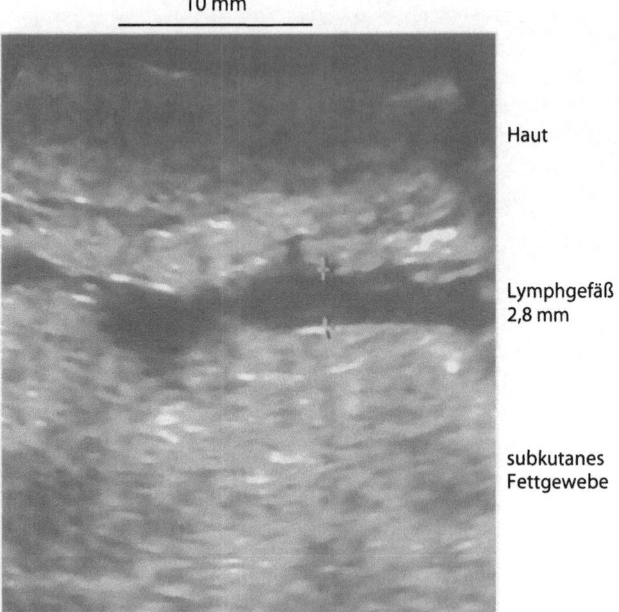

Abb. 2.8. Sonographie einer bestrahlten Mamma mit deutlichem Ödem, das durch die subkutanen reflexreichen Areale und die erweiterten Lymphgefäße erkennbar wird

Axilläre Lymphknoten Level I bis III

Die Lymphgefäße drainieren überwiegend in die axilläre Lymphknotengruppe, aber auch vor allem bei medialem Sitz eines Tumors in die gleichseitigen retrosternalen Lymphknoten (Abb. 2.9). Der histologisch nachzuweisende Einbruch in einen Lymphknoten gilt als Hinweis für eine Metastasierung in den ganzen Körper. Heute wird bei jeder Operation eines infiltrierend wachsenden Karzinoms eine Entfernung der axillären Lymphknoten im Level I und II (s. Abb. 2.9) vorgenommen. Level III

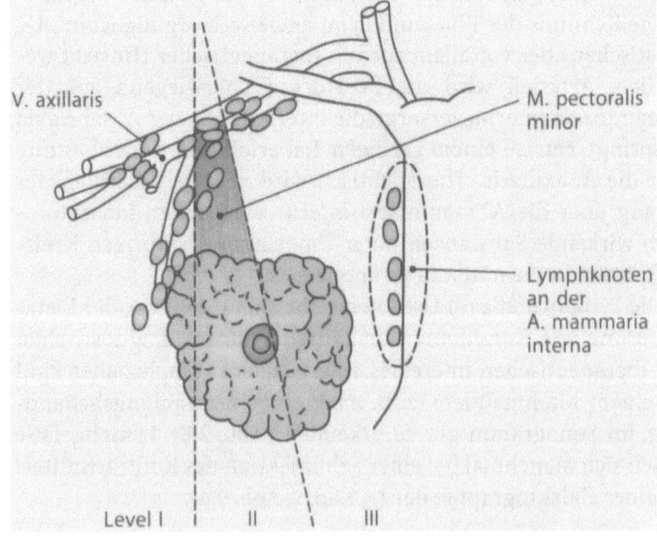

Abb. 2.9. Primäre Lymphknotenstationen der Mamma. Die Unterscheidung in Level I-III ist für die chirurgische Behandlung von Bedeutung, Level III wird nicht operativ ausgeräumt, da sonst die Gefahr eines Lymphödems des Armes besteht

bleibt unberührt, da sich sonst das gefürchtete, früher sehr häufige Lymphödem des Armes ausbilden könnte. Die Lymphknotenentfernung und anschließende mikroskopische Aufarbeitung jedes einzelnen Lymphknotens ist weniger als therapeutische, sondern vielmehr als diagnostische Maßnahme aufzufassen. Der Nachweis eines oder mehrerer befallener Lymphknoten ist ein ganz wichtiger prognostischer Faktor und wird daher das postoperative therapeutische Vorgehen in entscheidender Weise beeinflussen.

Sentinellymphknoten

Heute wird teilweise die Auffassung vertreten, dass alle Lymphbahnen zunächst einen bestimmten Lymphknoten passieren, den man als Wächterlymphknoten (Sentinellymphknoten) bezeichnet. Sollte dieses Konzept zutreffend sein, so könnte man sich die zeitaufwendige und mit einer für die Patientin häufig lästigen Narbenbildung verbundene Lymphknotenentfernung in der Axilla ersparen. Der Sentinellymphknoten kann präoperativ dadurch identifiziert werden, dass man einen Farbstoff oder eine radioaktive Substanz in den Tumor injiziert und den Abstrom über das Lymphsystem verfolgt. Der Sentinellymphknoten wird sich durch eine entsprechende Anreicherung des Farbstoffes oder der radioaktiven Substanz erkennbar machen und kann damit vom Chirurgen exstirpiert werden. Ob dieses Konzept in jedem Fall in der Praxis angewandt werden kann und ob es für die Diagnostik ausreichend ist, wird gegenwärtig in Studien geprüft.

Veränderungen der Brustdrüse im hormonellen Zyklus und in den einzelnen Lebensabschnitten

Östrogenphase

Follikuläre Phase

Gelbkörperphase

Die Brustdrüse ist ein dynamisches Organ, das bei der prämenopausalen Frau im Rahmen des monatlichen Menstruationszyklus einem ständigen Umbau unterworfen ist. Vom 3. bis 7. Tag nach Einsetzen der Periodenblutung kommt es in der Östrogenphase zu einer Vermehrung (Proliferation) der Epithelzellen in den Milchgängen. In der follikulären Phase vom 8. bis 14. Tag besteht keine proliferative und sekretorische Aktivität. Dieser Zeitraum ist für mammographische und vor allem magnetresonanztomographische Untersuchungen am günstigsten, da einerseits die Mamma die geringste Druckempfindlichkeit aufweist und andererseits die geringste Kontrastmittelaufnahme bei der MRM vorliegt. Zwischen dem 15. und 20. Tag beginnt die Gelbkörperphase, und die Epithelzellen entwickeln eine sekretorische Aktivität, wodurch auch das Anschwellen und die Druckempfindlichkeit der Brust in dieser Phase erklärbar wird. Diese Aktivität endet mit dem 28. bis 2. Tag des Zyklus; es kommt zum Absterben

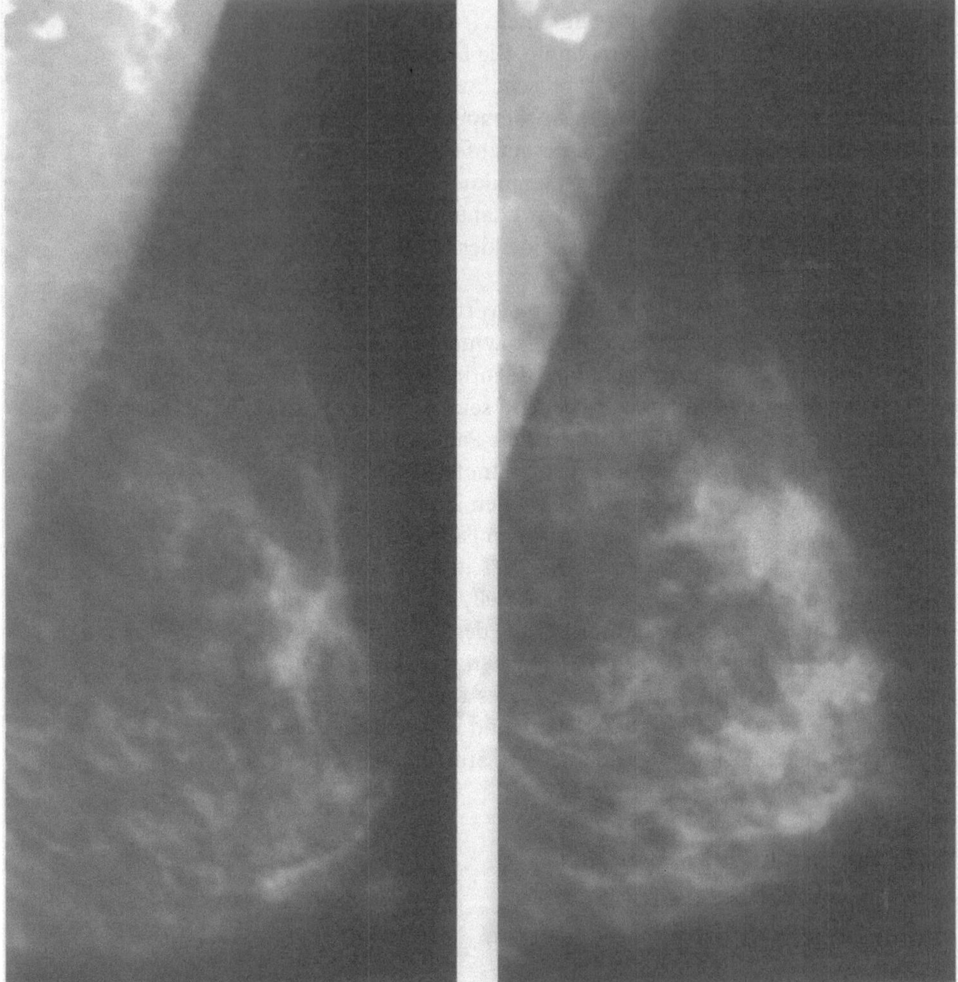

Abb. 2.10. Oblique Mammographien einer 42-jährigen Patientin vor (*links*) und 6 Monate nach einer Schwangerschaft (*rechts*). Der hormonelle Einfluss der Schwangerschaft wird in Form einer deutlichen Zunahme des Drüsengewebes erkennbar

(Apoptose) einer Reihe von Epithelzellen und der Zyklus beginnt von Neuem.

Mamma und Schwangerschaft

Beim Eintreten einer Schwangerschaft sind die Umbauvorgänge naturgemäß weitaus umfangreicher, spielen allerdings für die Bildgebung keine wesentliche Rolle, da selten die Indikation zu einer Mammographie oder MRM besteht. Abbildung 2.10 zeigt den Einfluss hormoneller Faktoren anhand von Aufnahmen, die vor Eintreten und 6 Monate nach Beendigung einer Schwangerschaft angefertigt wurden.

Im Verlauf des Lebens einer Frau ist die Brustdrüse einem weiteren erheblichen Wandel unterworfen, wobei das funktionstüchtige, zyklusabhängige Drüsengewebe schrittweise zurückgebildet

Involution des Drüsenkörpers

wird (Involution). Der Zeitpunkt des Beginns der Umwandlung steht offenbar nicht mit der Ovarialfunktion in Verbindung, die auslösenden Faktoren sind noch weitgehend unbekannt. Die Vorgänge beginnen in jedem Fall bereits vor dem Eintritt des Sistierens des Menstruationszyklus, d. h. der Menopause, und können sich bis ins hohe Lebensalter hinziehen.

Reduktion der azinären und lobulären Zellen

Im Zentrum des Umbaus steht die Reduktion der azinären und lobulären Zellen, deren Platz durch Binde- oder Fettgewebe eingenommen wird. Atrophische Milchgänge können verstopfen und es entwickeln sich zystische Formationen. Der Inhalt der Drüsenausführungsgänge, aber auch die Strukturen des umgebenden Bindegewebes (Stroma) können verkalken Es ist ein fließender Übergang vom normalen zum veränderten Gewebe gegeben, sodass eine Vielzahl von Formationen und Ausprägungsstadien vorkommen kann. Die Vielfalt der Phänomene wird auch daran deutlich, dass eine verwirrende Nomenklatur zur Beschreibung herangezogen wird. Neben der im deutschen Sprachraum üblichen Bezeichnung Mastopathie werden die Begriffe Mazoplasie, Dysplasie, zystische Mastitis oder chronische Mastitis gebraucht, im englischen Sprachraum hat sich der Begriff „Benign Breast Changes" (BBC) durchgesetzt (s. auch Kap. 14, Benigne und maligne Veränderungen im Mammogramm). Die Veränderungen können nicht als krankhaft bezeichnet werden, da bei 50% aller Frauen mastopathische Umbauprozesse vorkommen. Eine Mastopathie an sich bedeutet keine Steigerung des Krebsrisikos, allerdings ist verständlich, dass eine Brust mit massiven Bindegewebsvermehrungen, Kalzifikationen und zystischen Formationen sowohl der Palpation als auch der Diagnostik mit bildgebenden Verfahren schwerer zugänglich ist als eine Mamma mit einer vollständigen Fettgewebsinvolution, sodass die Frühdiagnose eines sich entwickelnden Karzinoms mit einer geringeren Wahrscheinlichkeit gelingt.

Mastopathie

Mamma im Senium

Die große morphologische und zeitliche Variabilität macht es erklärlich, dass die Mamma einer Patientin im Senium sehr unterschiedlich gestaltet sein kann. Neben sehr bindegewebsreichen werden vollständig von Fettgewebe durchsetzte Mammae mit bildgebenden Verfahren dargestellt. Welche Faktoren die unterschiedliche Ausprägung der lebensalterbedingten Umbauvorgänge beeinflussen, ist noch unbekannt, es deutet aber vieles darauf hin, dass auch ernährungsbedingte Faktoren eine Rolle spielen.

3 Vor der Untersuchung

H. Otto

Psychisches Verhalten der Patientin

Jede Frau, die zur Mammographie, Sonographie oder Magnetresonanzmammographie (MRM) den Arzt aufsucht, ist von der Angst und Sorge geprägt, dass bei ihr ein Brustkrebs entdeckt wird, auch wenn sie das nicht immer zu erkennen gibt. Nicht selten projiziert die Patientin diesen seelischen Zustand in eine kritische Einstellung gegenüber der Untersuchung. Im Vordergrund steht dabei die Ablehnung der Mammographie aufgrund der möglichen Schädigung durch die Röntgenstrahlen und der Erzeugung von Schmerzen durch die Kompression während der Aufnahme.

Vertrauensverhältnis zwischen MTRA und Patientin

Vorstellung der eigenen Person

Dem muss von Beginn des Betretens der Untersuchungsräume an Rechnung getragen werden. Eine freundliche Begrüßung in einer aufgelockerten Atmosphäre schafft ein Vertrauensverhältnis, welches die Durchführung aller nachfolgender Maßnahmen erleichtert. Dazu gehört auch die Vorstellung der eigenen Person mit Namensnennung. Als MTRA sollte man die Patientin in ein Gespräch verwickeln, in dem man deren Einstellung zu der vorgesehenen Maßnahme in Erfahrung zu bringen versucht. Dadurch ist man in der Lage, auf die spezielle Situation der Patientin einzugehen, es kann ein Klima des gegenseitigen Verstehens geschaffen und dadurch die innere Anspannung der Patientin gelöst werden. Dieser erste Kontakt und das Herstellen einer Vertrauensbasis ist von entscheidender Bedeutung.

Erhebung der Anamnese

Für die Beurteilung jeder Untersuchung mit bildgebenden Verfahren ist die Kenntnis einiger anamnestischer Angaben unumgänglich. Diese Erhebung der Anamnese kann von der/dem MTRA anhand von vorgefertigten Formularen vorgenommen werden, wobei der Patientin vorab der Sinn und Zweck der Befragung dargestellt werden sollte. Die anamnestischen Angaben erlauben einerseits eine Abschätzung des individuellen Brustkrebsrisikos, andererseits sind sie für die Beurteilung der Untersuchung mit einem bildgebenden Verfahren von besonderer Bedeutung.

Folgende Angaben sollten unbedingt erfragt werden.

■ **Beschwerden der Patientin**

Zuallererst sollte die Patientin nach dem Grund für die vorgesehene Untersuchung befragt werden, ob sie Beschwerden hat oder ob es sich um eine Routineuntersuchung im Rahmen der Vorsorge handelt.

Tastbarer Knoten

Die Angabe der Patientin, dass sie einen Knoten oder eine Verdichtung in der Brust getastet habe, ist von größter Wichtigkeit, da sich dahinter immer ein Karzinom verbergen kann (Tabelle 3.1 und 3.2). Der untersuchende Arzt muss in jedem Fall die Natur des von der Patientin oder dem überweisenden Arzt festgestellten Knotens sicher festlegen und in seinem Befund beschreiben.

Schmerzen

Weniger häufig werden Schmerzen als Untersuchungsgrund angegeben. Sie sind eher selten ein Hinweis auf eine bösartige Erkrankung, müssen aber ebenfalls bei der Untersuchung sorg-

Tabelle 3.1. Häufigkeit der klinischen Symptome, die zur Untersuchung mit bildgebenden Verfahren Anlass geben

Symptom	Häufigkeit [%]
Knoten in der Burst mit oder ohne Schmerz	64
Schmerzen (Mastodynie)	14
Diskrete knotige Verdichtung	7
Mamillensekretion	5
Mamillenretraktion	2,5
Ekzem der Mamille	0,3
Schwellung der Brust	1,2
Andere	6

Tabelle 3.2. Klinische Symptome des Brustkrebses

Symptom	Häufigkeit [%]
Knoten, Verdichtung	76
Schmerzen	6
Hautretraktion	4
Hautulzeration	4
Retraktion der Mamille	3,5
Mamillensekretion	3,5
Lymphknotenschwellung in der Axilla	3

fältig abgeklärt werden.

■ **Familienanamnese**

Brustkrebs bei der Mutter, Schwester oder Tochter ist als entscheidender Risikofaktor aufzufassen. Ist z. B. bei der Mutter ein doppelseitiges Karzinom in frühem Lebensalter aufgetreten, so ist die Wahrscheinlichkeit einer Karzinomentstehung bei der Patientin ungleich größer. Weitere Risikofaktoren, die zum überwiegenden Teil durch die Erhebung der Anamnese erkennbar werden, sind im Folgenden dargestellt. Sie erlauben eine Abschätzung des bei der jeweiligen Patientin vorliegenden Brustkrebsrisikos.

Risikofaktoren

Faktoren zur Abschätzung des individuellen Brustkrebsrisikos
- Lebensalter
- Brustkrebs in der eigenen Vorgeschichte
- atypische duktale Hyperplasie in vorausgegangener Biopsie
- zwei oder mehr Biopsien, auch bei benigner Histologie
- Mutter, Schwester oder Tochter mit Mammakarzinom
- 75%ige oder höhergradige Dichte im Mammogramm bei einem Lebensalter zwischen 45 und 49 Jahren
- nachgewiesene BRCA1- oder BRCA2-Gene

BRCA1 und BRCA2 Trägerinnen

In diesem Zusammenhang sind Trägerinnen der genetischen Merkmale BRCA1 und BRCA2 zu erwähnen, deren Risiko an Brustkrebs zu erkranken etwa 50% beträgt, jede 2. Frau muss also mit der Entstehung eines Mammakarzinoms rechnen. Die zur Bestimmung der Gene erforderlichen Untersuchungen können in humangenetischen Instituten, die an den meisten Universitäten existieren, vorgenommen werden. Für diese Frauen werden in entsprechend ausgerichteten Zentren besondere Vorsorgeprogramme angeboten, wobei auch die psychologische Führung sehr wichtig ist.

■ **Angaben zum Menstruationszyklus**

Umbauvorgänge der Brustdrüse

Die Brustdrüse ist im Rahmen des Menstruationszyklus Umbauvorgängen unterworfen, die einerseits das Röntgenbild beeinflussen, andererseits auch zu einer unterschiedlichen Druckempfindlichkeit während der Untersuchung führen.

■ **Geburten und Stillgewohnheiten**

Ob Kinderlosigkeit und höheres Alter bei der ersten Geburt das Risiko der Entstehung eines Bruskrebses steigern ist umstritten, das Stillen soll dagegen das Risiko vermindern.

■ **Gynäkologische Eingriffe und Operationen der Mamma**

Vorausgegangene Operationen

Die Kenntnis, dass der Uterus und/oder die Ovarien entfernt wurden, kann für spätere Therapieentscheidungen hilfreich sein.

Vorausgegangene operative Eingriffe an der Brust müssen unbedingt bekannt sein. Die Narben sollten aufgezeichnet werden, da sie für die Beurteilung der Mammographie von entscheidender Bedeutung sind. Die frühere Behandlung eines Mammakarzinoms stellt eine Steigerung des Risikos für ein Zweitkarzinom auf der Gegenseite dar, unabhängig von dem Risiko eines Lokalrezidivs.

■ **Medikamenteneinnahme**

Hormonsubstitution in der Menopause

Hier ist die Kenntnis über die Einnahme von Hormonen bedeutsam, da insbesondere eine Hormonsubstitution in der Menopause zu deutlichen Änderungen des Röntgenbildes Anlass geben kann. Auch andere Medikamente müssen bei der Bildinterpretation mit berücksichtigt werden.

Anamnesebogen

In der Literatur sind verschiedene Formulare wiedergegeben, die je nach Ausrichtung der Institution gestaltet wurden. Eine wissenschaftlich ausgerichtete Klinik wird einen anderen Anamnesebogen entwickeln als eine Röntgenpraxis. Die obigen Angaben geben die minimalen Anforderungen wieder.

Ein Beispiel für ein in einer Klinik angewendetes Formular, welches auch gleichzeitig die Möglichkeit der Dokumentation der klinischen und sonographischen Befunde sowie der abschließenden Therapieempfehlungen bietet, gibt Abb. 3.1.

Geb. Datum/Aufn. Nr.

Radiologische Klinik

....

lfd. Nr. ....

Untersuchung der Mamma

Risikogruppe: ja/nein

Datum: .... 20 .....

Name, Vorname: .... Alter: .... J. ....

Voruntersuchung: keine/ ....

Beschwerden: keine/ ....

Familiäre Ca. Erkrankungen: ....

Letzte Regel: vor .... Tagen Menopause: seit .... J. Kinder: .... gestillt: ja/nein

Gyn. Op: ....

Mamma Op: ....

Mammaca: ....

Medikamente/Hormone: ....

Inspektion: ....

Palpation: ....

....

....

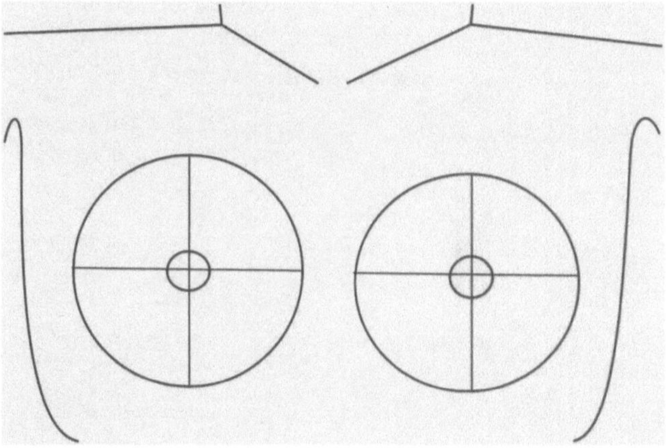

Zusatzaufnahmen: .... Vergrößerungen: ..... Re. Li. c-c/obl.

Sonographie: 7,5/10/13 Mhz ....

....

....

Punktion: gezielt/ungezielt ....

Befund: ....

....

weitere diagn. Maßnahmen/Therapie: ....

WV: ....

Bemerkungen: ....

Abb. 3.1. Anamnese- und Protokollbogen für Untersuchungen der Mamma

4 Mammographische Gerätetechnik

H. Otto

Die Darstellung von Strukturen der weiblichen Brust verlangt eine hohe Detailerkennbarkeit von sehr kleinen Strukturen, die im Röntgenbild zumeist nur einen geringen Kontrast aufweisen.

Detailerkennbarkeit

Grundsätzlich ist die Detailerkennbarkeit durch folgenden Faktoren gekennzeichnet:
- Detailgröße,
- Detailkontrast,
- Detailunschärfe,
- Rauschen.

Die Detailgröße ist vom Objekt, also von der weiblichen Brust, vorgegeben, die übrigen drei Faktoren können durch die Konstruktion des Aufnahmesystems und die Wahl der Aufnahmeparameter beeinflusst werden.

Es ist daher verständlich, dass für die Darstellung der weiblichen Brust ein spezielles, ausschließlich für diesen Zweck bestimmtes Aufnahmesystem erforderlich ist.

Aufbau des Mammographiegerätes

Abbildung 4.1 zeigt den prinzipiellen Aufbau der üblichen am Markt erhältlichen Mammographiegeräte.

U-Arm

Wichtigstes Merkmal dieser Geräte ist der U-Arm, an dem die Röhre und das Aufnahmesystem angebracht sind. Diese Konstruktion gewährleistet eine Drehung des gesamten Systems um nahezu 360°. Dabei sind Brennfleck und Aufnahmesystem immer zentriert, sodass eine gesonderte Einstellung nicht erforderlich wird. Diese Zentrierung ist für die Aufnahmequalität von entscheidender Bedeutung, sie muss daher im Rahmen der Qualtitässicherungsmaßnahmen regelmäßig überprüft werden.

Die wichtigsten physikalisch-technischen Faktoren, die bei jeder Aufnahme berücksichtigt werden müssen, sind in Abb. 4.2 wiedergegeben.

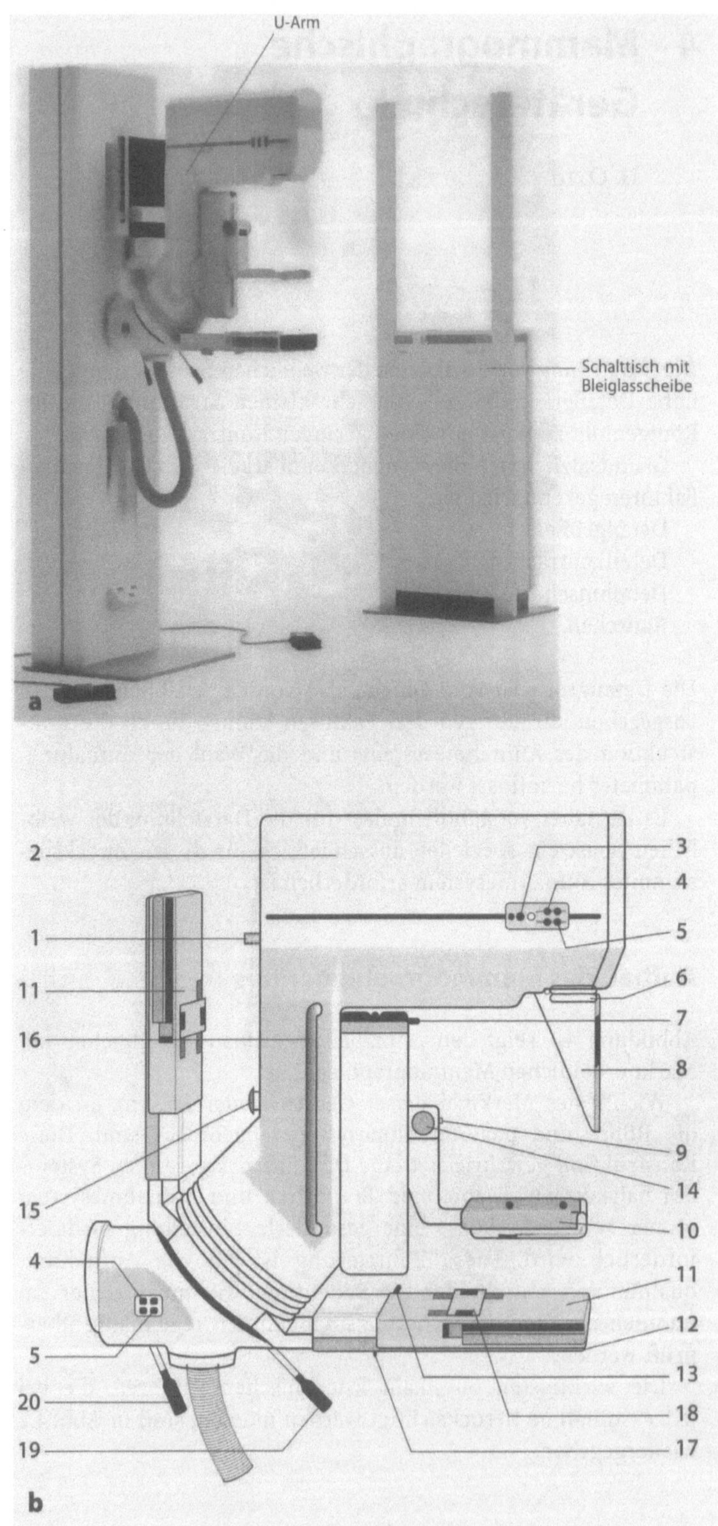

Abb. 4.1a,b. Aufbau eines Mammographiegerätes. **a** U-Arm und Schalttisch mit Bleiglasscheibe. **b** *1* Drehknopf für Voreinstellung des Projektionswinkels, *2* Röntgenstrahler mit Blende, *3* Schalter für Lichtvisier, *4* Schalter für Drehbewegung des U-Arms, *5* Schalter für Höhenverstellung des U-Arms, *6* Halter für externe Blendenplatte, Gesichtsschutz und Schattenkreuz für Biopsie, *7* Drehknopf für Voreinstellung der Kompressionskraft, *8* Gesichtsschutz, *9* Entriegelungsknopf für Kompressionsplatte, *10* Kompressionsplatte, *11* Lagerungstisch, *12* Grundplatte, *13* Hebel zum Lösen des Lagerungstischs, *14* Drehknopf für manuelle Kompression, *15* Not-Aus-Taste, *16* Patientenhandgriff, *17* Positionierung der Belichtungskammer, *18* Schiebemarken zur Filmmarkierung, *19* Hebel für Formatwechslung, *20* Hebel für Stereobetrieb

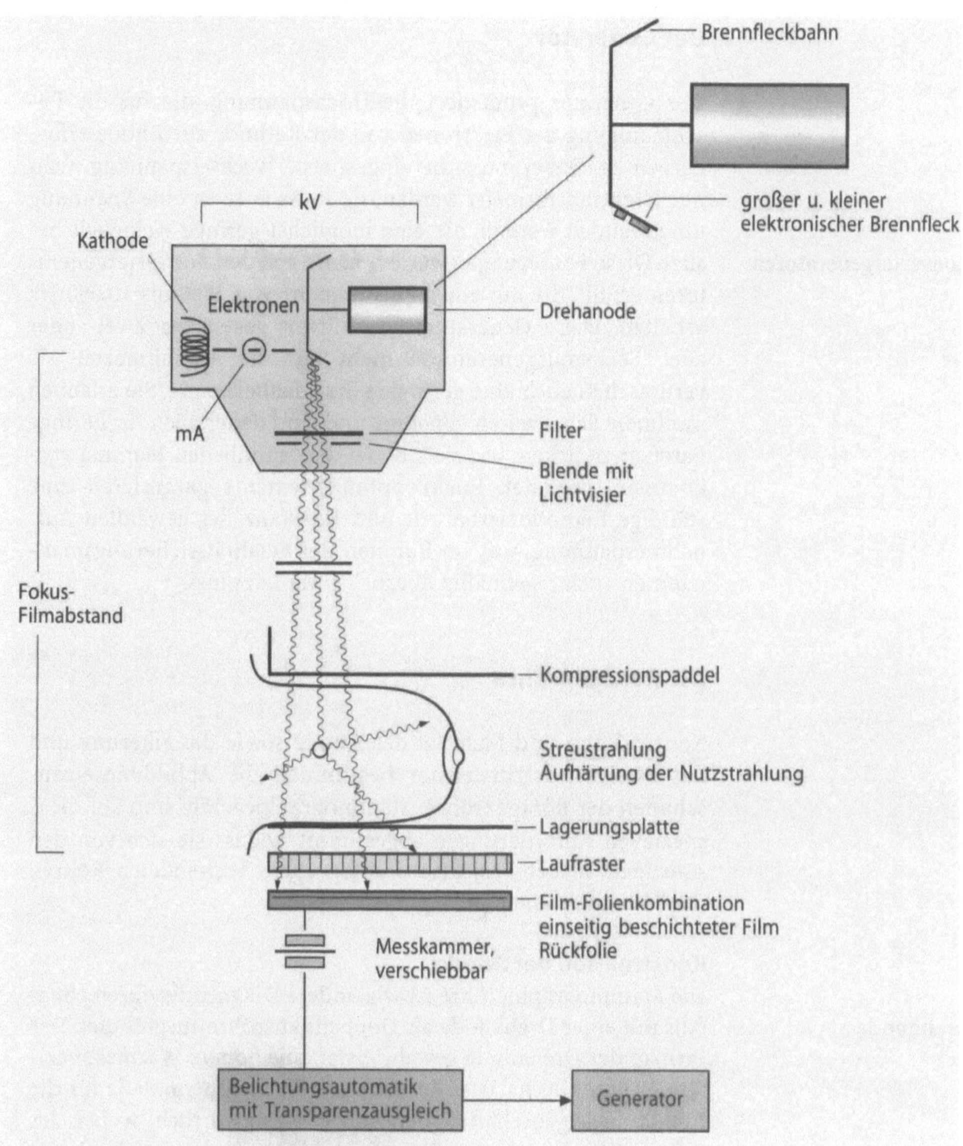

Abb. 4.2. Physikalisch-technische Faktoren bei der Mammographie

Der Generator

Konvertergeneratoren

Der Generator produziert die Hochspannung, die für die Beschleunigung der Elektronen von der Kathode zur Anode erforderlich ist. Dabei muss die eingespeiste Wechselspannung nicht nur hochtransformiert werden, sie muss auch in eine Spannung umgewandelt werden, die eine möglichst geringe Welligkeit besitzt. Diese Forderungen werden heute von den Konvertergeneratoren erfüllt, die mit einer Pulsfrequenz von 5000 bis 10.000 Hz arbeiten. Diese Generatoren verkürzen gegenüber Zwei- oder auch Sechspulsgeneratoren nicht nur die Aufnahmezeit, sie verursachen auch eine geringere Strahlenbelastung. Sie erlauben minimale Schaltzeiten von 4 ms und sind daher auch für geringe Parenchymdicken, wie sie z.B. bei der männlichen Mamma vorkommen, geeignet. Rückkopplungselemente garantieren eine ständige Reproduzierbarkeit und Konstanz der gewählten Aufnahmespannung, was im Rahmen der Qualitätssicherungsmaßnahmen auch regelmäßig überprüft werden muss.

Die Röntgenröhre

Konstruktion und Material der Anode sowie die Filterung und das Strahlenaustrittsfenster bestimmen die Abbildungseigenschaften der Röntgenröhre. Mammographiegeräte sind auf diese speziellen Anforderungen abgestimmt, sodass sie sich von den sonstigen, in der Projektionsradiographie verwendeten Röhren deutlich unterscheiden.

Konstruktion der Anode

Drehanode

Die Mammographieröhre ist wie andere Diagnostikröhren ebenfalls mit einer Drehanode als Doppelfokusröhre ausgestattet. Das Prinzip der Drehanode gewährleistet eine höhere Wärmekapazität des Brennflecks. Die Konstruktion ist in hohem Maße für die Abbildungseigenschaften der Röhre verantwortlich, wobei der wahre, optisch wirksame Brennfleck (Abb. 4.3) die entscheidende Größe darstellt.

Heel-Effekt

Die Mammographieröhre ist so positioniert, dass die Kathode zur Thoraxwand der Patientin zeigt, die Anode ist auf den U-Arm ausgerichtet (Abb. 4.4). Dadurch wird der Heel-Effekt zur gleichmäßigeren Schwärzung des Films ausgenutzt und auch die Gehäusedurchlassstrahlung am Kopf der Patientin reduziert. Als Heel-Effekt bezeichnet man die durch die Konstruktion der Anode vorgegebene ungleichmäßige Verteilung der Strahlungsintensität innerhalb des Nutzstrahles; bei der Mammographieröhre ist die größte Intensität zur Thoraxwand gerichtet, sodass auch die hier gelegenen dickeren Abschnitte der Brust mit

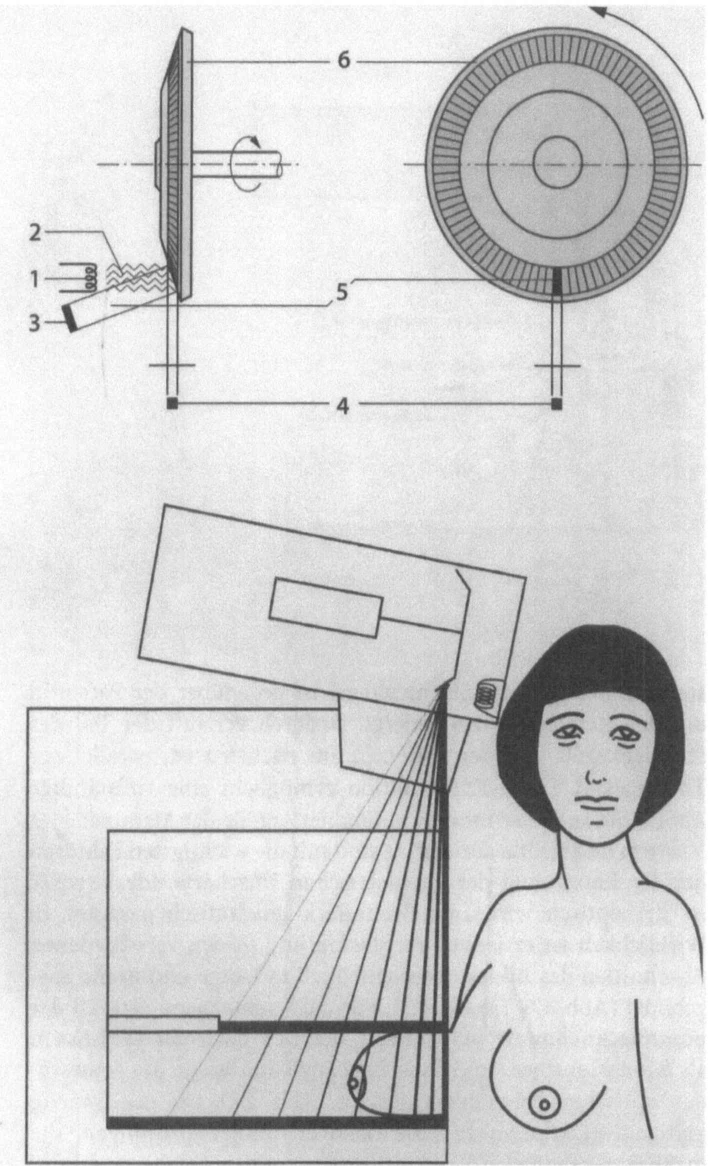

Abb. 4.3.
Aufbau und Funktion einer Drehanode.
1 Glühkathode,
2 Elektronenstrahl,
3 wahre Brennfläche,
4 optisch wirksamer Brennfleck,
5 elektronischer Brennfleck,
6 Anodenteller mit Brennfleckbahn

Abb. 4.4.
Heel-Effekt

gleicher Schwärzung wie die mamillennahen Abschnitte dargestellt werden (Abb. 4.4).

Anodenneigungswinkel

Die Neigung der Brennfleckbahn ist so gewählt, dass der Strahlenkegel in 60 cm Fokus-Film-Abstand eine Breite von 24 cm abdeckt. Der so genannte Anodenneigungswinkel beträgt dabei 22°, wobei sich dieser beim großen und kleinen Fokus unterscheidet (Abb. 4.5). Die Referenzachse trifft nicht wie bei den üblichen Diagnostikröhren senkrecht auf die Filmebene,

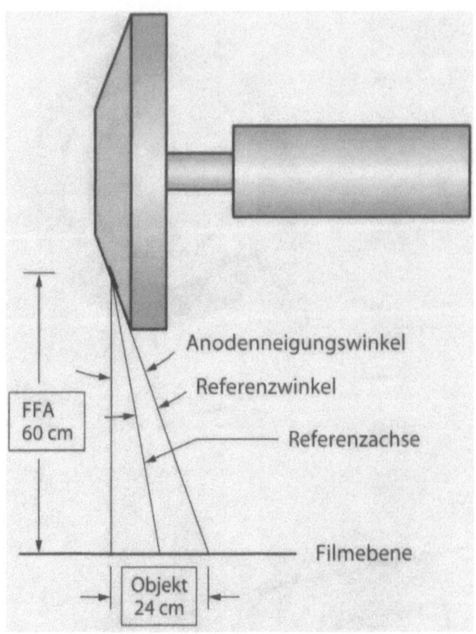

Abb. 4.5. Geometrie der Röntgenröhre. *FFA* Fokus-Film-Abstand

Referenzwinkel

sondern der gesamte Strahlenkegel ist gegenüber der Patientin um den Referenzwinkel geneigt. Dadurch verläuft der Teil des Strahlenkegels, der der Patientin am nächsten ist, parallel zur Thoraxwand. Diese Konstruktion ermöglicht eine vollständige Abbildung auch der thoraxwandnahen Anteile der Mamma.

Geometrische Unschärfe

Fokusgröße

Brennflecknennwert

Form und Größe der Anode sind mit die wichtigsten Faktoren bei der Entstehung der geometrischen Unschärfe. Idealerweise ist der optisch wirksame Brennfleck quadratisch gestaltet, in Wirklichkeit ist er jedoch rechteckig und in den verschiedenen Abschnitten des Bildes unterschiedlich in Länge und Breite ausgebildet (Abb. 4.6, Tabelle 4.1). Für die Strahlengeometrie ist der Brennflecknennwert maßgebend, der sich nach der DIN-Norm als dimensionslose Größe aus der Länge und Breite des gemessenen optischen Brennfleckes ergibt (Abb. 4.6). Die gegenwärtig gültigen Richtlinien für die Sachverständigenprüfungen, die maßgebend dafür sind, ob ein Gerät dem derzeitigen Stand der Technik entspricht, schreiben einen Nennwert von 0,4 vor, der kleine Fokus besitzt meistens einen Nennwert von 0,1 und wird für die Vergrößerungstechnik eingesetzt (s. unten).

Leistung der Röhre

Die Wärmekapazität des großen Brennflecks übersteigt naturgemäß die des kleinen. Moderne Mammographieröhren sollen mindestens eine Leistung von 100 mA bei 25–30 kV bei 5 s Belichtungszeit für den großen Fokus erbringen, der kleine Fokus mindestens 30 mA bei 8 s Belichtungszeit. Die Sachversändigenrichtlinien fordern eine Mindestleistung des Generators von 1 kW, moderne Geräte besitzen eine Leistung von 2,5 bis 6 kW.

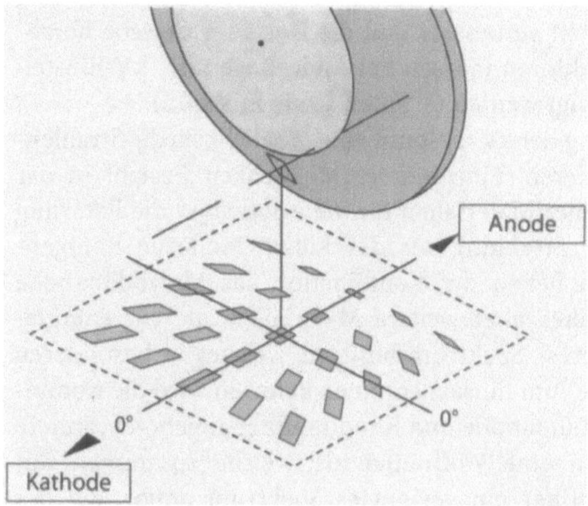

Abb. 4.6.
Form des Brennflecks

Tabelle 4.1. Bereich der Brennfleckabmessungen für den jeweiligen Brennflecknennwert

Brennfleck-nennwert	Bereich der Brennfleckabmessung in [mm]			
	Breite		Länge	
	Über	Bis	Über	Bis
0,1	0,10	0,15	0,10	0,15
0,2	0,20	0,30	0,20	0,30
0,3	0,30	0,45	0,45	0,65
0,4	0,40	0,60	0,60	0,85

Der Einfluss des Anodenmaterials und des Filters auf die Strahlenqualität

Die Strukturen der Mamma besitzen im Gegensatz zu anderen Körperteilen wie zum Beispiel dem Thorax nur einen geringen Gewebskontrast. Um diesen im Röntgenbild ausreichend zu erfassen, benötigt man energiearme, „weiche" Röntgenstrahlung. Die Beschleunigungsspannung bei der Mammographie beträgt zwischen 25 und 30 kV. Im Gegensatz zu den übrigen Diagnostikröhren wird nicht das gesamte Bremsspektrum, sondern in erster Linie die charakteristische oder K-Strahlung benutzt. Diese wird in dem entsprechenden Energiebereich bei der Verwendung von speziellem Anodenmaterial erzeugt, in der Mammographieröhre wird überwiegend Molybdän verwendet. Zusammen mit einem Molybdänfilter von 0,03 mm entsteht das in Abb. 4.7 wiedergegebene Röntgenspektrum. Eine Steigerung der Aufnahmespannung von beispielsweise 25 auf 30 kV bewirkt eine Zunahme des K-Anteils und der Bremsstrahlung oberhalb der K-Kante. Insgesamt wird die Strahlung daher bei einer Anhebung der kV energiereicher, was vor allem mit einer Verringerung der Kontraste im Röntgenbild einhergeht. Andererseits wird die Durch-

Anodenmaterial

Molybdänanode

dringungsfähigkeit verbessert und die Dosis im Gewebe herabgesetzt. Diese Faktoren müssen bei Änderungen der kV-Einstellung berücksichtigt werden (s. unten sowie in Kap. 5).

Die Einstellung der kV ist somit eine Möglichkeit, die Strahlenqualität zu variieren. Eine weitere Möglichkeit besteht in der Wahl verschiedener Materialien für die Anode und die Filterung am Austritt der Strahlung aus der Röhre. Moderne Röntgenröhren verfügen neben der Kombination aus Molybdänanode und Molybdänfilter über weitere Materialien, die ein energiereicheres, „härteres" Spektrum besitzen, welches in besonderen Fällen wahlweise zum Einsatz kommen kann. So wird die Kombination aus Rhodiumanode und Rhodiumfilter angeboten, andere Hersteller liefern eine Wolframanode, welche zusammen mit einem Rhodiumfilter ein geeignetes Spektrum ergibt. Bei der Wolframanode kann allerdings aufgrund des hohen Atomgewichts die charakteristische Röntgenstrahlung nicht ausgenutzt werden, das Spektrum wird durch die Rhodiumfilterung für die Mammographie angepasst (Abb. 4.7)

Rhodiumanode
Wolframanode
Rhodiumfilter

Durch die Wahl der Anoden-Filter-Kombination wird entscheidend die Strahlenqualität und damit der Kontrast sowie die Dosis beeinflusst. Die Kombination von Molybdänanode und Molybdänfilter (Mo/Mo) besitzt hauptsächlich Strahlung von 15 bis 20 kV bei einer am Generator eingestellten Spannung von 25 bis 30 kV. Dieses Spektrum ist gut für die normalgroße Mamma mit einem nichtveränderten Drüsenparenchym geeignet. Bei voluminösen und sehr dichten Mammae ergibt ein Spektrum mit höherer Energie (Rh/Rh oder W/Rh) bessere Ergebnisse und führt zu einer geringeren Strahlenbelastung, allerdings unter Berücksichtigung eines geringeren Kontrastes.

Molybdänfilter

Kontrast und Dosis können somit durch die Wahl der Anoden-Filter-Kombination und der am Generator gewählten Spannung beeinflusst werden, wobei als 3. Komponente die Dicke der Mamma berücksichtigt werden muss. Die Abhängigkeiten sind in Abb. 4.8 wiedergegeben.

Bei modernen Untersuchungsgeräten werden die optimalen Aufnahmeparamater automatisch dem jeweiligen Objekt angepasst. Durch einen Pilotstrahl, der auch zur Bildgebung verwendet wird, wird die Dicke und Dichte der Mamma gemessen und kV sowie die Anoden-Filter-Kombination vorgewählt. Der Untersucher muss lediglich zwischen verschiedenen Programmen wählen, die von der jeweils gegebenen Situation abhängig sind. Es wird dabei der Tatsache Rechnung getragen, dass sich Kontrast und Dosis gegenläufig verhalten: die Verringerung der Dosis durch Aufhärtung des Spektrum ist immer mit einem Verlust an Kontrast verbunden und umgekehrt.

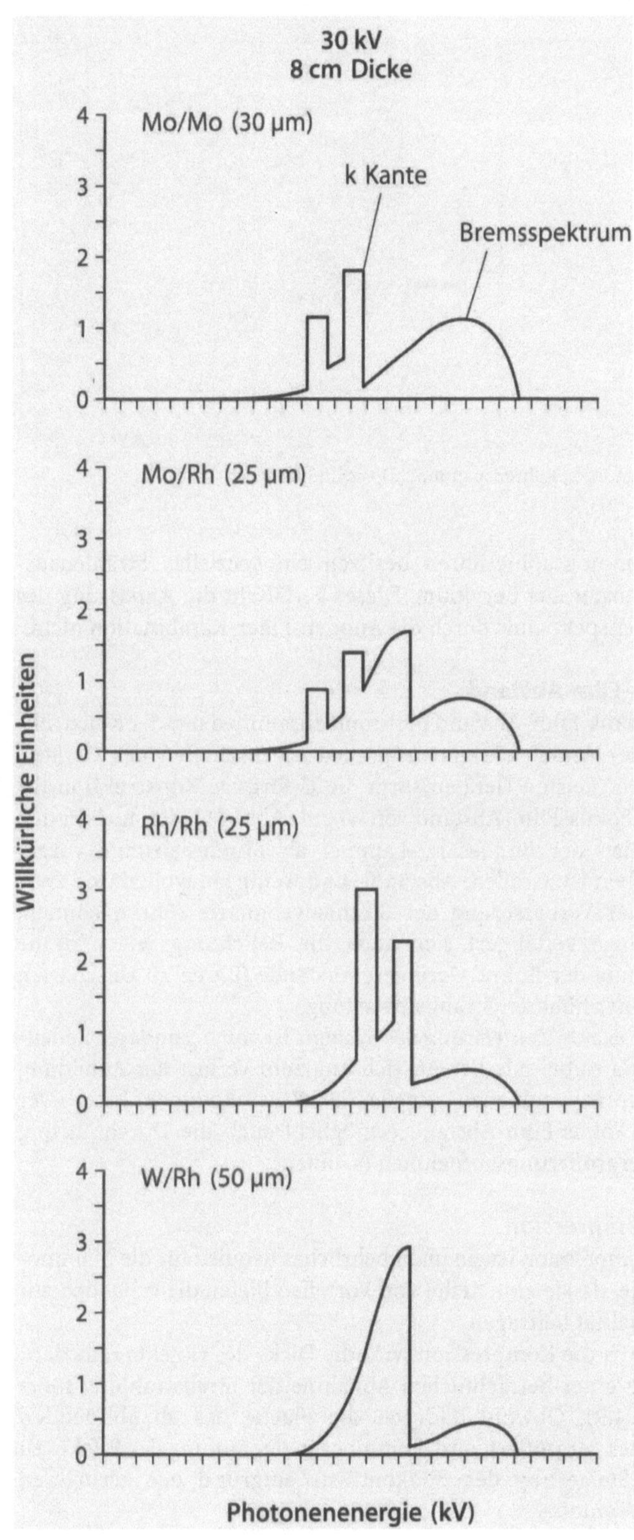

Abb. 4.7. Röntgenspektren bei verschiedenen Anoden-Filter-Kombinationen

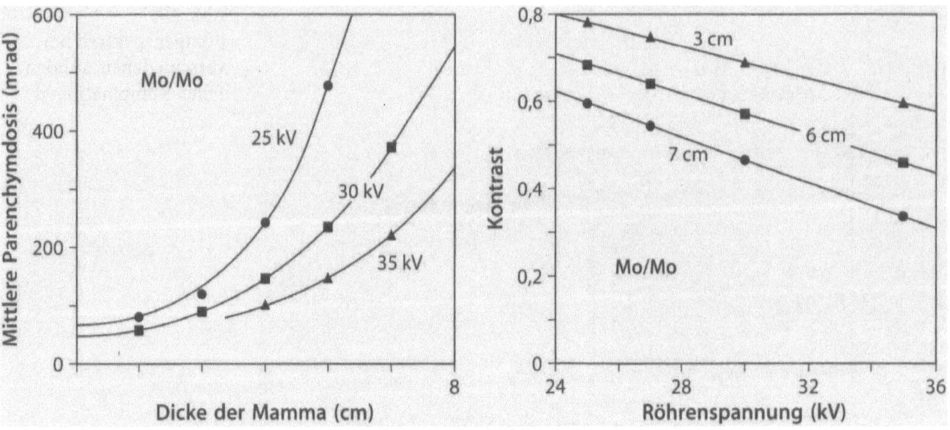

Abb. 4.8. Abhängigkeit von Parenchymdicke, Röhrenspannung, Dosis und Kontrast

Berylliumfenster

Mammographieröhren besitzen ein spezielles Strahlenaustrittsfenster aus Beryllium. Dieses verfälscht die Anpassung des Strahlenspektrums durch die Anoden-Filter-Kombination nicht.

Fokus-Film-Abstand

Fokus-Film-Abstand

Der Fokus-Film-Abstand bestimmt zusammen mit der Konstruktion der Anode die geometrischen Eigenschaften des Gerätes. Bei den meisten Geräten sorgt die U-förmige Konstruktion für einen Fokus-Film-Abstand von 60 cm (Abb. 4.5), der auch in den Leitlinien der Bundesärztekammer als Mindestabstand vorgeschrieben ist. Größere Abstände sind wenig sinnvoll, da sie zwar zu einer Verbesserung der Strahlengeometrie führen können, allerdings verlängert sich auch die Belichtungszeit und die Belastung der Röhre. Geringere Abstände führen zu Unschärfen und einer höheren Strahlenbelastung.

Die exakte Zentrierung des Systems ist von besonderer Bedeutung, da es bei falscher Ausrichtung zum Verlust der Abbildung der thoraxwandnahen Anteile der Brust kommen kann. Der große Fokus-Film-Abstand ermöglicht auch die Durchführung von Vergrößerungsaufnahmen (s. unten).

Die Kompression

Die Kompression ist ein unentbehrliches Requisit für die Mammographie, da sie eine Reihe von Vorteilen bietet, die erheblich zur Bildqualität beitragen.

Durch die Kompression wird die Dicke des Objekts reduziert, was zu einer beträchtlichen Abnahme der Streustrahlung führt (Abb. 4.9). Obwohl dadurch die Fläche des abzubildenden Objektes vergrößert wird, kommt es in der Summe der Effekte zu einer Steigerung des Bildkontrasts aufgrund der geringeren Streustrahlung.

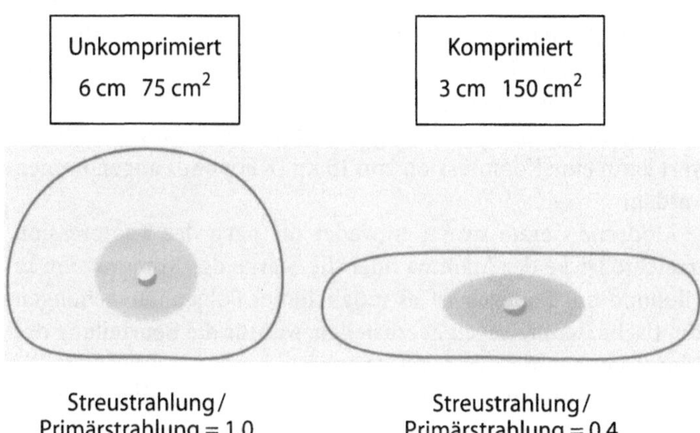

Abb. 4.9. Kompression der Mamma und Streustrahlenentwicklung

Ein weiterer Vorteil der Verringerung der Objektdicke liegt darin, dass es zu einer Abnahme der Aufhärtung der Strahlung in der Brust kommt. Durch die Absorption weicher Anteile des Spektrums im Objekt kommt es immer zu einer Aufhärtung der Nutzstrahlung. Je dicker die Brust ist, umso mehr weiche Strahlung wird absorbiert und die austretende Strahlung daher aufgehärtet mit den entsprechenden Nachteilen für den Bildkontrast. Aus der Verringerung der Streustrahlung resultiert auch eine Minderung der Strahlenbelastung.

Bewegungsunschärfe

Letztlich wird auch die Beweglichkeit der Patienten massiv eingeschränkt, sodass die Bewegungsunschärfe auf ein Minimum reduziert wird.

Vorteile der Kompression

Zusammenfassend besitzt somit die Kompression der Mamma folgende Vorteile:

- Reduktion der Streustrahlung und damit der Streustrahlenunschärfe,
- Verringerung der Aufhärtung der Strahlung in der Brust und damit Verbesserung des Kontrasts,
- Reduktion der Parenchymdosis,
- Verhinderung der Bewegungsunschärfe,
- Verbesserung der Aufnahmegeometrie,
- Verminderung von Summationseffekten und dadurch verbesserte Auflösung des Summationsbilds.

Nachteile der Kompression

Nachteilig wirkt sich die durch die Kompression verursachte Schmerzempfindung seitens der Patientin aus. Die individuelle Empfindlichkeit ist sehr unterschiedlich, außerdem ist sie vom Zykluszustand abhängig. Es ist Aufgabe der/des Assistentin/en, die Patientin von der Notwendigkeit der Kompression zu überzeugen und sich auf ihre persönliche Schmerzempfindung einzustellen. Es darf nicht vorkommen, dass eine Patientin aufgrund schlechter Erfahrungen bei früheren Untersuchungen die Mammographie verweigert. Dennoch muss so viel komprimiert werden, wie es eine qualitativ gute Aufnahme verlangt, als Richtwert kann eine Kompression von 15 kp (Kilopond) angenommen werden.

Moderne Geräte zeigen entweder die nach der Kompression erreichte Dicke der Mamma oder die Stärke der Kompression in Kilopond an. Dadurch ist es möglich, bei Folgeuntersuchungen identische Bedingungen herzustellen, was für die Beurteilung der Röntgenaufnahmen sehr von Vorteil ist.

Positionierung der Mamma

Das Kompressionspaddel wird zumeist durch eine Fußtaste betätigt, wobei die Geschwindigkeit der Bewegung stufenlos durch die Stärke des Druckes geregelt wird. Durch diese Anordnung ist gewährleistet, dass beide Hände der/des MTRA für die exakte Positionierung der Mamma im Gerät zu Verfügung stehen.

Das Streustrahlenraster

Bis zu 60% des Kontrastes gehen verloren, wenn die in der Brust entstehende Streustrahlung nicht unterdrückt wird. Dazu wird bei der Mammographie ebenso wie in der übrigen Projektionsradiographie ein Streustrahlenraster benutzt (Abb. 4.10).

Schachtverhältnis

Das Schachtverhältnis beschreibt das Verhältnis der Höhe zum Abstand der Lamellen; es ist bei der energiearmen Strahlung, die bei der Mammographie zum Einsatz kommt, ein Schachtverhältnis von 4–5 angemessen bei 27 bis 30 Lamellen pro cm. Durch die Bewegung des Rasters während der Aufnahme (Laufraster) werden die Lamellen verwischt und somit auf der Aufnahme nicht sichtbar.

Das Raster absorbiert bis zu 88% der Streustrahlung, allerdings wird auch bis zu 40% der Nutzstrahlung vernichtet. Bei der Verwendung eines Rasters muss also die Parenchymdosis gesteigert werden. Die heutigen Systeme stellen einen guten Kompromiss zwischen einer Streustrahlenreduktion und damit einer Verbesserung des Kontrastes sowie der gesteigerten Strahlenbelastung dar. Gegenüber der früheren rasterlosen Technik wird die Dosissteigerung durch die Verwendung einer Verstärkungsfolie anstelle des folienlosen Films wieder rückgängig gemacht.

Vergrößerungstechnik

Vergrößerung des Objekt-Film-Abstands

Durch die Vergrößerung des Objekt-Film-Abstandes auf etwa 30 cm wird eine direkte vergrößerte Darstellung des Mammagewebes erzielt. Aus geometrischen Gründen steigt dabei die Unschärfe an. Dieses kann durch die Wahl eines kleineren Fokus verhindert werden. Die heutigen Mammographiegeräte verfügen über einen Feinstfokus mit einem Nennwert von 0,1 (s. Abb. 4.6),

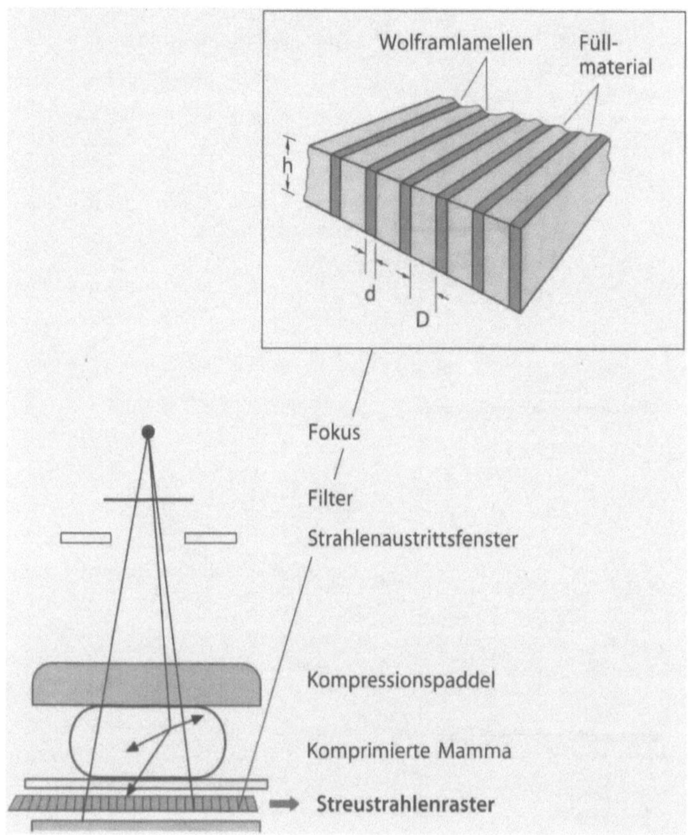

Abb. 4.10. Aufbau und Positionierung des Streustrahlenrasters
h = Höhe der Lamellen
D = Abstand der Lamellen
d = Dicke der Lamellen
Schachtverhältnis = $\frac{h}{D}$

der die geometrische Unschärfe in ausreichendem Maße reduziert.

Relation von geringem Fokus-Objekt-Abstand und gesteigerter Strahlenbelastung

Der geringere Fokus-Objekt-Abstand führt zu einer gesteigerten Strahlenbelastung. Diese wird dadurch ausgeglichen, dass bei der Vergrößerungsmammographie kein Streustrahlenraster verwendet wird, der große Objekt-Film-Abstand reduziert in ausreichendem Maße die Streustrahlung. Außerdem wird für die Vergrößerungsmammographie ein kleineres Nutzstrahlenfeld und eine umschriebene Kompression gewählt, woraus ebenfalls eine Reduktion der Streustrahlung resultiert. Die Vergrößerungsaufnahme bietet insgesamt eine Mehrinformation, da auch das Rauschen gegenüber der normalen Aufnahme um ca. 40% verringert wird.

Umbau des Gerätes

Für die Vergrößerungsaufnahme muss das Gerät umgebaut werden. Der Lagerungstisch einschließlich des Streustrahlenrasters wird entfernt und durch einen ca. 30 cm hohen Sockel ersetzt, auf dem die Mamma gelagert wird (Abb. 4.11). Auch das Kompressionspaddel wird gegen eine „Spotkompression“ ausgetauscht. Der Vergrößerungsfaktor beträgt zwischen 1,8 und 2.

Abb. 4.11.
Vergrößerungstechnik

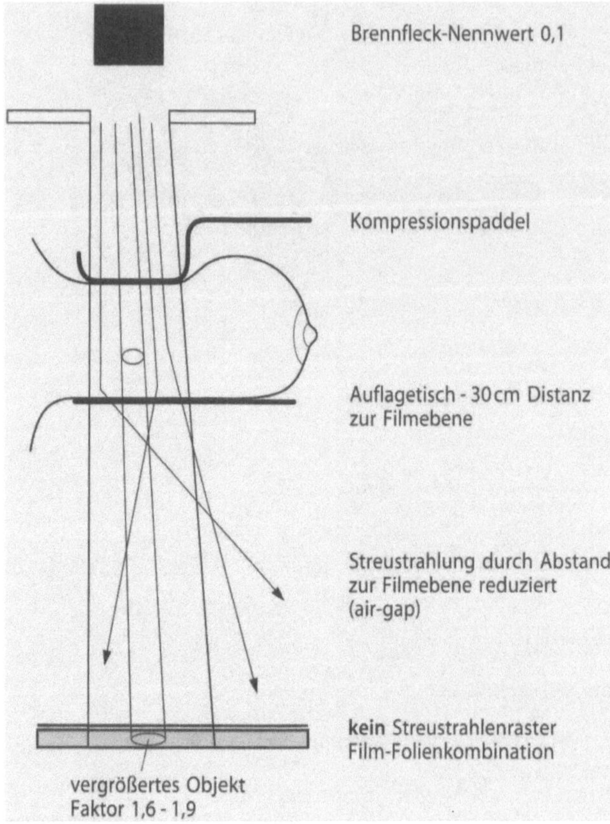

Belichtungsautomatik

Bei der Mehrzahl der Mammographien wird eine Belichtungautomatik benutzt, um die empfohlene optische Dichte zwischen 0,6 und 2,2 (s. Kap. 5) bei einem mittleren Wert von 1,2–1,6 sicher und reproduzierbar erzielen zu können. Die Leitlinien der Bundesärztekammer verlangen eine „gute Anpassung an Dicke, Dichte und Röhrenspannung" von der Automatik. Nur in Ausnahmefällen, wie z. B. nach Prothesenimplantation, wird eine „freie Belichtung" gewählt.

Wichtigster Teil der Automatik ist die Messkammer, die die einfallende Dosis misst und bei dem vorgewählten Wert die Strahlung der Röhre abschaltet. Diese Messkammer ist bei Mammographiesystemen im Gegensatz zu der normalen Projektionsradiographie hinter dem Film gelegen (Abb. 4.12). Der Grund dafür ist, dass bei der weichen Strahlung jede Messkammer auf dem Film abgebildet und damit das Bild verfälschen würde. Die Richtlinie für Sachverständigenprüfungen nach der Röntgenverordnung schreibt eine Abschaltdosis der Messkammer von 100 μGy vor.

Abschaltdosis der Messkammer

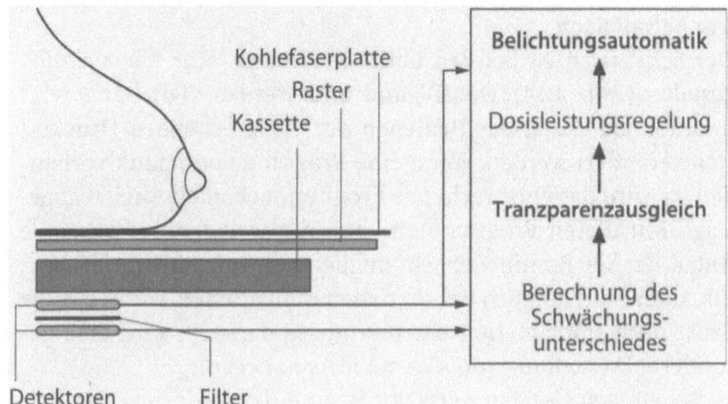

Abb. 4.12. Belichtungsautomatik mit Transparenzausgleich

Bei Mammae mit großem Durchmesser und hoher Dichte ist die durchschnittliche optische Dichte durch die Aufhärtung der Strahlung im Objekt trotz Anwendung der Automatik höher, die Aufnahmen somit dunkler. Moderne Geräte verfügen über eine Dickenkorrektur (Tranzparenzausgleich). Diese wird dadurch erreicht, dass die Automatik über zwei hintereinander geschaltete Messkammern verfügt, die durch eine Metallscheibe getrennt sind. Dadurch ist das System in der Lage, die Strahlenqualität zu bestimmen und eine entsprechende Korrektur einzuleiten (Abb. 4.12).

Tranzparenzausgleich

Die Messkammer muss eine ausreichende Fläche von etwa 10 cm^2 besitzen, damit ein repräsentativer Anteil der Brustdrüse durch die Messung erfasst wird. Sie besitzt eine D-Form und ist damit der Gestalt der Mamma angepasst. Damit die Kammer immer im Strahlengang hinter dem Drüsenkörper eingestellt werden kann, ist sie in drei variablen Positionen verschieblich, die auf dem Kompressionspaddel gekennzeichnet sind (Abb. 4.13). Ein eventuell vorhandenes Lichtvisier vereinfacht die exakte Positionierung der Kammer. Außerdem erlaubt es einen Rückschluss darüber, ob die Mamma auch in vollem Umfang auf dem Röntgenfilm abgebildet wird.

Form der Messkammer

Lichtvisier

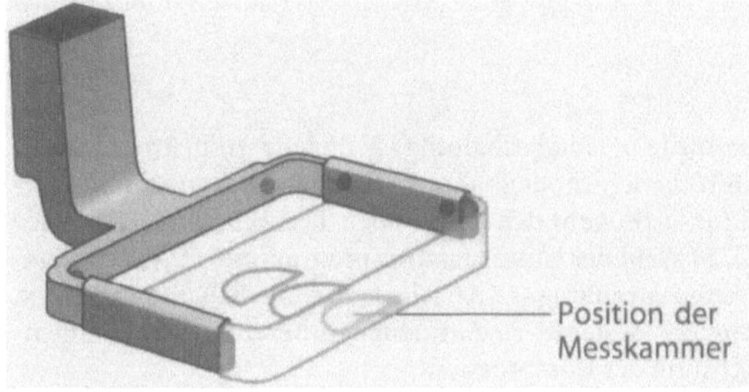

Abb. 4.13. Optische Anzeige der Position der Messkammer auf dem Kompressionspaddel

Der Schalttisch

Der Schalttisch ist bei den üblichen Geräten sehr übersichtlich gestaltet (Abb. 4.14). Die kV und mAs werden digital angezeigt und können durch das Bedienen der entsprechenden Drucktasten verändert werden. Wenn eine Programmautomatik vorhanden ist, wird das entsprechende Programm ebenfalls digital angezeigt. Mit diesen Programmen kann der weitaus überwiegende Anteil der im Routinebetrieb anfallenden Aufnahmen durchgeführt werden. Lediglich bei speziellen Indikationen, wie es z.B. die Brust nach Implantation einer Prothese darstellt, wird eine gesonderte Darstellung von kV und mAs notwendig.

kV- und mAs-Anzeige

Bei einigen Geräten muss vor Beginn der Auslösung der Aufnahme eine Vorbereitungstaste betätigt werden. Dadurch werden die aktuellen Aufnahmeparameter automatisch eingestellt. Ein Pilotstrahl misst die bei der zu untersuchenden Patientin vorliegenden Verhältnisse wie Dicke und Dichte der Mamma sowie die aktuelle Kompression und wählt die günstigste kV-Einstellung und die Anoden-Filter-Kombination. Die erforderlichen mAs werden durch die Belichtungsautomatik festgestellt und die Strahlung nach Erreichen der Dosis abgeschaltet. Damit die für die Frau unangenehme Kompression nicht länger als unbedingt

Vorbereitungstaste

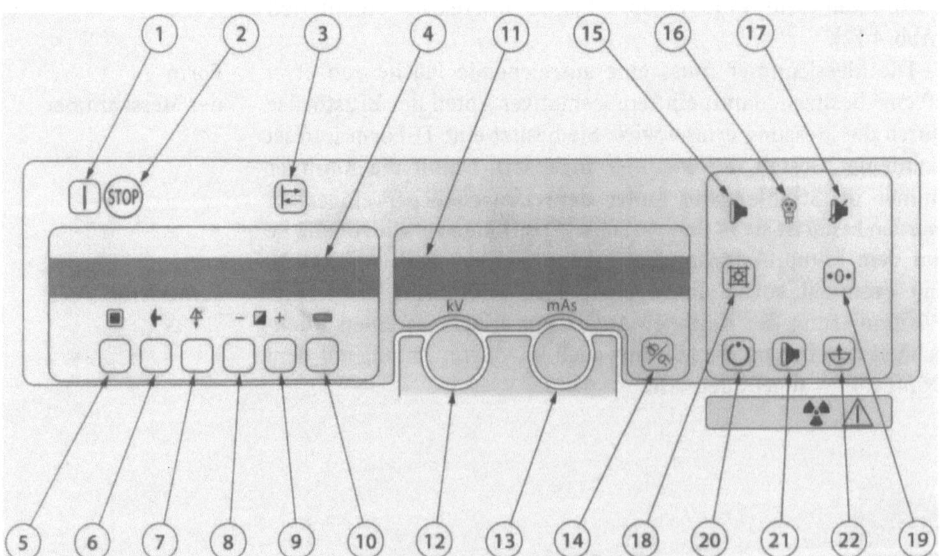

Abb. 4.14. Schalttisch: *1* Einschalttaste, *2* Ausschalttaste – Notabschaltung, *3* Zugang zum Programmierungsmenu, *4* Anzeigeneinheit, *5* Brennfleckwahl, *6* Wahl der Anodenbahn, *7* Filterwahl, *8* manuelle Schwärzungskorrektur +, *9* manuelle Schwärzungskorrektur -, *10* Wahl der Film-Folien-Kombination, *11* Display für kV- und mAs-Werte, *12* kV-Wahl, *13* mAs-Wahl, *14* Wahl der Untersuchungsprogramme, *15* Anzeigelampe für Röntgenbelichtung, *16* Anzeigelampe für Röntgenstrahlung, *17* Anzeigelampe für Belichtungsverbot, *18* Steuerung des Lichtvisiers, *19* Reset-Nullstellung des Systems, *20* Aufnahmevorbereitung, *21* Röntgenstrahlenemission, *22* Steuerung für automatische Lösung der Kompression

notwendig andauert, erfolgt bei einigen Geräten eine automatische Lösung des Kompressionspaddels unmittelbar nach Beendigung der Aufnahme.

Strahlenschutzwand

Üblicherweise ist der Schalttisch mit einer Bleiglaswand von dem Aufnahmegerät getrennt (s. Abb. 4.1). Diese gewährleistet, dass der Untersucher am Schalttisch gegenüber der Röntgenstrahlung abgeschirmt ist. Dabei ist zu berücksichtigen, dass bei der Mammographie mit einer energiearmen Strahlung von bis zu maximal 35 kV gearbeitet wird, die wenig durchdringungsfähig ist. Nach der zurzeit gültigen Röntgenverordnung (Okt. 2001) ist der Aufenthaltsplatz hinter der Bleiglasabschirmung dem Überwachungsbereich zuzurechnen. Es muss daher auch keine Schutzkleidung getragen werden, die Personendosimetrie mit der Filmplakette wird allerdings empfohlen. Im Prinzip könnten auch schwangere Beschäftigte Mammographien durchführen.

Bleiglasabschirmung

Überwachungsbereich

5 Bildgütefaktoren und Qualitätskontrolle in der Mammographie

B. Hoberg

Die Qualität einer Mammographie hängt von einer Vielzahl von Faktoren ab. Um eine optimale Aufnahmequalität zu erhalten müssen diese Faktoren sorgfältig aufeinander abgestimmt werden. Die applizierte Dosis soll dabei so niedrig wie sinnvollerweise nötig sein. Die wichtigsten Bildgütefaktoren in der Übersicht:

Bildgütefaktoren

Bildkontrast

Der Bildkontrast ist abhängig vom
- Strahlenkontrast und
- Filmkontrast.

Schärfe

Die Schärfe-Auflösung ist abhängig von der
- geometrischen Unschärfe,
- Bewegungsunschärfe und
- Streustrahlenunschärfe.

Rauschen

Das Rauschen ist abhängig vom
- Quantenrauschen,
- Folienrauschen und der
- Körnigkeit des Filmes.

Schaukasten und Positionierung sind keine unmittelbaren Bildgütekriterien, diese Komponenten haben aber einen erheblichen Einfluss auf die Güte und Beurteilung von mammographischen Bildern.

Schaukasten

Die Schaukastenbefundung wird beeinflusst von
- Leuchtstärke,
- Homogenität und
- Umgebungshelligkeit.

Positionierung

Die Positionierung hat Einfluss auf die
- Vollständigkeit der Abbildung von Strukturen,
- Dosis,
- Kontrastwiedergabe und
- Schärfe.

Richtlinien

Eine Vielzahl nationaler Richtlinien wie z. B. die Qualitätskriterien der Bundesärztekammer, DIN-Normen, Empfehlungen von Fachausschüssen oder die European Guidelines for Quality Assurance in Mammography Screening geben dem Betreiber, unter Berücksichtigung der aufgeführten Bildgütefaktoren, wichtige Hinweise zur Umsetzung und zeigen die erforderlichen Standards und Maßnahmen zur Qualitätskontrolle für maximale Bildgüte auf.

Optische Dichte

optische Dichte 1,3-1,8

Die richtige mittlere optische Dichte (früher Schwärzung) einer Mammographieaufnahme muss zwischen 1,3 und 1,8 liegen. Dieser Zielwert ist unabhängig von Dicke und Dichte der aufzunehmenden Mamma. Abweichungen nach unten oder nach oben führen zu Fehlbelichtungen und damit häufig zu einer mäßigen bis inadäquaten Beurteilung. Insbesondere ist darauf zu achten, dass die Belichtungsautomatik, bezogen auf die Aufnahmespannung und Filterung, auf eine mittlere optische Dichte von 1,3–1,8 eingestellt ist. Unabhängig von der gewählten Aufnahmespannung, Vorfilterung, Dicke und Dichte ist eine konstante optische Dichte der Patientenaufnahme erforderlich. Die Kontrolle der korrekt eingestellten optischen Dichte, wird im Abschnitt Qualitätskontrolle noch ausführlich beschrieben.

Bildumfang

optimaler Bildumfang 0,8–2,8 optische Dichten

Der diagnostische Bildumfang liegt zwischen 0,8 und 2,8 optische Dichten. Das heißt, wenn mastopathische Areale mit Dichten <0,8 dargestellt werden, ist eine Dichteauflösung in diesem Bereich nicht mehr optimal (Abb. 5.1). Diese Aufnahmen müssen häufig mit höherer Aufnahmedosis wiederholt werden. Verschiebt sich die mittlere optische Dichte nach oben und der Grenzbereich von 2,8 wird überschritten, führt dies zu Überbelichtungen. Die Beurteilung von Kutis und Subkutis sowie von retroglandulärem Fettgewebe wird deutlich erschwert.

Bildkontrast

Definition

Wenn das Strahlenbild eines Objekts als Leuchtdichtebild aufgezeichnet wird, versteht man unter dem Bildkontrast die Darstellung zweier benachbarten Bildstellen unterschiedlicher Leuchtdichten. Die diagnostische Qualität der mammographischen Aufnahme richtet sich stark nach der Kontrastwiedergabe des zu beurteilenden Bildes. Welcher Bildkontrast letztlich erzielt wird,

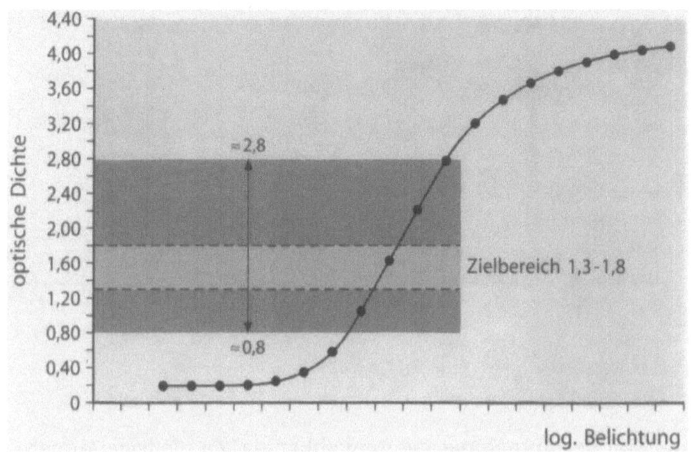

Abb. 5.1. Gradationskurve eines Mammographiefilmes. Die mittlere optische Dichte liegt zwischen 1,3 und 1,8. Der diagnostische Bildumfang befindet sich auf dem geraden Abschnitt der Kurve zwischen 0,8 und 2,8

hängt einerseits vom Strahlenkontrast und andererseits vom Filmkontrast ab. Beide Komponenten müssen so abgestimmt sein, dass der Bildkontrast hoch ist, da sonst in Arealen mit niedriger optischer Dichte eine unzureichende Kontrastauflösung wirksam wird. Zu hohe Kontraste können zu einer deutlich reduzierten Kontrastauflösung führen und dichte, bindegewebsreiche Areale nur unzureichend beurteilt werden.

Strahlenkontrast

Definition

Der Strahlenkontrast wird bestimmt durch den Unterschied von Strahlungsintensitäten (Abb. 5.2). Der Strahlenkontrast ist im Wesentlichen von der verwendeten Anoden-Filter-Kombination

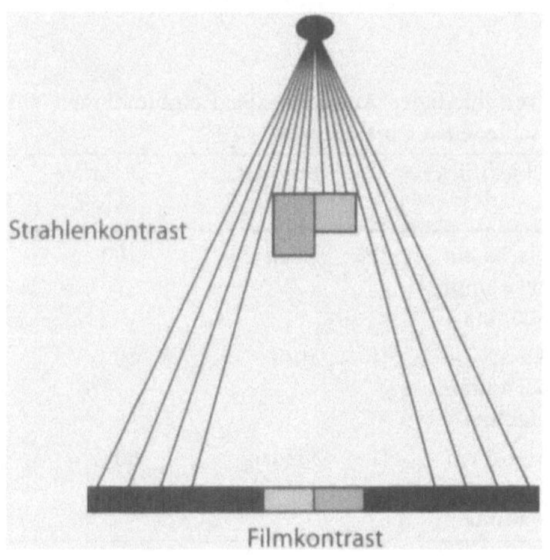

Abb. 5.2. Strahlenkontrast und Filmkontrast. Der Strahlenkontrast wird von der Wechselwirkung der Röntgenstrahlen mit dem Objekt hervorgerufen, der Filmkontrast von der Wechselwirkung der geschwächten Röntgenstrahlen mit dem Bildempfängersystem

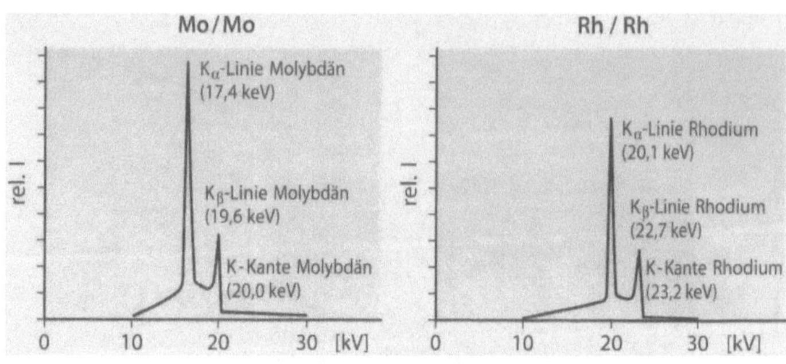

Abb. 5.3. Beispiele für Röntgenspektren. Mo/Mo bedeutet Molybdänanode und Molybdänfilter. Die Kombination bietet ein Spektrum mit einer niedrigeren Energie als die Kombination Rhodium/Rhodium. Die unterschiedlichen Auswirkungen auf den Röntgenfilm sind in Tabelle 5.1 wiedergegeben

und von der Aufnahmespannung abhängig. Zu niedrige Aufnahmespannung führt zu einer reduzierten Durchdringung; die Folge sind mäßig bis schlecht transparente Areale und eine stark eingeschränkte Kontrastauflösung in dichten Arealen. Zu hohe Aufnahmespannungen führen zu einer ausreichenden Durchdringung, aber zu einer sichtbaren Reduzierung des Bildkontrastes.

Anoden-Filter-Kombinationen

Verschiedene Anoden-Filter-Kombinationen finden heute routinemäßig Anwendung. Die Kombination Molybdän/Anode und Molybdän/Filter ist für ca. 75–80% aller Untersuchungen optimal (Abb. 5.3). Bei hohen Dichten bzw. sehr großen Volumina ist es aus strahlenhygienischen Gründen erforderlich, Strahlenqualitäten mit höheren Energien anzuwenden. Anoden-Filter-Kombinationen wie z.B. Rhodium/Rhodium, Wolfram/Rhodium oder Wolfram/Molybdän führen zu einer Verschiebung der mittleren Energien in den höheren Energiebereich. Das mittlere Energieniveau beeinflusst die applizierte Dosis und den Bildkontrast.

Tabelle 5.1 zeigt beispielhaft den Einfluss von Anoden-Filter-Kombinationen auf die relative Dosis und den visuellen Kontrast (s. auch Kap. 4: Mammographische Gerätetechnik).

Tabelle 5.1. Der Einfluss verschiedener Anoden-Filter-Kombinationen auf Kontrast und Dosis bei verschiedenen Objektdicken

Anoden-Filter-Kombination	Objektdicke	Kontrast	Relative Dosis
Molybdän/ Molybdän	Bis 5,5 cm bei kompr. Mamma	Hoch	100
Molybdän/ Rhodium	5,5-6,5 cm bei kompr. Mamma	Mittel	80
Rhodium/ Rhodium	Ab 6,5 cm bei kompr. Mamma	Niedrig	60

Einfluss von kV und Filterung auf den Bildkontrast

Der Bildkontrast reduziert sich mit steigender Aufnahmespannung und stärkerer Filterung. Eine Reduktion des kV-Wertes von 1–2 kV führt wieder zu visuell höheren Kontrasten.

Der Strahlenkontrast ist aber nicht nur von der Aufnahmespannung und der Anoden-Filter-Kombination abhängig, sondern auch vom Streustrahlenraster und der Kompression.

Streustrahlenraster

Die Streustrahlenraster sind heute standardisiert und haben Rasterfaktoren von 4:27 oder 5:30 (Schachtverhältnis : Lamellenzahl). Der Belichtungsverlängerungsfaktor liegt bei 2,5. Aufnahmen ohne Raster werden heute nicht mehr angefertigt, eine Ausnahme bildet die Vergrößerungstechnik (s. Kap. 4, Mammographische Gerätetechnik).

Da eine enge Korrelation zwischen Objektdicke und Streustrahlenintensität besteht, ist eine maximal mögliche Kompression zur Optimierung der Kontrastauflösung erforderlich. Eine Objektdickenreduzierung von ca. 1 cm reduziert den Streustrahlenanteil um ca. 20%. Dies führt neben einer Dosisreduktion zu einer deutlichen Erhöhung des lokalen Strahlen- bzw. Bildkontrastes.

Filmkontrast

Gradationskurve

Der Filmkontrast wird bestimmt vom Film und dessen Verarbeitungsbedingungen. Die Gradationskurve des Mammographiefilmes ist im Wesentlichen abhängig von der Größe und Verteilung der Silberhalogenidkristalle. Silberhalogenidkristalle einheitlicher Größe und enger Verteilung führen zu einem kontrastreichen Film. Wird die Korngrößenverteilung weiter gestreut, werden geringere Kontrastwerte erreicht.

Filmverarbeitungsbedingungen

Die Verarbeitungsbedingungen wie Chemietyp, Verarbeitungstemperatur, Durchlaufzeit und letztlich auch der Maschinentyp beeinflussen den Filmkontrast wesentlich. Filme reagieren auf Veränderungen im Verarbeitungsprozess unterschiedlich. Bei einigen Filmen führt z. B. eine Temperaturerhöhung zu einer Steigerung des Filmkontrastes, bei anderen führt eine Temperaturerhöhung zum Kontrastverlust. Filmdatenblätter der Hersteller geben Auskunft über das Verhalten.

Lichtkontrast

Die beiden Filmtypen in Abb. 5.4 haben bei gleichen Verarbeitungsbedingungen im mittleren Dichtebereich den gleichen Kontrast. Ab optischer Dichte 2,0 zeigt der Film A einen höheren Kontrast. Der Film B hat in diesem Beispiel einen flacheren Verlauf. Kutis und Subkutis sind dadurch besser zu erkennen. Da der visuelle Kontrast nicht zu quantifizieren ist, wird bei der Einstellung der Filmverarbeitung auf messbare Größen zurückgegriffen. Die lichtsensitometrische Bestimmung des Lichtkontrastes (LK) hilft, die Verarbeitung zu optimieren. Die Hersteller von Mammographiefilmen stellen die LK-Werte zur Verfügung und

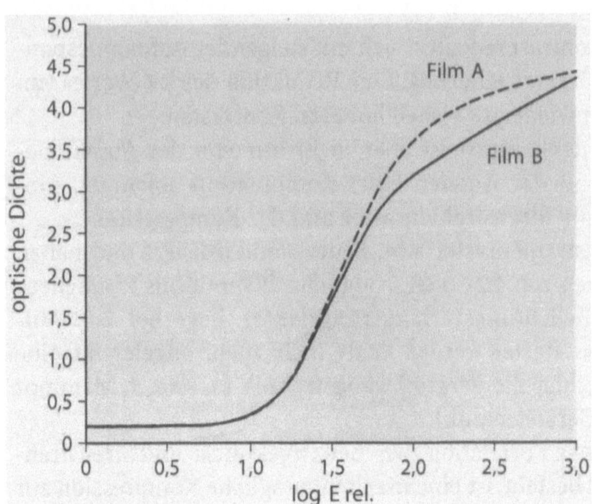

Abb. 5.4. Gradationskurven von zwei unterschiedlichen Mammographiefilmen. Film B hat ab einer Dichte von 2,0 einen flacheren Verlauf, Haut und Unterhautfettgewebe sind besser zu erkennen

Sensitometer

prüfen diese im Rahmen von Abnahme- oder Teilabnahmeprüfungen. Der Lichtkontrast wird mit Hilfe eines kalibrierten Sensitometers ermittelt. Ein 21-stufiger Keil wird auf einen Mammographiefilm aufbelichtet, die sensitometrische Kurve erstellt und der durchschnittliche Gradient berechnet.

Schärfe – Auflösungsvermögen

In der Mammographie benötigt man eine Erkennbarkeit von kleinen Mikrokalzifikationen ab einer Größe von 100–200 μ (0,1–0,2 mm).

Grenze des Auflösungsvermögens

Das Auflösungsvermögen wird in Linienpaaren Lp/mm angegeben. Im Routinebetrieb wird die Beurteilung der Lp/mm visuell durchgeführt und unterliegt daher verschiedenen subjektiven Einflüssen, sodass unterschiedliche Betrachter zu geringfügig verschiedenen Ergebnissen kommen können. Objektive Messmethoden zum Auflösungsvermögen sind technisch sehr aufwendig und lassen sich nur unter Laborbedingungen anwenden. Gefordert werden heute Auflösungsvermögen von mindestens 10 Lp/mm (Europäische Richtlinien, wünschenswert sind 12 Lp/mm) bzw. 8 Lp/mm (Leitlinien der Bundesärztekammer). Gemessen wird das Auflösungsvermögen mit Hilfe von Strichrastern in einer Höhe von 25 und 50 mm über dem Lagerungstisch.

Linienpaare/mm

Verschiedene Faktoren haben Einfluss auf das Auflösungsvermögen, darunter fallen z. B.:

- geometrische Unschärfe z. B. Brennflecknennwert,
- Verstärkungsfolie (Folienunschärfe),
- Bewegungsunschärfe,
- Streustrahlenunschärfe,
- Kassette.

Um die erforderliche Schärfe von 8 (10) Lp/mm zu erreichen, ist ein Brennflecknennwert ≤0,4 (0,3) hilfreich (s. auch Kap. 4). Der Brennfleck hat eine Längen- und Breitenausdehnung. Die effektive Größe eines Brennflecks mit dem Nennwert 0,3 liegt in einem Bereich von 0,45–0,65 mm. Größere Brennflecke führen zu einer Reduktion des Auflösungsvermögens. Die Verstärkungsfolien und die Qualität der Kassette sind auf der Seite des Bildempfängersystems die Komponenten, die signifikanten Einfluss auf die Schärfe haben. Im Abschnitt Verstärkungsfolie und Kassette werden die Zusammenhänge intensiver erläutert. Korrekte Positionierung und Kompression reduzieren die Bewegungsunschärfe auf ein Minimum. Bewegungsunschärfe ist der größte Unschärfefaktor und hat dadurch den höchsten Einfluss auf die Gesamtunschärfe der Aufnahme. Durch Kompression verringert sich auch der Objekt-Film-Abstand und der Streustrahlenanteil wird reduziert. Beide Maßnahmen verbessern die Bildschärfe.

Brennflecknennwert

Bewegungsunschärfe

Der einseitig beschichtete Mammographiefilm hat ebenfalls Einfluss auf die Auflösung, wobei dieser bei den heute zur Verfügung stehenden Filmen im Vergleich zu den anderen Bildschärfekomponenten gering ist. Doppelseitig beschichtete Mammographiefilme führen zu einem geringfügig reduzierten Auflösungsvermögen. Eine mangelhafte Filmverarbeitung, inadäquate Abquetschung oder defekte Walzen können z. B. durch Nassdruck die Bildschärfe reduzieren.

Mammographiefilm

Bei kleinen Details wird das Auflösungsvermögen zusätzlich vom lokalen Kontrast und vom Rauschen beeinflusst.

Rauschen

Ist das Rauschen höher als das Signal, ist keine vernünftige Information mehr sichtbar. Das Rauschen wird bestimmt durch das Quantenrauschen, Folienrauschen oder durch die Körnigkeit des Films. Um das Problem des Rauschens etwas zu verdeutlichen, hilft ein Beispiel aus der Bildschirmtechnologie. Bei einer schlecht eingestellten Fernsehanlage ist häufig ein unruhiges, unscharfes Fernsehbild sichtbar, die Bildinformation wird schlechter. Bei ausreichender Signalmenge (Quanten) und optimaler Signalübertragung (Verstärkungsfolie) ist ein ruhiges und scharfes Fernsehbild zu sehen. In ähnlicher Weise funktioniert auch das Röntgenbild. Stehen z. B. zu wenig Röntgen- oder Lichtquanten zur Verfügung, steigt das Rauschen an und Bildinformation geht verloren. Ist der Rauschanteil zu hoch, gehen Details mit geringer Größe und/oder schwachem Kontrast in der Bildinformation verloren.

Quantenrauschen

Ab einem bestimmten Rauschniveau wird es für den Betrachter schwierig, zwischen Rauschen und kleinsten Details zu differenzieren, die diagnostische Qualität ist eingeschränkt.

Folienrauschen

Körnigkeit des Films

Das Folienrauschen wird durch Form und Belegungsdichte des Phosphors bestimmt. Das Filmrauschen oder auch die Filmkörnigkeit werden beeinflusst durch die Kornstruktur, Korngrößenverteilung und die Verarbeitungsmodalitäten. Einfache Messmethoden zur Bestimmung des Rauschens stehen nicht zur Verfügung. Insofern ist der Betrachter in der Regel auf die subjektive, vergleichende Beurteilung unterschiedlicher Aufnahmen angewiesen. Für den Betrachter ist es in der Praxis unbedeutend, ob ein zu hohes Rauschniveau durch Folien-, Film- oder Quantenrauschen entsteht. Das Signal-Rausch-Verhältnis ist letztlich für die Abbildungsgüte des Bildübertragungssystem maßgebend.

Signal-Rausch-Verhältnis

Bei den Faktoren Kontrast, Auflösung und Rauschen kommt es zu folgenden Interaktionsmustern.

Hohe Empfindlichkeit → Niedrige Auflösung
Hohe Empfindlichkeit → Hohes Rauschen
Hoher Kontrast → Hohe Auflösung
Hoher Kontrast → Hohes Rauschen

Optimierung der Bildqualität

Die Komplexität der Interaktionen macht die Optimierung der Bildqualität schwierig; eine enge Kooperation der beteiligten Gruppen – Gerätehersteller, Filmfolienhersteller, MTRA und Arzt – ist unbedingt erforderlich. Es gilt auch, den richtigen Kompromiss entsprechend den verschiedenen subjektiven Qualitätsmerkmalen des Anwenders zu finden.

Betrachtungsbedingungen

Leider werden häufig die Schaukasten- und Betrachtungsbedingungen vernachlässigt. Voraussetzung zum optimalen „Lesen" von Mammogrammen sind homogen ausgeleuchtete Betrachtungseinheiten. Eine steuerbare Lichtstärke von 3000–6000 cd/m^2 (2000–6000 cd/m^2: Leitlinien der Bundesärztekammer) ist neben der Möglichkeit formatgerechter Einblendung notwendig. Lichtstärke wird in Candela (cd) gemessen. Eine Kerze hat z. B. eine Lichtstärke von 1 cd, das Glühwürmchen liefert eine Lichtstärke von 0,01 cd, eine Leselampe liegt bei ca. 50 cd. Eine Farbtemperatur von 4500–6500 Kelvin (K) sowie ein Grelllicht bis 20.000 Candela sind Kennzeichen eines guten mammographischen Befundarbeitsplatzes. Zur Beurteilung positionierungstechnischer Kriterien sind minderwertige Betrachtungsbedingungen akzeptabel.

Lichtstärke Candela

Um kleinste Details beurteilen zu können, ist eine Lupe mit 2- bis 6facher Vergrößerung erforderlich. Die Umgebungshelligkeit muss bei ca. 50 bis max. 100 Lux (Beleuchtungsstärke) liegen. Wird an unterschiedlichen Schaukästen befundet, sollten diese

Beleuchtungsstärke

identische Qualitätsmerkmale zeigen. Die Abweichung der Lichtstärke bei unterschiedlichen Schaukästen darf 15% nicht überschreiten.

Dosis

Dosisbedarf

Der Dosisbedarf muss auf ein erforderliches Minimum reduziert werden. Dies kann nur erreicht werden, wenn alle technischen Komponenten optimiert sind. Die Erfassung der Dosiswerte erfolgt im Rahmen der Abnahmeprüfung. Jede Fehlaufnahme erhöht die Strahlenexposition der Patientin, sie sind unbedingt zu vermeiden.

Bildaufzeichnungssystem und Bildverarbeitung

Mammographiefilm, Verstärkungsfolie und Kassette bilden das konventionelle Bildaufzeichnungssystem. Die adäquate Filmverarbeitung ist Bestandteil der Bildaufzeichnung und wird in diesem Abschnitt ebenfalls erläutert.

Mammographiefilm

Filmfoliensysteme

In der heutigen konventionellen Mammographie wird ausschließlich mit Filmfoliensystemen gearbeitet. Filme für die folienlose Mammographie stehen nicht mehr zur Verfügung. Überwiegend werden einseitig beschichtete Mammographiefilme verwendet; Abb. 5.5 zeigt schematisch deren Aufbau.

Filmemulsion

Die neuen doppelschichtigen Mammographiefilme unterscheiden sich von den üblichen einschichtigen durch eine zweigeteilte Emulsionsschicht. Durch die spezielle 2-Schichtemulsions-

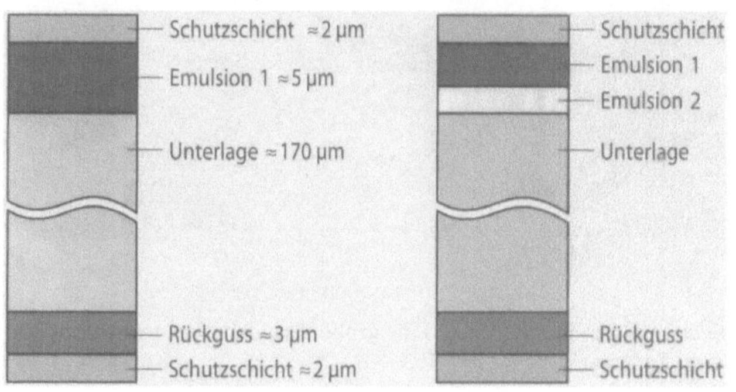

Abb. 5.5. Aufbau eines Mammographiefilmes. *Links* konventioneller Film, *rechts* Split-Emulsion-Layer-Technik; die Vorteile dieses Typs sind in Abb. 5.6 dargestellt

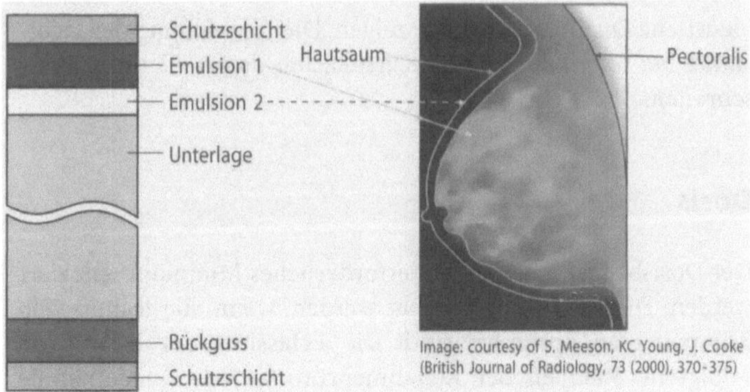

Abb. 5.6. Vorteile der Split-Emulsion-Layer-Technik. Emulsion 1 entspricht dem konventionellen Typ, Emulsion 2 stellt Haut und Unterhautfettgewebe besser dar

technologie (Split-emulsion-layer-Technologie) wird Einfluss auf den Verlauf der Gradationskurve insbesondere im höheren Dichtebereich genommen. Im diagnostisch wichtigen Bereich von 0,8 bis ca. 2,8 zeigt der Film ein normales Kontrastverhalten, d.h. hohe Gradation zur maximalen Differenzierung geringer Absorptionsunterschiede im Parenchym. Im Dichtebereich ab ca. 2,8 wird durch die 2-Schichtemulsionstechnologie (Emulsion 2 in Abb. 5.5 und 5.6) eine Kontrastabflachung erreicht. Die maximale optische Dichte sollte bei einem Dichtewerte über 4,0 liegen (Maskierungseffekt). Der reduzierte Kontrast im Dichtebereich von ca. 2,8–3,8 ermöglicht dem Betrachter eine bessere Beurteilung von Kutis und Subkutis.

Zu niedrige Filmkontraste im mittleren Gradationsbereich führen zu einer zu geringen Kontrastauflösung. Bei zu hohen Filmkontrastwerten werden der Bildumfang und der Belichtungsspielraum stark eingeschränkt, die Gefahr von Fehlbelichtungen und Wiederholungsaufnahmen steigt.

Filmkontrast und Korngrößenverteilung

Der Filmkontrast wird durch eine sehr exakte Korngrößenverteilung erreicht. Abbildung 5.7 zeigt eine unterschiedliche Verteilung verschieden großer Silberhalogenidkörner. Eine grobe

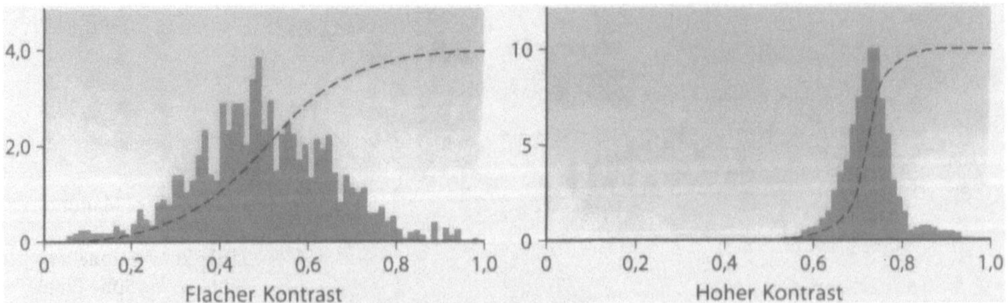

Abb. 5.7. Einfluss der Korngrößenverteilung auf den Filmkontrast. Eine grobe Verteilung bewirkt einen flachen, eine engere Verteilung einen steileren Kontrast

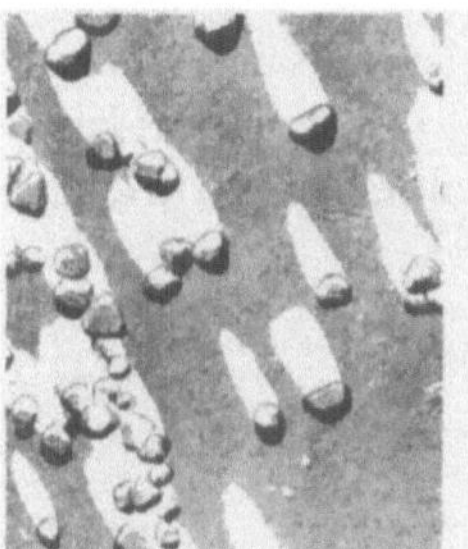
Standardtechnologie

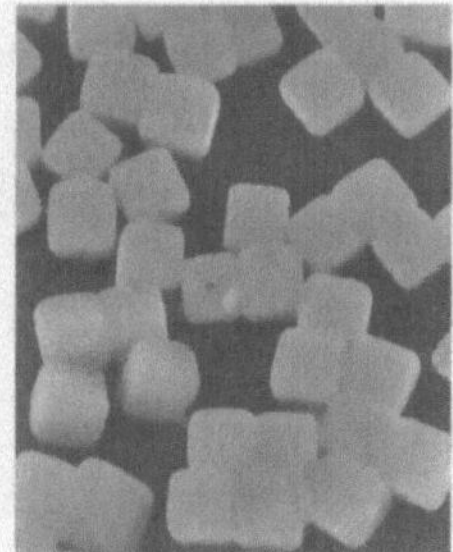
Kubische Kristallform

Abb. 5.8. Verschiedene Kornstrukturen von Mammographiefilmen

Verteilung führt zu einem flacheren Verlauf der Kontrastkurve. Wird die Verteilung der Korngrößen enger, steigt der Kontrast an und höhere Bildkontraste werden sichtbar.

Kristallstruktur der Silberhalogenidkristalle

Neben Größe und Verteilung der Silberhalogenidkristalle ist die Form der Kristallstruktur auch für die Verarbeitungskonstanz von Wichtigkeit. Eine kubische Kristalltechnologie ermöglicht eine hohe Verarbeitungskonstanz (Abb. 5.8). Bei der Belichtung wird das latente Bild an den Rändern der Kristalle erzeugt. Die Entwicklungschemikalien müssen beim Verarbeitungsprozess nicht bis in die Kristalle eindringen. Der Entwicklungsprozess, bei dem das „Signal" um den Faktor von ca. 10^{10} verstärkt wird, kann dadurch schneller ablaufen und bietet weniger Spielraum für Schwankungen innerhalb des Verarbeitungsprozesses.

Produktionsschwankungen

Um den hohen Forderungen der heutigen Mammographie gerecht zu werden, sind die Produktionsschwankungsbreiten bezüglich Schleier, Empfindlichkeit und Kontrast deutlich enger geworden.

Grundschleier

Unabhängig vom hohen technischen Aufwand unterliegen Mammographiefilme produktionsbedingten Schwankungen. Unterschiedliche Chargen können zu geringfügig unterschiedlichen sensitometrischen Messergebnissen führen. So sind Schleierwerte zwischen 0,18 und 0,23 unproblematisch. Bei Messwerten unter 0,18 sollte die Filmverarbeitung auch auf korrekte Bedingungen überprüft werden. Schleierwerte ab 0,25 geben Anlass zur weiteren Prüfungen. Bei Verdacht auf Empfindlichkeits- oder Kontrastschwankungen ist eine sensitometrische Kontrolle erforderlich.

Röntgensensitometrie

Die Röntgensensitometrie, d.h. die Belichtung des Filmes durch Strahlung bzw. Folienlicht, ist der lichtsensitometrischen Kontrolle vorzuziehen. Handelsübliche Sensitometer und Densitometer können zu Fehlmessungen führen und lichtsensitometrische Vergleichsmessungen unterschiedlicher Filmtypen mit Hilfe von Sensitometern sind nicht zu empfehlen. Ein Rückschluss auf die röntgensensitometrische Empfindlichkeit und den Kontrast unterschiedlicher Filme ist mittels Lichtsensitometrie nicht möglich.

Beim Umgang mit Mammographiefilmen ist sorgsames „Handling“ unbedingt erforderlich. Ein zu „rauer“ Umgang mit Mammographiefilmen kann zu störenden und teilweise zu kritischen Artefakten führen.

Verstärkungsfolien

Folienaufbau

Mammographieverstärkungsfolien reduzieren die Strahlenbelastung auf eine notwendiges Minimum. Eine gute Mammographieverstärkungsfolie zeichnet sich durch eine hohe Verstärkung und hohe Auflösung bei geringem Rauschen aus. Die mittlere Lebensdauer einer Folie liegt je nach Anwendungshäufigkeit zwischen 3 und 5 Jahren. Gadoliniumoxisulfit wird häufig als Leuchtstoff verwendet. Verstärkungsfaktor, Schärfe und Rauschen hängen direkt mit der Belegungsdicke und -dichte sowie vom Verhältnis Leuchtstoffsubstanz und Bindemittel ab.

Lichtstreuung

Die einfallende Röntgenstrahlung regt den Phosphor zur Lichtemission an (Abb. 5.9). Innerhalb der Leuchtstoffschicht kommt es zu Lichtstreuungen, die - unbeeinflusst - zu einer erhöhten Unschärfe führen. Hohe Bindemittelanteile steigern die Lichtstreuung. Durch ein hohes Verhältnis der Leuchtstoffsubstanz zum Bindemittel wird die Streuung in der Folie reduziert und an der Folienoberfläche entsteht ein kleinerer Lichtkegel.

Light piping

Das so genannte „Light-piping-Verfahren“ reduziert Streulicht.

Reinigung

Verstärkungsfolien müssen regelmäßig gereinigt werden. Staub oder Schmutzpartikel führen zu störenden Artefakten. Kleine Staub- und Schmutzpartikel können mit einem fusselfreien, antistatischen Reinigungstuch entfernt werden. Grobe Verschmutzungen erfordern ein feuchtes Reinigen der Folien. Die vom Hersteller empfohlenen Folienreinigungsmittel müssen unbedingt verwendet werden.

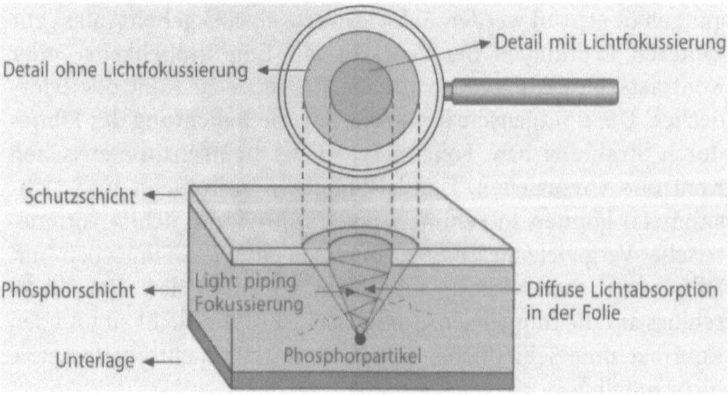

Abb. 5.9. Folienaufbau und Lichtfokussierung („light piping“). Die Streuung des Lichtes in der Folie wird durch einen hohen Anteil der Leuchtsubstanz im Verhältnis zum Bindemittel gemindert

Tabelle 5.2. Empfindlichkeitsklassen (EK) verschiedener in der Mammographie gebräuchlicher Systeme und deren Dosisbedarf

Filmfoliensystem	Dosis[a] (μGy)	S	EK
Mammographie fine	62	16	12
Mammographie medium	40	25	25
Mammographie regular	32	31	25

[a] Nenndosis (K_N) in Bildempfängerebene; S Speedfaktor.

Folgendes ist dabei zu beachten:
- Das Reinigungsmittel nicht direkt auf die Folie bringen, sondern das entsprechende Reinigungstuch befeuchten;
- Folie mit geringem Druck reinigen und die Folie anschließend mindestens 15 min austrocknen lassen;
- Folie nicht „polieren";
- ein zu häufiges „nasses" Reinigen kann die Oberfläche beschädigen.

Systemempfindlichkeit

Empfindlichkeitsklasse

Mammographiesysteme arbeiten üblicherweise mit einer Empfindlichkeitsklasse von 12 bzw. 25 (Tabelle 5.2). Die Angabe der Empfindlichkeitsklasse ist allerdings nur eine grobe Orientierung, zu welcher Gruppe das System gehört. Der exakte Dosisbedarf wird durch die Speed (S) definiert. S gibt für das System Verstärkungsfolie, Film, Filmverarbeitung und Kassette den exakten Dosisbedarf für die optische Dichte 1,0 an. Der Dosisbedarf, die Nenndosis, für die optische Dichte 1,0 wird im Rahmen der Abnahmeprüfung ermittelt.

Filmverarbeitung

Filmverarbeitung und Bildqualität

Die Filmverarbeitung des Mammographiefilmes hat eine wesentlich höhere Bedeutung als allgemein angenommen wird. Nur eine exakt auf den Film abgestimmte Filmverarbeitung lässt optimale Bildqualität sicherstellen. In diesem Zusammenhang spielen die Qualität der Entwicklungsmaschine, Verarbeitungschemikalien, Verarbeitungsbedingungen und Sauberkeit der Maschine eine entscheidende Rolle. Wer hohen Anspruch an Bildqualität stellt, wird für die Verarbeitung seiner Filme eine separate Entwicklungsmaschine in Betrieb nehmen. Mammographiefilme reagieren auf Veränderungen im Verarbeitungsprozess erheblich empfindlicher als doppelseitige Standardröntgenfilme.

Abb. 5.10. Artefakt durch schlechten Andruck zwischen Film und Folie, es befindet sich Luft in der Kassette. Abhilfe: nach dem Schließen der Kassette 10 min bis zum Gebrauch warten

Verantwortlich für die höhere Empfindlichkeit im Verarbeitungsprozess ist der Silbergehalt pro m^2 des Films und die höhere Filmgradation. Die vom Hersteller vorgegebenen Verarbeitungsbedingungen sollten zur Sicherstellung hoher Qualität unbedingt eingehalten werden. Regelmäßige Wartungsintervalle helfen, die Qualität langfristig zu erhalten.

Mammographiekassette

Film-Folien-Kontakt

Die Mammographiekassette ist so konzipiert, dass Film- und Folienrand eng an der Thoraxwand anliegen. Beim Schließen der Kassette wird der Film so nah wie möglich in die thoraxwandnahe Position geschoben. Ein spezieller Schaumstoff sorgt nach dem Beladen der Kassette für einen hohen Anpressdruck. Die Luft entweicht nach dem Beladen, wodurch ein optimaler Film-Folien-Kontakt sichergestellt wird. Je nach Kassettentyp und Hersteller wird eine Lagerungszeit nach dem Beladen der Kassette von 10–15 min empfohlen. Durch diese Wartezeit wird sichergestellt, dass die Luft aus der Kassette vollständig entweichen kann und der Film-Folien-Kontakt optimal wird (Abb. 5.10). Kunststoffkassetten absorbieren wenig Röntgenstrahlung, was auch eine entsprechend niedrige Patientendosis zur Folge hat.

Entwicklungsmaschinen

Für die Verarbeitung von Mammographiefilmen stehen speziell konzipierte Entwicklungsmaschinen zur Verfügung. Unabhängig davon, ob Tageslichtsysteme oder einfacher Dunkelraumbetrieb genutzt werden, sind die Walzeneinsätze und die Qualität der Walzen von entscheidender Bedeutung für die Aufnahmequalität.

Prüfgrößen und Qualitätskontrolle bei Mammographieeinrichtungen nach DIN und europäischen Richtlinien

Vor Inbetriebnahme (§ 16 Röntgenverordnung) einer Mammographieeinrichtung ist eine Vielzahl von Prüfungen durchzuführen. Diese zum Teil sehr intensiven Qualitätskontrollen können in der Regel nur vom Hersteller der Röntgenanlagen vorgenommen werden. Zur korrekten Einstellung von Dosisbedarf, Belichtungsbedingungen und Bildqualität ist eine enge Zusammenarbeit zwischen dem Hersteller des Aufnahmegerätes und dem Hersteller des Bildaufzeichnungssystems sowie dem Anwender erforderlich. Eine optimal eingestellte Einrichtung muss regelmäßig auf Konstanz geprüft werden. Der Gesetzgeber schreibt in § 16 der Röntgenverordnung die regelmäßige Kontrolle von Röntgeneinrichtungen vor.

Abnahmeprüfung

Im Rahmen von Abnahmeprüfungen nach DIN V 6868 Teil 152 (Abnahmeprüfung an Mammographieeinrichtungen) und DIN V 6868 Teil 55 (Abnahmeprüfung der Filmverarbeitung) bzw. DIN EN 61223-3-2 (Leistungsmerkmale zur Bildgebung von Mammographieeinrichtungen) werden unterschiedliche Prüfkriterien definiert und dokumentiert. Am Ende einer Abnahmeprüfung werden die Bezugswerte für die monatliche Konstanzprüfung DIN 6868 Teil 7 (Konstanzprüfung für die Mammographie) und DIN 6868 Teil 2 (Konstanzprüfung der Filmverarbeitung) festgelegt.

European Guidelines for Quality Assurance

Es bestehen Bestrebungen, dass bis 2004 stufenweise die Umsetzung der European Guidelines for Quality Assurance erfolgen soll. Die Begriffe Abnahme- und Konstanzprüfung werden in diesem Zusammenhang nicht mehr verwendet. Im Vergleich zu den DIN-Normen ist der Prüfaufwand deutlich höher. Das European Protocol for the Quality Control of the Physical and Technical Aspects of Mammography Screening beschreibt ausführlich die regelmäßigen Qualitätskontrollmaßnahmen.

Abnahmeprüfung nach DIN V 6868 Teil 152 bzw. DIN EN 61223-3-2 und DIN V 6868 Teil 55

DIN V 6868 Teil 55

Voraussetzung jeder Abnahmeprüfung ist die korrekte Einstellung der Filmverarbeitung nach DIN V 6868 Teil 55. Die gemessenen sensitometrischen Größen – Lichtkontrast (LK) und Lichtempfindlichkeit (LE) – werden mit Herstellerangaben verglichen und ggf. optimiert. Für die Kontrolle werden kalibrierte Sensitometer benötigt. Die Toleranzen liegen bei ±0,09 für den LE-Wert und ±11% für den LK Wert, bezogen auf die Herstellerangabe.

Nach jeder Änderung beim Verarbeitungsprozess oder bei Änderung des Filmtyps muss diese Prüfung wiederholt werden. Die Protokolle zur Abnahmeprüfung müssen 10 Jahre lang aufbewahrt werden. Am Ende der Abnahmeprüfung Filmverarbeitung steht die Festlegung der Bezugswerte für die arbeitstägliche Konstanzprüfung.

Prüfgrößen nach DIN EN 61223-3-2

Folgende Leistungsmerkmale bei der Abnahmeprüfung von Mammographieeinrichtungen sind in der DIN EN 61223-3-2 festgelegt worden:
- Identifikation der Einrichtung,
- Prüfung der Dokumente,
- Sicht- und Funktionsprüfung,
- Röntgenröhrenspannung,
- Strom-Zeit-Produkt,
- kleinstes Strom-Zeit-Produkt,
- Belichtungszeit,
- Brennfleck,
- Gesamtfilterung,
- Kompressionskraft,
- Strahlenausbeute,
- optische Dichte,
- Schwächungsfaktor.

Prüfgrößen DIN V 6868 Teil 152

In der Bundesrepublik Deutschland wurde noch nach DIN-Norm 6868 Teil 52 (Abnahmeprüfung bei Mammographieeinrichtungen) geprüft. Die DIN V 6868 Teil 152 hat den Teil 52 abgelöst und basiert auf den europäischen Richtlinien. Der Teil 152 beinhaltet folgende Prüfgrößen:
- Sicht- und Funktionsprüfungen,
- Röntgenröhrenspannung,
- Filterung,
- Brennfleck,
- Lichtvisier, Strahlenfeld-Begrenzung und Zentrierung,
- Linearität und Reproduzierbarkeit der Strahlenausbeute,
- Belichtungsautomatik,
- Schwächungsfaktor,
- Kompressionsvorrichtung,
- Artefakte,
- Verwischung der Rasterlinien bei bewegtem Streustrahlenraster,
- Ortsauflösungsvermögen,
- Kontrastauflösungsvermögen,
- Nenndosis K_N des Film-Foliensystems,
- Kassetten,
- Einfallsdosis.

Da die DIN EN 61223-3-2 keine Grenzwerte beschreibt, wurden diese in die DIN V 6868 Teil 152 aufgenommen. Mit Abschluss der Abnahmeprüfung wird sichergestellt, dass die Röntgeneinrichtung ordnungsgemäß ist und die vorgeschriebene Konstanzprüfung durchgeführt werden kann. Liegen alle Prüfgrößen innerhalb der Toleranzen, werden am Ende die Bezugswerte für die monatliche Konstanzprüfung festgelegt.

Konstanzprüfung bei Mammographieeinrichtungen

Die regelmäßige Konstanzprüfung nach DIN 6868 beinhaltet arbeitstägliche Kontrollen der Filmverarbeitung (DIN 6868 Teil 2) und monatliche Kontrollen des Aufnahmegerätes (DIN 6868 Teil 7).

DIN 6868

Tägliche Kontrollen

Nach der Abnahmeprüfung der Filmverarbeitung nach DIN V 6868 Teil 55 kann mit der täglichen Konstanzprüfung begonnen werden.

Die DIN-Norm 6868 Teil 2 regelt die Konstanzprüfung der Filmverarbeitung. Wird in einer Entwicklungsmaschine ein Mammographiefilm verarbeitet, muss die Konstanzprüfung auch mit dem Mammographiefilm durchgeführt werden. Eine ausschließliche Prüfung mit einem doppelseitigen Folienfilm ist nicht ausreichend, da einseitig beschichtete Silberhalogenidfilme auf Änderungen im Verarbeitungsprozess empfindlicher reagieren.

Ist die Verarbeitung mit ausreichender Genauigkeit eingestellt, wird eine arbeitstägliche Kontrolle der Filmverarbeitung notwendig. Für die Durchführung der Konstanzprüfung wird ein Sensitometer benötigt, mit dessen Hilfe ein 21-Stufenkeil auf den Prüffilm belichtet wird. Mit dem Densitometer werden die erzielten Dichtewerte an definierten Stufen gemessen. Die Messgeräte sollten einer regelmäßigen Qualitätsprüfung durch den Hersteller unterliegen.

Für die tägliche Konstanzprüfung wird eine Packung des Mammographiefilmes reserviert, wobei sicherzustellen ist, dass die tägliche Konstanzprüfung immer mit Filmen aus dieser reservierten Packung durchgeführt wird. Der Bezugswert für Empfindlichkeit und Kontrast wird nach der Abnahmeprüfung aus mindestens 10 Messwerten gemittelt. Bei manueller Filmeingabe ist darauf zu achten, dass der Film immer in gleicher Weise, z. B. Emulsionsseite nach unten, in die Filmentwicklungsmaschine eingegeben wird. Der Grundschleier soll einen maximalen Wert von 0,25 optischer Dichte (o.D.) nicht überschreiten. Für den Empfindlichkeitsindex wird auf dem 21-Stufenkeil eine Stufe ermittelt, deren Dichtewert zwischen 1,0 und 1,35 liegt. Von niedrigeren bzw. höheren Werten ist möglichst abzusehen. Für den

Empfindlichkeitsindex

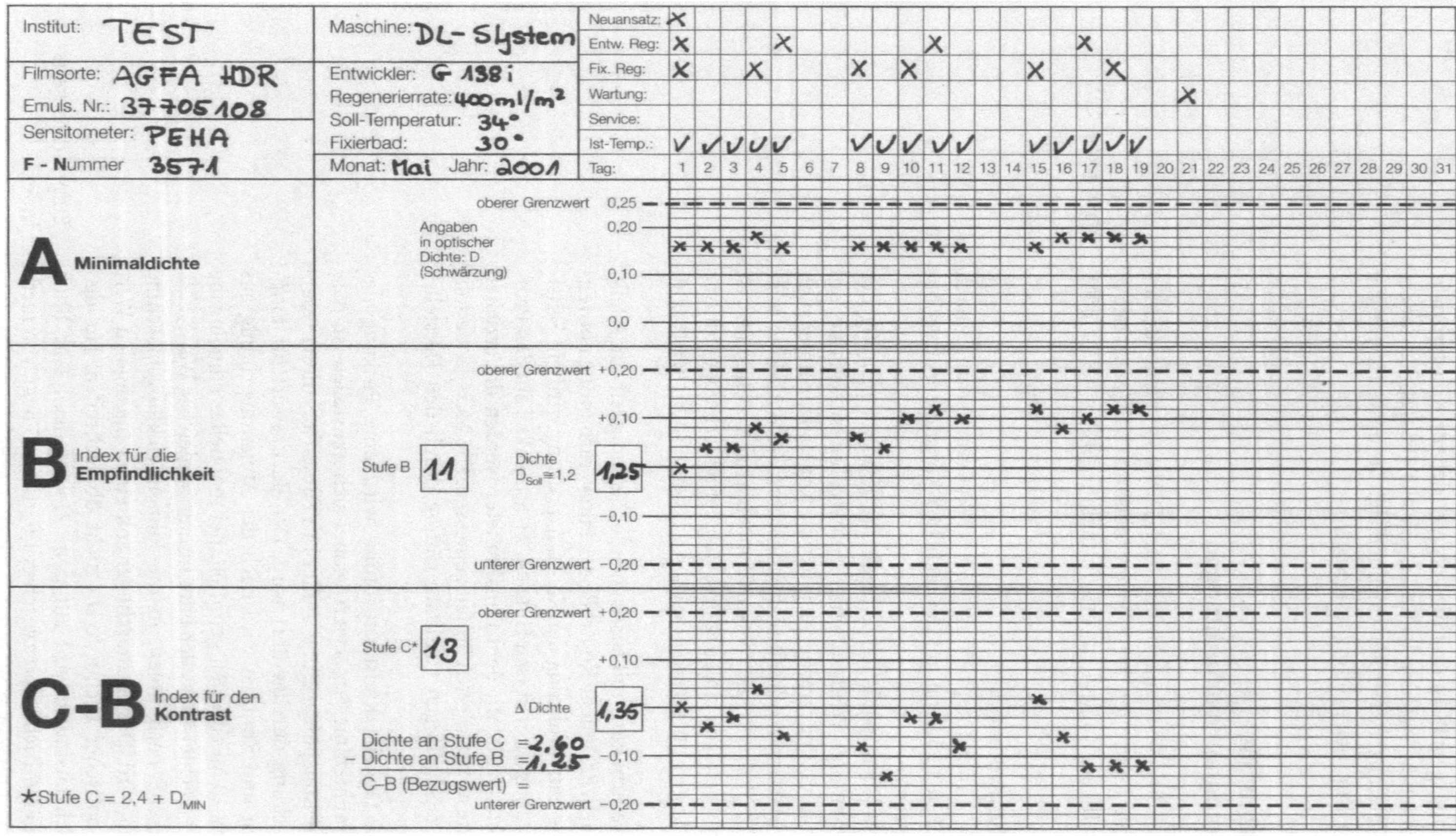

Institut: TEST

Filmsorte: AGFA HDR
Emuls. Nr.: 37705108
Sensitometer: PEHA
F - Nummer 3571

Maschine: DL-System
Entwickler: G 138i
Regenerierrate: 400ml/m²
Soll-Temperatur: 34°
Fixierbad: 30°
Monat: Mai Jahr: 2001

Neuansatz:
Entw. Reg:
Fix. Reg:
Wartung:
Service:
Ist-Temp.:
Tag: 1 2 3 4 5 6 7 8 9 10 11 12 13 14 15 16 17 18 19 20 21 22 23 24 25 26 27 28 29 30 31

A **Minimaldichte**
Angaben in optischer Dichte: D (Schwärzung)
oberer Grenzwert 0,25
0,20
0,10
0,0

B Index für die **Empfindlichkeit**
Stufe B 11
Dichte $D_{Soll} \cong 1{,}2$
oberer Grenzwert +0,20
+0,10
1,25
−0,10
unterer Grenzwert −0,20

C-B Index für den **Kontrast**
Stufe C* 13
Δ Dichte
Dichte an Stufe C = 2,60
− Dichte an Stufe B = 1,25
C-B (Bezugswert) =
oberer Grenzwert +0,20
+0,10
1,35
−0,10
unterer Grenzwert −0,20

*Stufe C = 2,4 + D_{MIN}

Abb. 5.11. Formular für die arbeitstägliche Konstanzprüfung der Filmverarbeitung entsprechend der Norm DIN 6868/2. *A* Grundschleier, *B* Empfindlichkeitsindex, *C-B* Kontrastindex

Zielwertkorrektur bei Wechsel der Filmcharge
für die Konstanzprüfung der Filmverarbeitung

Emulsionsnummer (alt): ....
Emulsionsnummer (neu): ....

Empfindlichkeitsindex

						Summe		Mittelwert
alte Packung:	☐	+	☐	+	☐ =	☐	/3 =	☐
neue Packung:	☐	+	☐	+	☐ =	☐	/3 =	☐

Kontrastindex

alte Packung:	☐	+	☐	+	☐ =	☐	/3 =	☐
neue Packung:	☐	+	☐	+	☐ =	☐	/3 =	☐

Alter Zielwert		Mittelwert neue Packung		Mittelwert alte Packung		**neuer Zielwert**
☐	+	☐	-	☐	=	☐

Abb. 5.12. Einfaches Formular für überlappende Konstanzprüfung bei Wechsel der Filmcharge

Kontrastindex

Kontrastindex wird ein zweiter Wert zwischen der optischen Dichte 2,4 und 2,8 über Schleier definiert. Aus der Dichtedifferenz von z. B. Stufe 11 und Stufe 13 wird der Bezugswert für den Kontrastindex festgelegt. Diese Bezugswerte bleiben so lange konstant, wie keine Änderungen vorgenommen werden. Sind die Bezugswerte festgelegt, erfolgt die tägliche Konstanzprüfung. Die Abweichungen zum Bezugswert werden für Empfindlichkeitsindex und Kontrastindex in ein Formular eingetragen (Abb. 5.11). Die Toleranzen liegen bei ±0,2 für die Empfindlichkeit und den Kontrast, wobei die europäischen Richtlinien nahezu gleiche Toleranzen festlegen.

Toleranzüberschreitungen sind unverzüglich dem Strahlenschutzverantwortlichen bzw. dem Strahlenschutzbeauftragen zu melden. Entsprechende Korrekturmaßnahmen müssen eingeleitet werden.

Überlappende Messung

Bezugswertkorrekturen werden ggf. nach Wechsel der Filmpackungen erforderlich. Die reservierte Packung ist maximal 4 Monate zu verwenden. Geht eine Packung zu Ende oder ist die Frist von 4 Monaten abgelaufen, wird eine neue Packung mit wahrscheinlich anderer Emulsionsnummer zum Einsatz kommen. Dieser „Emulsionswechsel" muss durch eine überlappende Messung berücksichtigt werden, um so eine eindeutige Trennung von Film und Filmentwicklung zu erreichen. Die überlappende Messung erfolgt durch einen Vergleich von neuen und alten Filmen (Abb. 5.12).

Tabelle 5.3. Wegweiser bei Verarbeitungsproblemen. Bei beobachteten Störungen sollte in der angegebenen Reihenfolge nach den Ursachen gefahndet werden

	Erhöhter Schleier	Verminderter Kontrast	Erhöhter Kontrast	Verminderte Empfindlichkeit	Erhöhte Empfindlichkeit	Nasse oder feuchte Filme	Milchige Trübung der Filme	Verschmutzte Filme	Artefakte auf Filmen
Entwicklertemperatur	1	1	1	1	1	—	—	—	—
Entwickler verbraucht	5	1	—	2	—	3	—	—	3
Fixierbad im Entwickler	4	2	—	3	1	—	—	—	—
Entwickler zu verdünnt	—	3	—	3	—	—	—	—	—
Kein Starter bei Neuansatz	2	1	1	—	1	—	—	—	—
Entwickler falsch angesetzt	—	1	—	2	2	—	—	—	—
Fixierbad verbraucht	4	2	1	—	2	1	1	—	2
Falsche Regenerierrate	3	2	—	2	3	2	—	—	—
Verschmutze Bäder	—	—	—	—	—	—	—	1	—
Trockenprobleme	—	—	—	—	—	1	—	3	2
Ungenügende Umwälzung	—	4	—	4	5	—	—	—	—
Schmutzige Walzen	—	—	—	—	—	—	—	2	4
Filmtransport	—	—	—	—	—	—	—	—	1
Dunkelraumbeleuchtung	2	2	—	—	4	—	—	—	—
Filmlagerung	2	2	—	—	3	—	—	—	—

Zusammenfassung der Prüfungen bei der Filmverarbeitung

Prüfgröße	DIN	Euro-Richtlinien
Abnahmeprüfung		
LE-Wert	±0,09	Keine Angaben
LK-Wert	±11%	Keine Angaben
Schleier	<0,25	<0,25
Empfindlichkeit		±0,05
Ø Gradient		3–4
Mittlerer Gradient		3,5–5
Tägliche Konstanzprüfung		
Empfindlichkeits-index	±0,2	±0,3 (0,2)
Kontrastindex	±0,2	±0,3 (0,2)
Schleier	<0,25	<0,25

Tabelle 5.3 enthält einen Wegweiser bei Verarbeitungsproblemen. Die Reihenfolge der Prüfungen ergibt sich aus den angegebenen Ziffern.

Konstanzprüfung bei Mammographiegeräten nach DIN 6868 Teil 7 (Aufnahmegerät)

Prüfintervalle

Die regelmäßige Konstanzprüfung des Aufnahmegerätes ist monatlich durchzuführen. Bei konstanten Werten, können die ärztlichen Stellen die Prüfintervalle auf 3 Monate verlängern. Die europäischen Richtlinien verlangen kürzere Prüfintervalle und umfangreichere Prüfgrößen. Im Rahmen der Abnahmeprüfungen werden die Bezugswerte für die Konstanzprüfung festgelegt. Als Prüfkörper dient ein 40-mm-Plexiglasprüfkörper mit einer 6 mm dicken Strukturplatte (Abb. 5.13).

Prüfgrößen

Folgende Prüfgrößen sind regelmäßig zu kontrollieren:
- visuelle optische Dichte,
- Nutzstrahlenfeld,
- Auflösung,
- Störstellenfreiheit,
- Dosis.

Die Prüfung erfolgt grundsätzlich mit einer Referenzkassette, die bei der Abnahmeprüfung festgelegt wurde. Eine spezielle Reservierung von Prüffilmen erfolgt nicht. Die Konstanzprüfung wird mit Filmen aus dem laufenden Betrieb durchgeführt.

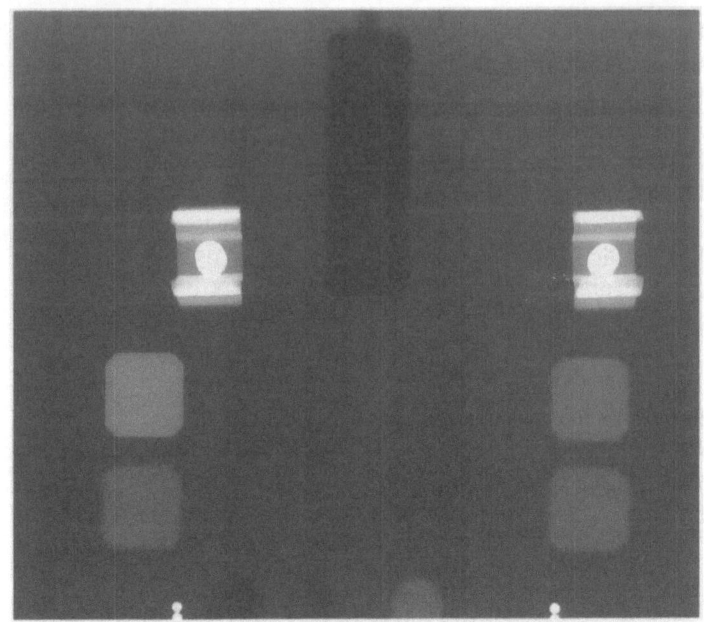

Abb. 5.13. Prüfkörper für Abnahme- und Konstanzprüfung nach DIN 6868 Teil 7 (Normi 7)

Optische Dichte

Die optische Dichte darf im Messpunkt um maximal ±0,3 o. D. abweichen. Größere Abweichungen sind nicht zu akzeptieren und die Ursachen müssen ermittelt werden.

Strahlenfeld

Die Kontrolle des Nutzstrahlenfeldes erfolgt durch fünf im Prüfkörper eingelassene Metallkugeln. Die Anzahl der dargestellten Kugeln darf um höchstens eins kleiner sein als die Anzahl der abgebildeten Kugeln bei der Festlegung des Ausgangzustandes. Es gilt allerdings sicherzustellen, dass mindestens zwei, besser drei Kugeln sichtbar sind.

Auflösung

Die Auflösung wird mit Hilfe von vier unterschiedlichen Drahtgittern überprüft. Die Drahtgitter weisen unterschiedliche Maschenweite und Drahtdurchmesser auf. Von den vier Drahtgittern müssen zwei sicher erkannt werden. Jede sichtbare Verschlechterung im Rahmen der Konstanzprüfung ist zu beseitigen.

Störstellen/Artefakte

Die Prüfung nach Störstellen/Artefakten erfolgt ohne Strukturplatte. Mittels Belichtungsautomatik wird der homogene Prüfkörper belichtet. Auf den Aufnahmen dürfen keine Strukturen vorhanden sein, die hinsichtlich Größe und Dichtedifferenz zum Umfeld zu einer Beeinträchtigung der Diagnostik führen können. In diesem Zusammenhang ist zu empfehlen, dass alle Kassetten einer regelmäßigen Kontrolle auf Störstellen unterliegen sollten.

Dosis

Bei Belichtungsautomatik und im freien Betrieb wird mittels Dosimeter die Dosis gemessen. Gegenüber dem Ausgangzustand darf der Unterschied maximal ±25% betragen.

Die Messwerte werden mit den Bezugswerten aus der Abnahmeprüfung verglichen. Eine sorgfältige Protokollierung ist unbedingt notwendig; die Unterlagen der Konstanzprüfung müssen zwei Jahre aufbewahrt und den ärztlichen Stellen auf Verlangen zur Verfügung gestellt werden.

Überprüfung auf Anpressung und Dunkelraumprüfung

Die Kontrolle der Anpressung (DIN 6832 Teil 2) muss mindestens einmal jährlich durchgeführt werden. Bei Verdacht auf Unschärfen ist die Kontrolle umgehend durchzuführen. Bei häufiger Anwendung sollte die Prüffrequenz verkürzt werden. Um das erforderliche Auflösungsvermögen zu erreichen, ist ein maximaler Film-Folien-Kontakt erforderlich. In diesem Zusammenhang ist es wichtig, dass die Kassetten nach dem Beladen, sei es manuell oder automatisch, für einen Zeitraum von 10–15 min gelagert werden. Die Folienoberfläche bzw. der Mammographiefilm weisen nahezu keine oberflächlichen Rauigkeiten auf. Aus diesem Grund kann es zu Lufteinschlüssen kommen, die den Andruck minimieren. Unabhängig davon sind mechanische Schäden nicht auszuschließen. Ebenso führen Staubpartikel zu Unschärfen.

Lufteinschlüsse in der Kassette

Benötigt wird eine Prüfplatte mit einem Drahtnetz, das zwischen 2 PMMA- (Plexiglas-)Platten eingelegt ist. Eine ausreichende Planlage ist erforderlich. Die Maschenweite soll 3,15±0,03 mm, der Drahtdurchmesser 0,71 mm betragen. Die Belichtung erfolgt auf eine Dichte von 2,4±0,4, die Auswertung bei einem Betrachtungsabstand von ca. einem Meter. Regionen mit reduziertem Filmfolienkontakt zeigen sich durch Areale mit höherer Dichte (s. Abb. 5.10). Unscharfe bzw. optisch dichtere Regionen >1 cm sollten nicht toleriert werden. Sind die Unschärfen durch Staubpartikel bedingt, muss die Folie gereinigt und der Test nochmals durchgeführt werden. Werden mehr als 2–3 kleinere Bereiche (<1 cm) gefunden, insbesondere dann, wenn sie am brustwandnahen Bereich liegen, müssen diese Kassetten ausgetauscht werden.

Prüfgitter

Jährlich ist auch der Dunkelraum auf Lichteinfall zu prüfen. Zur Prüfung der Dunkelraumbeleuchtung wird der Film stufenweise der Dunkelraumbeleuchtung ausgesetzt. Der Prüffilm wird auf Dichte 0,6–1,0 vorbelichtet. Der vorbelichtete Film wird zunächst bei völliger Dunkelheit mit einem Karton abgedeckt, nach Einschalten der Dunkelraumbeleuchtung durch Verschieben des Kartons etwa 4 cm freigegeben und 2 min belichtet. Anschließend wird er 1 min, 30 s und 2×15 s belichtet, indem der Karton jeweils 4 cm verschoben wird. Der Film wird dann bei völliger Dunkelheit entwickelt. Die Stufe mit der ersten visuell erkennbaren zusätzlichen Dichte wird bestimmt, ebenso wie die maximale Handhabungszeit, die einer Zunahme der optischen Dichte von 0,05 entspricht.

Prüfung des Dunkelraums

Bezugswertänderungen

Erneute Abnahmeprüfungen

Die Bezugswerte für das Aufnahmegerät und für die Filmverarbeitung können nur im Rahmen von erneuten Abnahmeprüfungen bzw. Teilabnahmeprüfungen verändert werden. Änderungen der Filme, Verstärkungsfolien oder Kassetten sowie Austausch der Röntgenröhre oder des Rasters geben Anlass zur Teilabnahmeprüfung. Alle Änderungen und die neuen Bezugswerte müssen eindeutig protokolliert werden.

Regelmäßige Qualitätskontrollen auf Basis der europäischen Richtlinien

Europhantom

Die Prüfungen basieren auf den Forderungen der europäischen Leitlinien für Qualitätskontrolle (European Protocol for the Quality Control of the Physical and Technical Aspects of Mammography Screening, 3rd edition) in der Mammographie. Um alle Prüfkriterien einfacher zu erfassen, kann auf das so genannte Euro-Prüfphantom gewechselt werden. Das Europhantom besteht aus einem 4,5 cm dicken Plexiglasblock mit verschiedenen integrierten Strukturen (Abb. 5.14).

Die europäischen Richtlinien umfassen eine Vielzahl von Prüfgrößen mit entsprechenden Toleranzen und Prüfhäufigkeiten. Eine Übersicht befindet sich im Anhang. Einige wichtige Prüfgrößen werden hier näher erläutert.

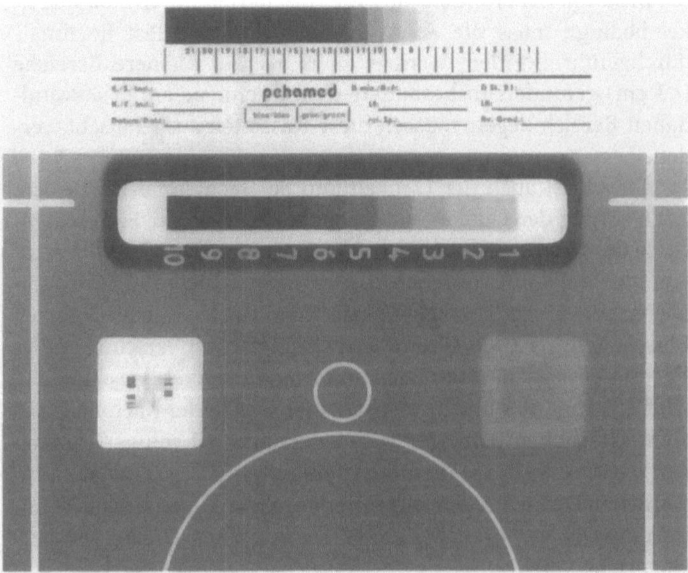

Abb. 5.14. Europhantom

Tägliche Kontrollen

Prüfung der Filmverarbeitung

Die Filmverarbeitung wird analog der DIN 6868 Teil 2 durchgeführt. Die Messgrößen aus der DIN können beibehalten werden. Die europäischen Richtlinien sehen keine spezielle Abnahmeprüfung der Filmverarbeitung vor, diese wird aber durch die Röntgenverordnung § 16 in Deutschland verlangt und muss im Sinne einer umfassenden Qualitätskontrolle durchgeführt werden.

■ Artefakte

Ein 40–60 mm dicker, homogener Plexiglasblock wird auf eine Dichte zwischen 1,0 und 1,6 belichtet. Nach der Verarbeitung wird der Film am eingeblendeten Schaukasten beurteilt. Die Aufnahme wird visuell auf Kratzer, Verschattungen oder andere störende Strukturen überprüft. Parallel wird auf Inhomogenitäten der Dichteverteilung geachtet. Werden Artefakte gefunden, muss die Ursache ermittelt und die Artefakte beseitigt werden.

Prüfung auf Artefakte

Artefakte können in vielfältiger Weise auf den Aufnahmen sichtbar werden. Besonders kritisch sind kleine, gering dichte Artefakte. Das Aufnahmesystem, der Verarbeitungsprozess, das Bildaufzeichnungssystem oder das Filmhandling können Entstehungsorte für Artefakte sein. Artefakte durch Fehler der Filmemulsion sind eher selten, aber nicht grundsätzlich auszuschließen.

Entstehungsorte

Lokalisation

Verarbeitungsbedingte Artefakte lassen sich durch systematische Suche lokalisieren. Sind störende Artefakte sichtbar, muss zunächst Folgendes geklärt werden:
- Sind die Artefakte bei Verwendung unterschiedlicher Kassetten identisch?
- Lassen sich die Artefakte durch Reinigen der Folie eliminieren?
- Ist das Artefakt abhängig von der Art und Weise der Filmeingabe wie z. B. Schicht oben/unten, Film längs oder quer?
- Sind die Artefakte auch bei Übertischaufnahmen sichtbar?
- Führt das Artefakt zu einer Aufhellung oder einer Verschattung im Mammogramm?
- Ist das Artefakt kreis-, punkt- oder strichförmig?
- Ist das Artefakt immer an der gleichen Position sichtbar?

Schmutzartefakte

Eine der häufigsten Ursachen sind Staub- oder Schmutzartefakte (Abb. 5.15). Diese sind unregelmäßig über die Folienoberfläche verteilt und haben je nach Größe unterschiedliche Dichten. Bei größeren Staubpartikeln ist ein unscharfer Rand zu erkennen. Durch sorgfältiges Reinigen lassen sich Artefakte häufig eliminieren.

Abb. 5.15. Schmutzartefakte (Haare und Staub)

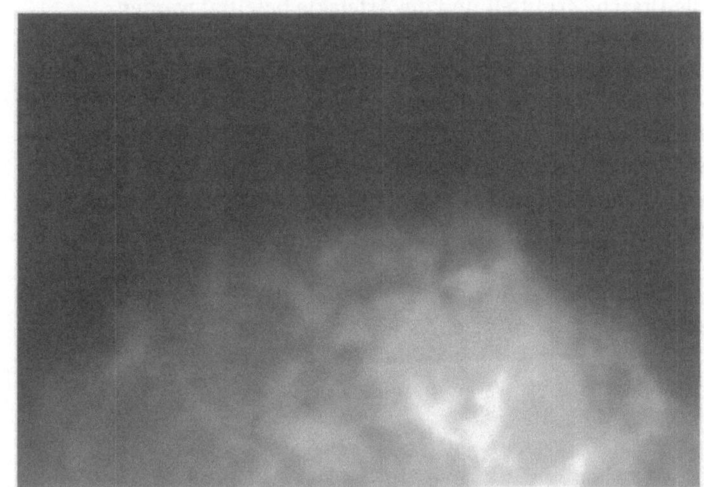

Abb. 5.16. Pick-off-Artefakte. Ursache sind Emulsionsausrisse durch defekte Walzen

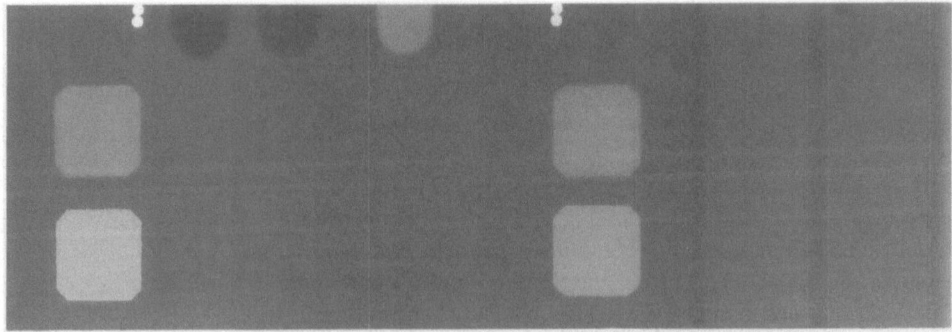

Abb. 5.17. Run-Back-Artefakte (Phantomaufnahme). Ursache sind Fehler bei der Entwicklung

Abb. 5.18. Artefakte durch Beschädigung der Verstärkungsfolie. Häufigste Ursache ist die unsachgemäße Reinigung

Pick offs

Pick offs oder Pinholes (Abb. 5.16) sind scharf, aber unregelmäßig begrenzte, völlig transparente Artefakte. Unter Lupenbetrachtung sind die Artefakte von Schmutzpartikeln oder Staub zu differenzieren. Ursachen für Pick offs sind z. B. verschmutzte oder defekte Walzen der Entwicklungsmaschine.

Kratzer können als helle oder als dunkle Kratzer auftreten. Dunkle werden häufig durch Drucksensibilisierung z. B. an Umlenkblechen verursacht. Helle Kratzer sind Emulsionsdefekte, die durch mechanische Einflüsse entstehen können.

Run Backs

Mangelnde Abquetschung kann so genannte „run backs" verursachen (Abb. 5.17).

Folienfehler

Durch unsachgemäße Handhabung von Folien können helle unregelmäßig, geringdichte Aufhellungsartefakte sichtbar werden.

Zu häufiges falsches Reinigen von Verstärkungsfolien kann zur Beschädigung der Schutzschicht führen (Abb. 5.18). Die Verstärkungswirkung wird reduziert und Artefakte werden sichtbar.

Verunreinigung des Entwicklers

Die Vielzahl der möglichen Artefakte ist groß, wobei helle Punkte stark störend sind. In Bildbeispiel Abb. 5.19 werden die lokal begrenzten hellen Punkte durch Verunreinigungen im Entwickler verursacht. Diese können sehr unregelmäßig und an verschiedenen Stellen auftreten.

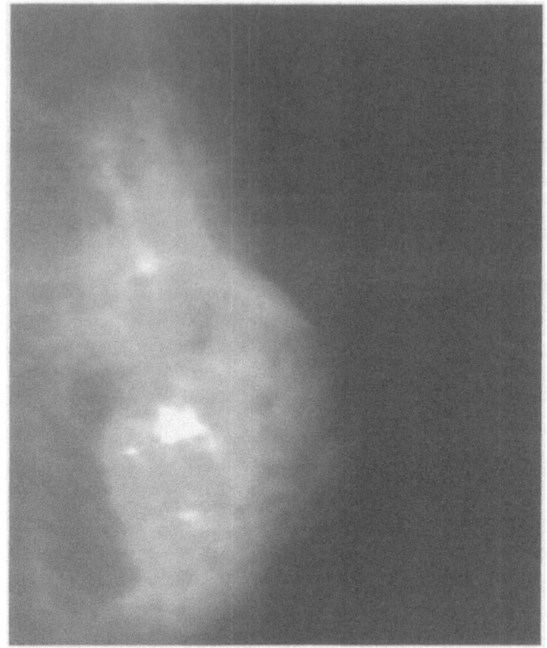

Abb. 5.19. Artefakte durch Verunreinigungen im Entwickler, sie können gruppierten Mikrokalk vortäuschen

Prüfung der optischen Dichte

Für die vergleichende diagnostische Aussagekraft eines Mammogramms ist die Konstanz der optischen Dichte von großer Bedeutung. Dies macht es erforderlich, dass neben der Konstanzprüfung der Filmverarbeitung eine arbeitstägliche Kontrolle der Belichtungsautomatik bzw. optischen Dichte mittels einer Prüfkörperaufnahme durchgeführt wird. Täglich wird die optische Dichte in einem definierten Bereich bestimmt. Die maximale Abweichung vom Bezugswert, der zwischen 1,3 und 1,8 liegen muss, darf nicht größer als ±0,2 o.D. (0,15 wäre wünschenswert) sein. Die Messergebnisse werden entsprechend dokumentiert. Grundsätzlich ist bei einer Toleranzüberschreitung der optischen Dichte von mehr als 0,2 sicherzustellen, dass der Betrachter mit ausreichender Sicherheit diagnostizieren kann. Da die Prüfkörperaufnahme alle Abweichungen subsumiert, ist eine tägliche Kontrolle wichtig für die Konstanz des Gesamtsystems.

Toleranz der optischen Dichte

Tägliche Prüfungen in der Übersicht

Prüfgröße	DIN	Euro-Richtlinien
Filmverarbeitung	Ja	Ja
Artefakte	Nein	Ja
Optische Dichte, Prüfkörperaufnahme	Nein	Ja

Wöchentliche Kontrollen

Im Rahmen der europäischen Richtlinien sind die im Folgenden näher dargestellten Größen definiert.

Objektdickenkompensation

Bei mindestens drei unterschiedlichen Objektdicken (20–70 mm) werden Bezugswerte für die optische Dichte festgelegt. Die maximale Abweichung von den Bezugswerten darf ±0,15 o.D. (0,1 wäre wünschenswert) nicht überschreiten. Damit wird die Konstanz der Belichtungsautomatik bei unterschiedlichen Dicken kontrolliert. Da man davon ausgehen muss, dass unabhängig von der Objektdicke eine konstante optische Dichte erzielt wird, sollten die Bezugswerte nahezu identisch sein. Abweichungen der Bezugswerte um mehr als 0,15 o.D. sollten nicht toleriert werden.

Auflösung bei hohem Kontrast

Mittels eines Auflösungstests wird das visuelle Auflösungsvermögen bestimmt. In einer Messhöhe von 25–50 mm vom Rastertisch ist eine Auflösung von mindesten 10 Lp/mm (12 Lp/mm wären wünschenswert) erforderlich. Die Auflösung wird mit Hilfe von Auflösungsrastern visuell bestimmt. Die Hochkontrastauflösung wird mit Hilfe eines Bleistrichrasters ermittelt. Alternativ kann z. B. mit einem Goldraster (geringerer Kontrast) die Auflösung bestimmt werden. Beim Bleistrichraster sind Auflö-

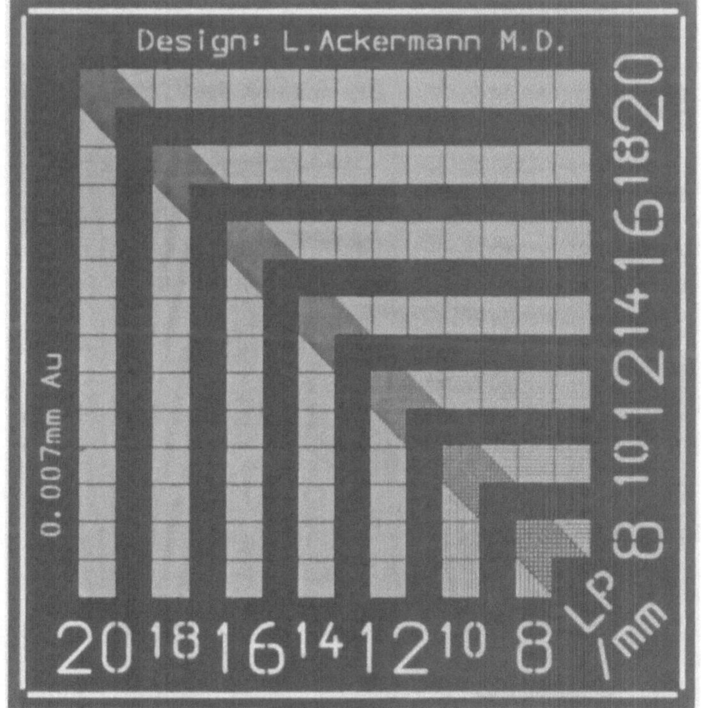

Abb. 5.20. Linienraster für Auflösungstests bei Niedrigkontrast. Die europäischen Richtlinien fordern eine Auflösung von mindestens 10, besser 12 Linienpaaren/mm

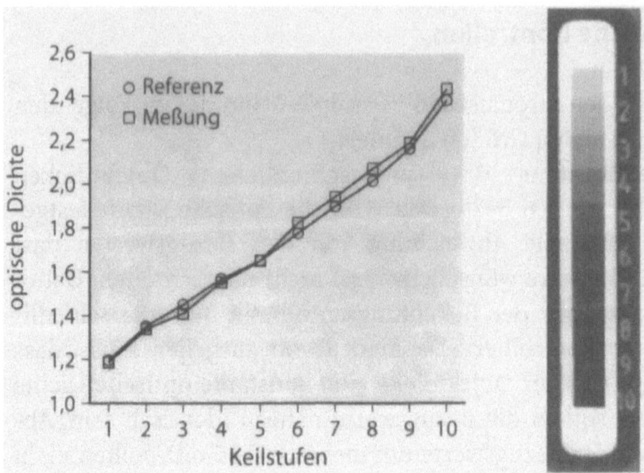

Abb. 5.21. Bestimmung des Bildkontrastes. Die Abweichung vom Bezugswert darf höchsten 10% betragen

sungsbesen in entgegengesetzter Richtung angebracht, sodass man eine Richtungsabhängigkeit der Auflösung bestimmen kann. Die Bestimmung des Auflösungsvermögens wird mittels Lupe durchgeführt. Die Beurteilung unterliegt subjektiven Bewertungsmaßstäben und kann dadurch von Prüfer zu Prüfer leicht variieren.

Auflösung bei niedrigem Kontrast

Von größerer Bedeutung ist die Auflösung bei geringen Kontrasten, da diese eine objektgerechtere Darstellung simuliert. Das Niedrigkontrastauflösungsraster (Abb. 5.20) ermöglicht die Beurteilung der Auflösung in senkrechter und waagrechter Richtung. Als Auflösung ist nur der Wert anzunehmen, der horizontal bis zur Chipdiagonalen verläuft. Die punktförmigen Strukturen an den Schnittstellen der horizontal und vertikal laufenden Linien simulieren kontrastarme Mikroverkalkungen. Diese punktförmigen Strukturen reagieren sehr empfindlich gegenüber Veränderungen der Aufnahme- und Verarbeitungstechnik. Ein erhöhtes Rauschniveau z. B. reduziert die Erkennbarkeit der Strukturen erheblich. Zur Beurteilung der Auflösung ist eine Lupe mit 5–6facher Vergrößerung erforderlich.

Bildkontrast und Niedrigkontrastauflösung

Mittels eines Stufenkeils wird der Bildkontrast bestimmt. Die Abweichung zum Bezugswert muss ≤10% sein. Bei der Beurteilung der Niedrigkontrastauflösung müssen von vier Niedrigkontrastdetails mindestens zwei sichtbar sein (Abb. 5.21).

Halbjährliche Kontrollen

Bei den halbjährlichen Kontrollen steigt der Messaufwand erheblich an. Medizinphysiker oder die Servicetechniker der Gerätehersteller können diese zum Teil invasiven Messungen durchführen. Gemessen werden die Strahlenausbeute, Dosisleistung,

Linearität, Genauigkeit und Reproduzierbarkeit der kV-Einstellung.

kV-Genauigkeit

Die Genauigkeit der kV-Einstellung muss in einem Bereich von 25–31 kV ±1 kV sein. Die Reproduzierbarkeit des eingestellten Wertes muss unter ±0,5 kV liegen.

In Verbindung mit der Belichtungsautomatik werden die Reproduzierbarkeit der optischen Dichte, der Einstellbereich des Korrekturschalters und die kV-Kompensation kontrolliert. Die Abstufung der optischen Dichte durch die Belichtungskorrektur liegt bei korrekter Einstellung bei ~0,1/Stufe. Der Toleranzbereich beträgt 0,05–0,20 optische Dichten. Der Prüfkörper wird bei 28 kV mit unterschiedlichen Korrekturstufen belichtet und die Dichtewerte mittels Densitometer bestimmt.

Belichtungskorrektur

kV-Kompensation

Bei drei unterschiedlichen kV-Werten werden Bezugswerte für die optische Dichte festgelegt. Die maximale Abweichung von den Bezugswerten darf ±0,15 (0,1 wäre wünschenswert) nicht überschreiten. Diese Überprüfung erfolgt bei unterschiedlichen kV- und Anoden-Filter-Kombinationen. Je nach Anwendung wird dies bei vollautomatischer, halbautomatischer und manueller Einstellung durchgeführt.

Halbjährlich bzw. beim Einsatz neuer Verstärkungsfolien muss der Film-Folien-Kontakt überprüft werden. Es sind keine unscharfen Bereiche >1 cm^2 erlaubt.

Jährliche Kontrollen

Prüfung Lichtvisier und Strahlenfeldbegrenzung

Die jährlichen Kontrollen beinhalten weitere umfassende Prüfungen am Röntgengerät. Das Lichtvisier, die Strahlenfeldbegrenzung und die Zentrierung werden am Phantom geprüft. Die Überstrahlung auf jeder Seite darf einen Wert von ≤5 mm nicht überschreiten. Von den maximal 5 Stahlkugeln, die im Phantom platziert sind, müssen mindestens 3 sichtbar sein. Weiterhin wird die Halbwertschichtdicke bei 28 kV und die Mo/Mo-Anoden-Filter-Kombination bestimmt.

Prüfung Filmkassette

Die Werte in der Kassettenabsorption dürfen um maximal 5% vom Mittelwert abweichen. Die Gleichheit des Verstärkungsfaktors darf zu keiner Abweichung der optischen Dichte vom Mittelwert >0,1 (wünschenswert wäre 0,08) führen. Die Homogenität des Streustrahlenrasters wird geprüft. Ohne Prüfkörper wird bei kürzest möglicher Belichtungszeit mit Belichtungsautomatik ein Aufnahme angefertigt. Dies ergibt eine gute Darstellung der Rasterlamellen. Unregelmäßigkeiten können beurteilt werden.

Dunkelraumprüfung

Der Dunkelraum wird auf fehlerhaften Lichteinfall kontrolliert. Die Dunkelraumbeleuchtung darf den Schleier innerhalb 2 min um maximal 0,05 o.D. erhöhen. Die Lichtdichte der Filmschublade wird ebenfalls mit eingeschlossen. Ein unbelichteter

Film wird für mehrere Stunden in der Filmschublade belassen. Eine Dichteerhöhung von maximal 0,02 ist erlaubt. Die Einfallsdosis muss unter 15 μGy liegen. Die Aufnahmebedingungen sind 28 kV, Mo/Mo bei 45 mm Phantomdicke. Die Belichtungszeit muss unter 2 Sekunden (wünschenswert wären 1,5 s) liegen.

Prüfung der Kompression

Der Kompressionsdruck muss über einen Zeitraum von 1 Minute konstant gehalten und der Anpressdruck zwischen 130–200 N (~13–20 kg) festgelegt werden. Neben dem Kompressionsdruck ist auch die Gleichmäßigkeit des Andruckes zu prüfen. In Richtung Mamille darf die Gleichmäßigkeit einen Wert von 5 mm nicht überschreiten.

Prüfung Schaukasten

Der Schaukasten bildet das Interface von Bildinformation zum Auge. Nur optimale Betrachtungsbedingungen gewährleisten eine sichere Diagnosestellung. Die Schaukästen unterliegen deshalb auch einer jährlichen Kontrolle. Die Lichtstärke muss zwischen 3000 und 6000 cd/m^2 regelbar sein. Die Homogenität der Ausleuchtung muss innerhalb ±30% liegen. Werden unterschiedliche Schaukästen zur Befundung verwendet, dürfen diese um nicht als 15% voneinander abweichen. Die Umgebungshelligkeit muss unter 50 Lux liegen.

6 Einstelltechnik in der Mammographie

K. Fiebach-Dorr und H. Otto

Persönliche Voraussetzungen der/des MTRA

Die Anfertigung der Mammographieaufnahmen gehört zu den wichtigsten Aufgaben der/des MTRA; sie erfordert Geschick, eingehende Kenntnisse der anatomischen Verhältnisse und Erfahrung bei der Beurteilung der Qualität der fertigen Aufnahme.

Voraufnahmen

Vor Beginn der Tätigkeit muss sich die/der MTRA von dem ordnungsgemäßen Zustand des Gerätes überzeugen und die notwendigen arbeitstäglichen Checks durchführen (s. Kap. 5: Bildgüte und Qualitätskontrolle in der Mammographie). Liegen Voraufnahmen vor, so sollten diese betrachtet und die protokollierten Aufnahmeparameter nachgesehen werden. Dabei sollte insbesondere die vorher gewählte Kompression reproduziert werden, sofern die Voraufnahme qualitativ korrekt war. Anhand der Voraufnahmen kann gegebenenfalls auch die Position der Messkammer variiert werden (s. Abb. 4.1b), die sich immer hinter dem Drüsengewebe und nicht hinter dem präpektoralen Fettgewebe befinden sollte.

Protokollierung von äußeren Kennzeichen

Anatomische Besonderheiten, krankhafte Hautveränderungen und eventuelle Fremdstrukturen, die die Beurteilung der Aufnahmen beeinflussen, müssen im Untersuchungsprotokoll vermerkt werden. Die/der MTRA kann dadurch die klinische Untersuchung des Arztes unterstützen. Es ist allerdings nicht die Aufgabe der/des MTRA, eine Palpation der Brust vorzunehmen.

Im Einzelnen können von Bedeutung sein:

- atypische Lage oder Retraktion der Mamille, Ekzem der Mamille,
- zusätzliche Mamillen, die sowohl in der Axilla als auch inframammär in der entwicklungsgeschichtlich angelegten Milchleiste vorkommen können,
- Sekretion der Mamille (häufig unter der Kompression während der Aufnahme),
- auffällige, große Warzen oder sonstige Hautveränderungen, die das Röntgenbild beeinflussen können,
- Hauteinziehung oder „Orangenhaut",
- Operationsnarben oder Traumafolgen, Radioderm nach Bestrahlungsbehandlung,
- Puder oder Kosmetika, sofern sie nicht entfernt werden können (sie können Mikroverkalkungen vortäuschen, Abb. 6.1),
- Schrittmacheraggregate und Portanlagen.

Abb. 6.1.
Vortäuschung von Mikroverkalkungen durch ein Deodorant in der Axilla

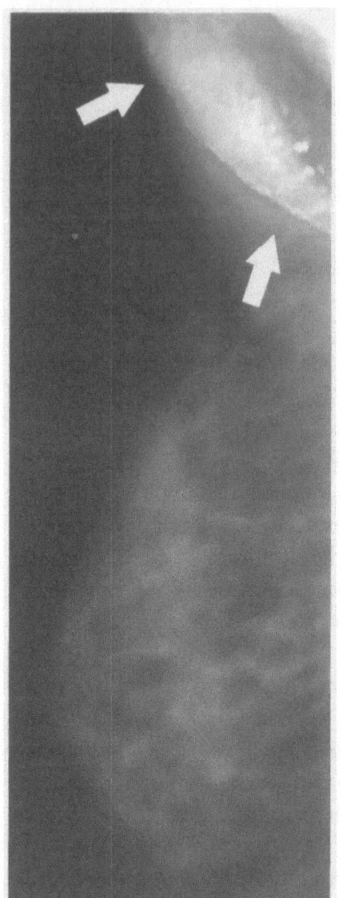

Die Mammographie wird standardmäßig in zwei Ebenen ausgeführt, alle Abschnitte der Brustdrüse müssen in beiden Ebenen abgebildet sein. Sollte dies in den Standardaufnahmen nicht möglich sein, so muss der Arzt Zusatzaufnahmen anordnen.

Standardaufnahmen

Als Standardaufnahmen werden folgen Projektionen angefertigt:
- mediolateral-oblique (mlo), kurz: oblique,
- cranio-caudal (cc).

Zusatzaufnahmen

Als Zusatzaufnahmen gelten:
- mediolateral (ml),
- lateromedial (lm),
- Spezialaufnahmen (Vergrößerungsaufnahmen, Zieltubusaufnahmen u. a.).

Kriterien für die Beurteilung der Aufnahmequalität werden in Kap. 7 beschrieben

Aufnahme mediolateral-oblique (mlo)/ oblique Aufnahme

Die mlo-Aufnahme bietet die meiste Information unter allen Projektionen, sie bildet nicht nur die Brustdrüse mit ihrem axillären Rezessus ab, sondern auch große Teile der vorderen Axillarfalte und der Thoraxwand (Abb. 6.2).

Bewegliche und unbewegliche Anteile der Mamma

Bei der Einstellung muss berücksichtigt werden, dass der laterale und kaudale Anteil der Brust gut auf der Unterlage verschieblich ist und somit während der Aufnahme verlagert werden kann (Abb. 6.3). Dagegen sind die medialen, dem Brustbein nahen und die nach kranial reichenden Abschnitte unverschieblich, Verschiebungen dieser Anteile durch das Gerät verursachen erhebliche Beschwerden, die vermieden werden müssen.

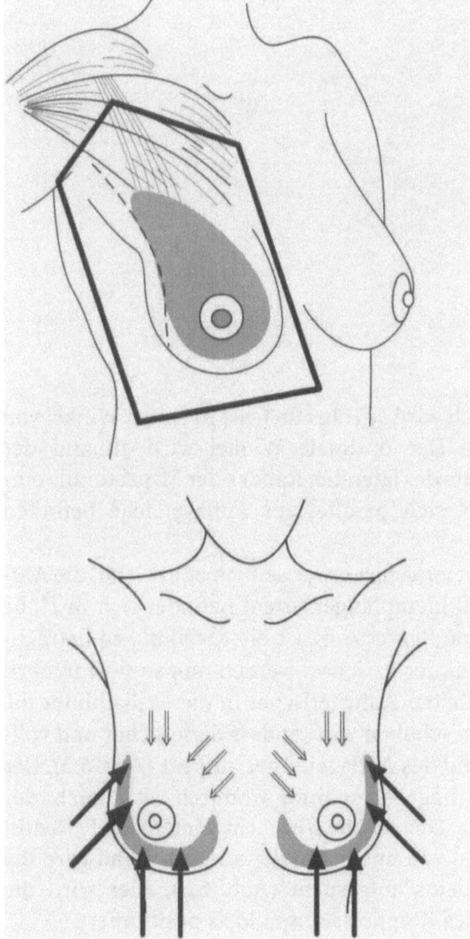

Abb. 6.2. Bei der mlo(obliquen)-Aufnahme abgebildete Areale. Neben dem gesamten Drüsenkörper werden auch Anteile der vorderen Axillarfalte einschließlich des M. pectoralis *(gestrichelte Linie)* erfasst

Abb. 6.3. Bewegliche Teile der Mamma (*geschlossene Pfeile*) und auf der Unterlage fixierte Anteile der Brust (*offene Pfeile*). Die verschieblichen Anteile sollten bei den Aufnahmen in der angegebenen Pfeilrichtung bewegt werden. Der Versuch, die fixierten Anteile bei der Kompression zu verlagern, führt zu Schmerzen und Faltenbildung

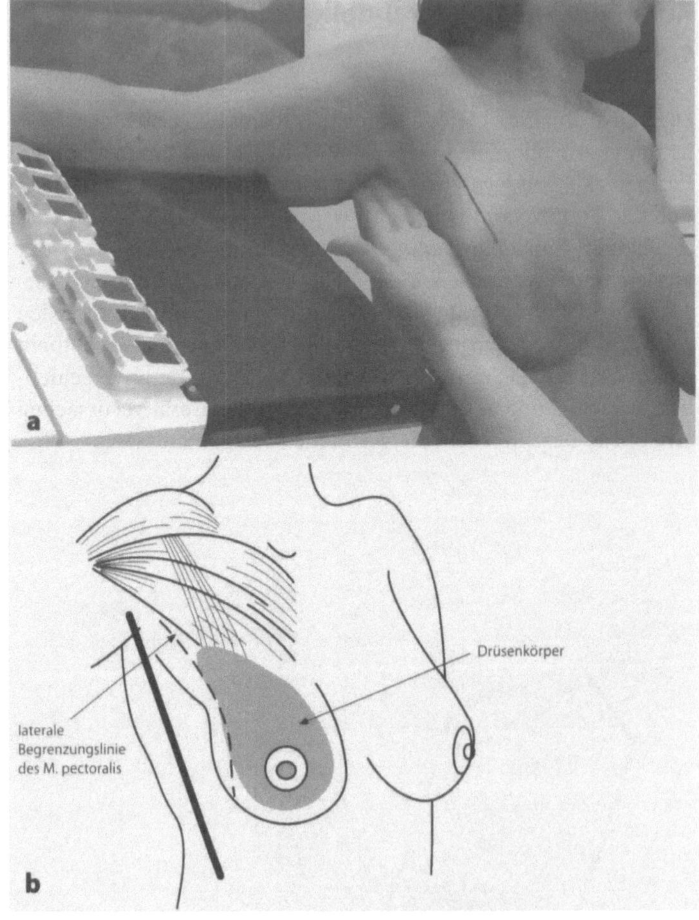

Abb. 6.4.
a Der Winkel des U-Armes bei der mlo(obliquen)-Aufnahme richtet sich nach dem lateralen Rand des M. pectoralis, dessen Verlauf vor der Einstellung der Aufnahme an der Patientin festgestellt werden kann.
b Schematische Darstellung des Verlaufes des lateralen Randes des M. pectoralis und der entsprechenden Einstellung des Winkels des Auflagetisches

Winkel des Aufnahmetisches

Der Aufnahmetisch wird schräg zunächst in einem Winkel von ca. 45° positioniert. Der optimale Winkel wird anhand der Abtastung des Verlaufs des lateralen Randes der M. pectoralis eingestellt, dieser muss sich parallel zur Auflagefläche befinden (Abb. 6.4 a,b).

Positionierung der Patientin

Die Patientin steht zunächst etwas seitlich zum Gerät, die Auflagefläche mit dem Bildempfängersystem befindet sich in Höhe der Axilla, als kraniale Begrenzung ist die Klavikula zu betrachten. Schulter und Arm der Patientin werden nun so positioniert, dass die kraniale Ecke des Auflagetisches in die Axilla hinter die vordere Axillarfalte geschoben wird, sodass diese sicher und vollständig dem Oberrand des Auflagetisches aufliegt (Abb. 6.5). Der Arm der Patientin liegt entspannt, wodurch sich auch der M. pectoralis lockert. Die Assistentin steht hinter der Patientin und umfasst die Brust von unten, mit der anderen Hand wird die Mitte des Schlüsselbeins aufgesucht (Abb. 6.6). Hier wird die äußere, obere Ecke des Kompressionspaddels positioniert.

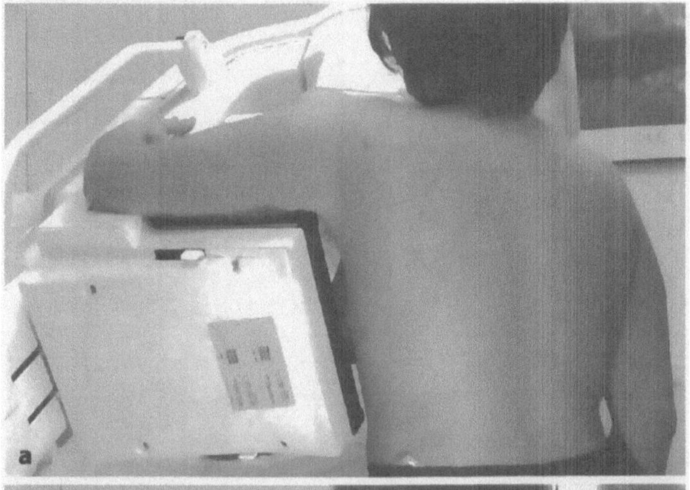

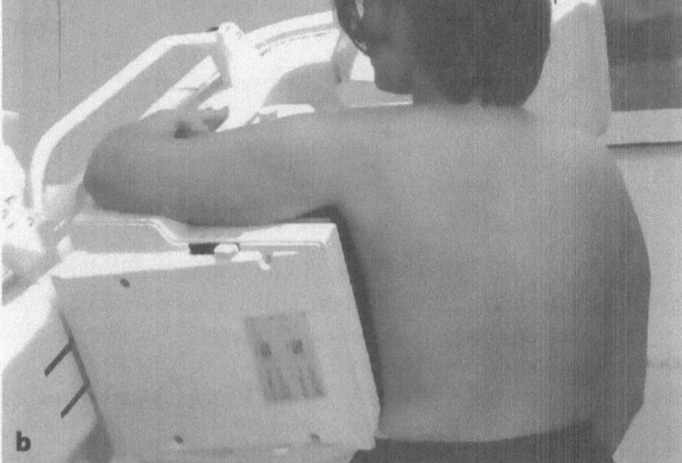

Abb. 6.5.
a Falsche Einstellung der mlo(obliquen)-Aufnahme: die Patientin ist zu weit vom Auflagetisch entfernt, die lateralen Abschnitte der Mamma werden nicht abgebildet. **b** Korrekte Einstellung der mlo(obliquen)-Aufnahme: der Auflagetisch ist fest an die Thoraxwand angelegt. Der Oberarm liegt entspannt auf dem Auflagetisch, wodurch der M. pectoralis gelockert wird

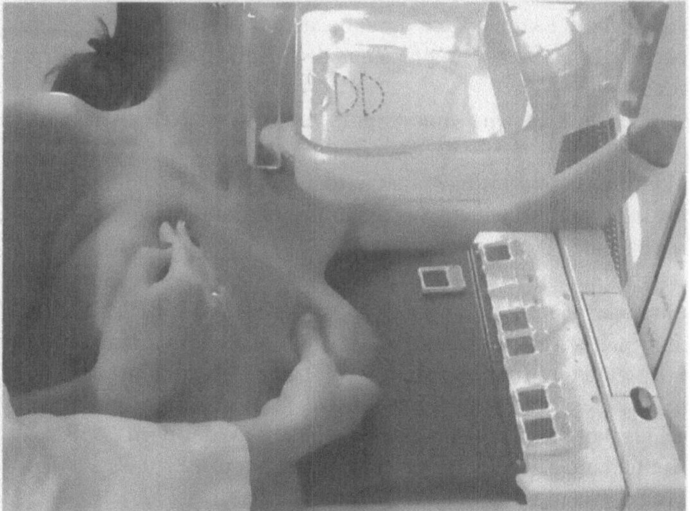

Abb. 6.6.
Einstellung der mlo(obliquen)-Aufnahme. Die Hand des Assistenten umfasst die Mamma von unten und zieht sie in das Gerät hinein. Die freie Hand tastet die Mitte des Schlüsselbeines als Zielpunkt für die äußere obere Ecke des Kompressionspaddels. Die Patientin hält die gegenseitige Mamma aus dem Strahlengang heraus

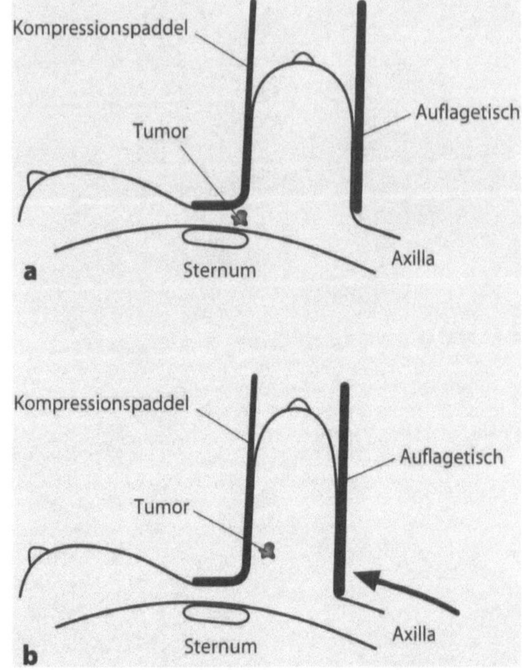

Abb. 6.7. Schematische Darstellung der mlo(obliquen)-Aufnahme von oben gesehen. Die beweglichen Anteile der Brust werden möglichst weit nach medial verlagert, damit auch Läsionen in dem fixierten, medialen Anteil der Mamma erfasst werden können **a** falsche, **b** korrekte Einstellung

Sodann wird die Patientin in das Gerät hineingerollt, damit sie etwas mehr frontal zum Gerät steht. Dabei muss darauf geachtet werden, dass der laterale Rand des Auflagetisches fest an die Thoraxwand angepresst bleibt (s. Abb. 6.5). Die Brust wird dabei insgesamt unter Ausnutzung der Verschieblichkeit möglichst weit nach medial verlagert (Abb. 6.7).

Die nicht zu untersuchende Brust wird von der Patientin mit der freien Hand zur Seite gehalten, sodass sie nicht in den Nutzstrahl gerät. Es muss auch darauf geachtet werden, dass die Kinnpartie der Patientin ebenfalls aus dem Nutzstrahl herausgedreht wird.

Positionierung der Mamma

Die Mamma wird nun so auf dem Auflagetisch positioniert, dass sich der Drüsenkörper möglichst weit spreizt und die Mamille tangential abgebildet wird. Unter der beginnenden Kompression greift die die Brust haltende Hand auf die Oberseite um - wobei der Daumen den Kontakt zur Brust nicht verliert - und streicht sie glatt (Abb. 6.8). Die Brust und die Axillarfalte dürfen unter der Kompression keine Falten entwickeln. Eine Faltenbildung wirkt sich mindernd auf die Bildqualität aus und ist auch für die Patientin schmerzhaft. Die gesamte Mamma muss so weit in das Gerät hineingezogen werden, dass auch die untere Umschlagsfalte (Inframammärfalte) mit abgebildet wird (Abb. 6.9). Die fehlende Abbildung deutet immer darauf hin, dass das Drüsengewebe nicht vollständig erfasst wurde.

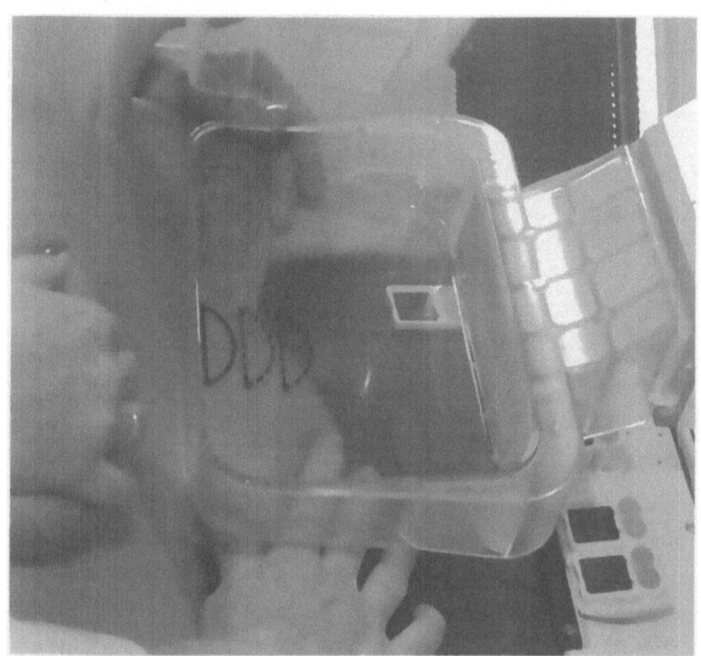

Abb. 6.8. Einstellung der mlo(obliquen)-Aufnahme. Unter der Kompression greift die Hand nach oben um, die Brust wird faltenfrei ausgestrichen, der Daumen öffnet die untere Umschlagsfalte, die damit vollständig erfasst wird

Bei korrekter Einstellung sind die in Kap. 7 aufgeführten Kriterien erfüllt, nämlich dass die Pektoralisfalte bis in Höhe der Mamille abgebildet ist und dass die Senkrechte zur Pektoralisfalte die Mamille schneidet.

Überblick mlo-Aufnahme

Die mlo Aufnahme im Überblick:

- Aufnahmegerät ca. 45° zur untersuchenden Seite, obere Begrenzung in Höhe der Axilla-Klavikula;
- Patientin steht schräg seitlich zum Gerät mit horizontal erhobenem Arm, Abtastung des Verlaufes des lateralen Randes der M. pectoralis;
- Positionierung des Auflagetisches in die Axilla hinter die vordere Axillarfalte, der Oberarm liegt entspannt auf dem Auflagetisch;
- Umfassen der Brust von unten, Einrollen der Patientin in das Gerät, ohne dass der Kontakt zwischen Auflagetisch und Thoraxwand verloren wird;
- Beginn der Kompression, Umgreifen der Hand und faltenfreies Ausstreichen der Brust auf dem Untersuchungstisch, Mamille tangential, Inframammärfalte frei entfaltet;
- die äußere obere Begrenzung des Kompressionspaddel befindet sich in der Mitte der Klavikula.

Abb. 6.9.
a Position der Mamma bei der mlo(obliquen)-Aufnahme.
b Korrekt eingestellt mlo(oblique)-Aufnahme

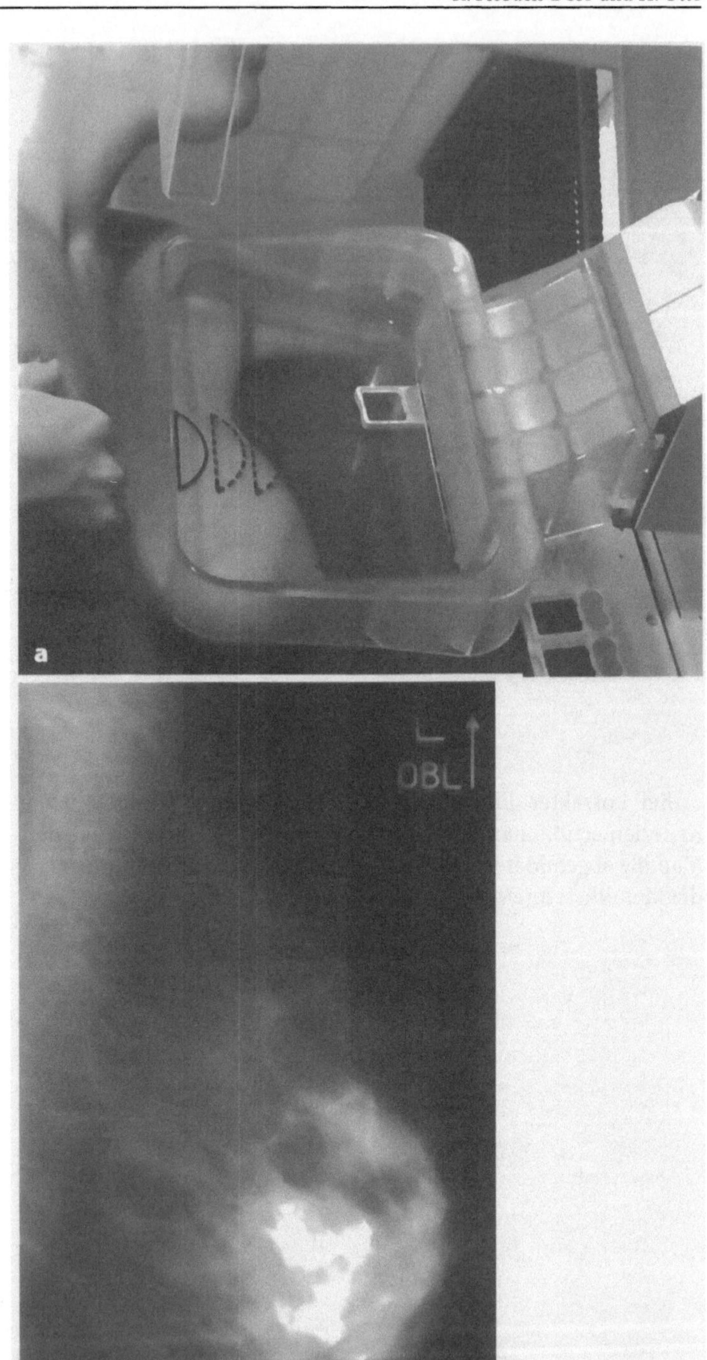

Häufigste Fehler:
- Der Auflagetisch befindet sich zu weit in der Axilla, Teile des Oberarmes oder sogar des Humerus werden abgebildet.
- Der Auflagetisch befindet sich zu tief, die Mamma hängt herab, der axilläre Rezessus wird nicht abgebildet, die Messkammer wird nicht hinter dem Drüsengewebe positioniert.
- Die Patientin steht zu weit entfernt und nicht weit genug zum Gerät hingedreht, die untere Umschlagsfalte wird nicht abgebildet.
- Das Kinn der Patientin wird mit abgebildet.

Fehlerquellen

Aufnahme cranio-caudal (cc)

Einstellung der Höhe des Auflagetisches

Positionierung der Patientin

Der Aufnahmetisch wird in eine vertikale 90°-Position gedreht, die Röhre zeigt zur Decke. Die Patientin wird angehalten, die Arme locker fallen zu lassen, damit der M. pectoralis entspannt ist. Sie steht frontal zum Gerät. Zunächst wird die Mamma so weit wie möglich angehoben und die Verschieblichkeit nach kranial ausgenutzt. In die so erreichte Position wird der Auflagetisch eingestellt (Abb. 6.10). Thoraxwand und die Unterseite der Brust bilden einen rechten (90°) Winkel. Diese Einstellung ist besonders wichtig, da sonst die brustwandnahen Abschnitte nicht vollständig abgebildet werden können (Abb. 6.11), andererseits wird die Kompression auch schmerzhaft für die Patientin werden.

Positionierung der Mamma im Gerät

Der Kopf wird zu Seite gedreht, auch die Schulter muss locker nach hinten gedreht werden, damit sie nicht in den Nutzstrahl gerät und auf dem Film abgebildet wird. Die Brust wird mit beiden Händen in das Gerät hineingezogen und so ausgestrichen, dass das Drüsengewebe gespreizt und die Mamille tangential abgebildet wird (Abb. 6.12). Der M. pectoralis sollte bei der cc-Aufnahme als schmales halbmondförmiges Band sichtbar werden, wodurch sichergestellt ist, dass auch die thoraxwandnahen Abschnitte der Mamma mit erfasst wurden.

Die Mamille soll nach vorn oder etwas zur Innenseite zeigen, keinesfalls nach außen. Dies kann durch eine leichte Drehung der Patientin von ca. 10° mit der Schulter der zu untersuchenden Seite zum Gerät hin unterstützt werden. Die Schulter muss dabei immer außerhalb des Nutzstrahlenbündels bleiben.

Abbildung des axillären Rezessus

Die meisten pathologischen Veränderungen befinden sich in den äußeren Quadranten und auch im axillären Rezessus, der sehr unterschiedlich ausgeprägt sein kann. Der laterale Drüsenkörper sollte bei der cc-Aufnahme vollständig einschließlich der lateralen Begrenzung abgebildet sein, was nicht immer gelingt. Dann müssen, je nach Anordnung des Arztes, eventuell Spezialaufnahmen vorgenommen werden. Während der Kompression darf die Patientin den Oberkörper nicht zurückziehen, die Hän-

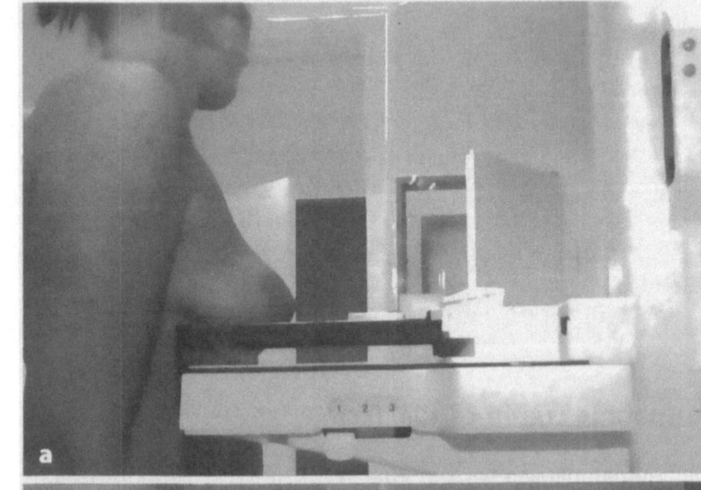

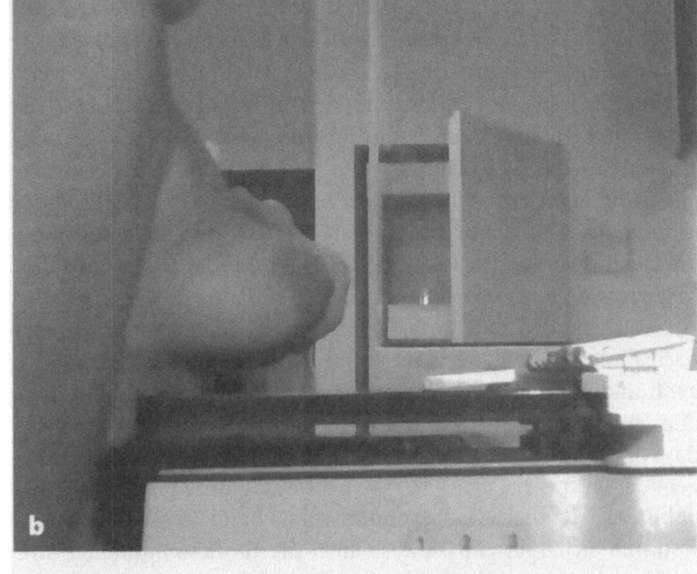

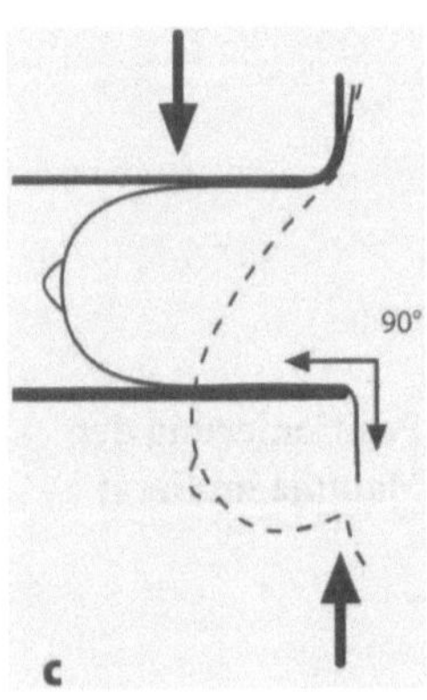

Abb. 6.10 a–c. cc-Aufnahme. **a** Falsche Einstellung bei zu tief angesetztem Tisch; **b** die Mamma wird durch die Assistentin angehoben, bis sie einen Winkel von 90° zur Thoraxwand bildet, diese Ebene stellt die korrekte Höhe des Auflagetisches dar; **c** schematische Darstellung von a und b

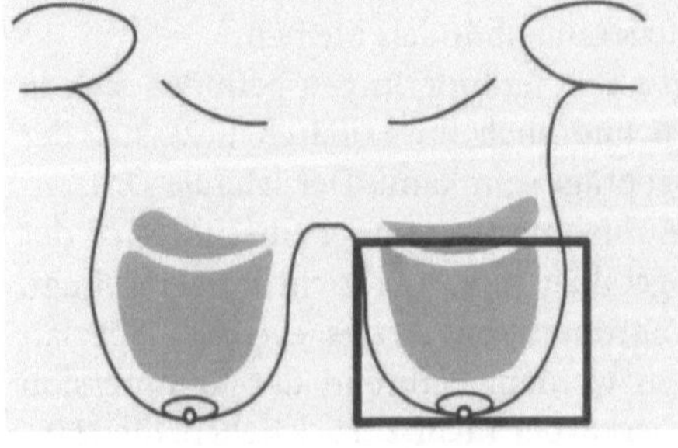

Abb. 6.11. Schematische Darstellung der cc-Aufnahme. Die abgebildeten Anteile des M. pectoralis stellen sicher, dass der gesamte Drüsenkörper bis zur Thoraxwand erfasst ist

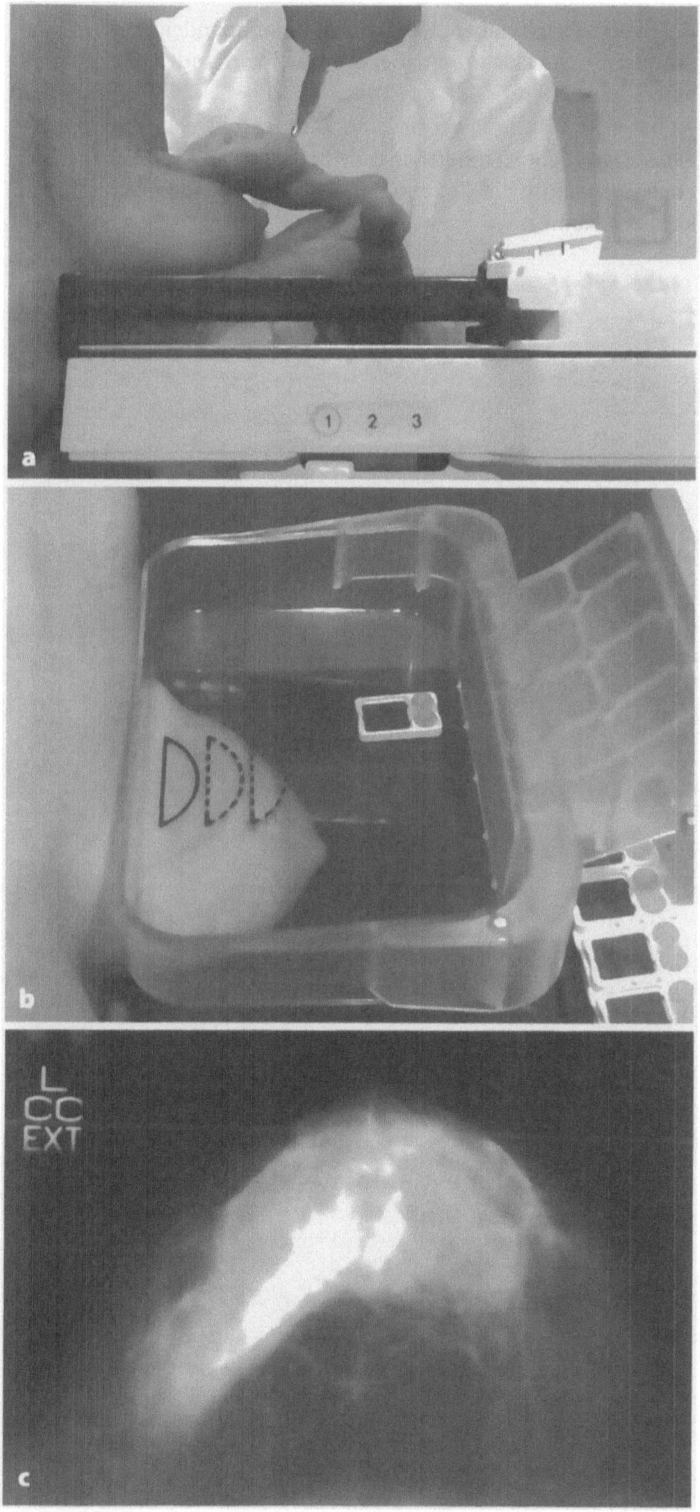

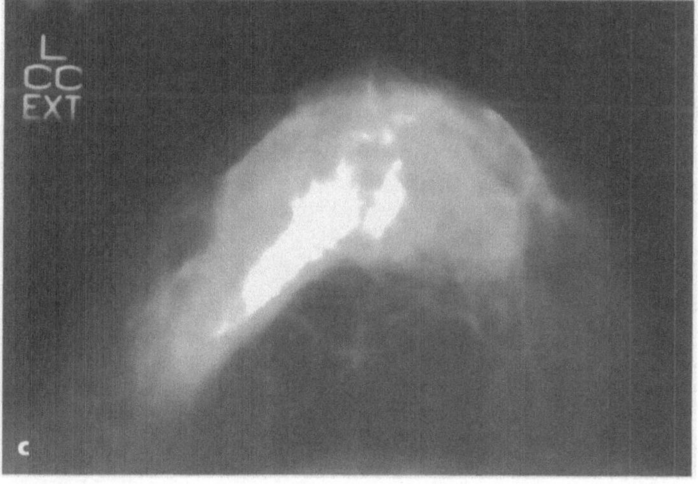

Abb. 6.12.
a Die vollständige Erfassung des Drüsenkörpers kann dadurch erreicht werden, dass die Mamma mit beiden Händen in das Gerät hereingezogen wird.
b Korrekte Einstellung der cc-Aufnahme;
c Röntgenbild der korrekten cc-Aufnahme

de, die die Brust halten, werden mit zunehmender Kompression von der Brust gelöst und dabei eventuell vorhandene Falten glatt gestrichen.

Bei sehr voluminösen Brüsten kann es hilfreich sein, die gegenseitige, nicht zu untersuchende Brust mit auf den Auflagetisch zu legen, damit die Patientin nahe genug an das Gerät heran kommen kann.

Überblick cc-Aufnahme

Die cc-Aufnahme im Überblick:

- Das Aufnahmegerät steht senkrecht, Röhre nach oben;
- Patientin befindet sich mit gelockerter Muskulatur frontal zum Gerät, die Brust wird so weit wie möglich angehoben;
- Einstellung der Höhe des Auflagetisches, sodass die Unterseite der Brust und Thoraxwand einen rechten (90°) Winkel bilden (Vorsicht: fehlende Pektoralismuskulatur und Schmerzen);
- Hineinziehen der Brust mit beiden Händen;
- Aufspreizung des Drüsengewebes;
- Kompressionspaddel erfasst möglichst auch die Pektoralismuskulatur;
- Mamille mittig oder leicht nach innen gedreht, tangential eingestellt, vollständige Erfassung des äußeren Abschnittes des Drüsenkörpers (Vorsicht: Schulter darf nicht abgebildet werden);
- letzte Korrekturen während der Kompression, die Hände geben die Brust erst bei nahezu vollständiger Kompression frei.

Fehlerquellen

Häufigste Fehler:

- Die Mamille ist nicht mittig eingestellt.
- Die Brust wird nicht weit genug in das Gerät hineingezogen, die präpektoralen und lateralen Abschnitte werden nicht erfasst.
- Die Schulter befindet sich im Strahlengang.
- Die Abbildung der Pektoralismuskulatur kann nicht in allen Fällen erreicht werden.

Laterale Aufnahme mediolateral (ml) und lateromedial (lm)

Indikationen ml- und lm-Aufnahmen

Diese Aufnahme gehören nicht zum Standardprogramm, sie kommen in speziellen Fällen zur Anwendung:

- präoperativ, hier benötigt man zur räumlichen Orientierung und Markierung zwei senkrecht aufeinander stehende Aufnahmen;
- zur Galaktographie, diese wird zumeist in 3 verschiedenen Ebenen vorgenommen;

- zum Nachweis des „Teetassenphänomens". Der hier nachweisbare Flüssigkeitsspiegel kann vollständig nur im exakt horizontalen Strahlengang dargestellt werden;
- Die lateromediale Aufnahme kann zur exakteren Darstellung von medial liegenden Prozessen dienen (z.B. Verkalkungen);
- Wahlweise bei postoperativen Mammae;

Mediolaterale Aufnahme (ml)

Vorgehensweise

Der Aufnahmetisch wird in 90°-Stellung gebracht, der U-Arm steht also parallel zum Fußboden, der Strahlengang ist horizontal. Der Arm der zu untersuchenden Brust liegt auf dem Aufnahmetisch, die obere äußere Ecke wird in die Achselhöhle eingeführt. Die Brust wird von der Umschlagsfalte aus nach kranial angehoben und so weit wie möglich in das Gerät hineingezogen. Die Mamille muss so positioniert werden, dass sie tangential abgebildet wird (Abb. 6.13). Die Brust muss so lange gehalten werden, bis die Kompression sie erfasst hat. Abschließend können Falten glatt gestrichen werden, wobei vor allem an die untere Umschlagsfalte gedacht werden muss, die durch ventrales Ausstreichen in das Gerät hineingebracht werden kann. Aus anatomischen Gründen ist erklärbar, dass bei der lateralen Aufnahme die Pektoralisfalte nicht so vollständig wie bei der obliquen Aufnahme abgebildet werden kann.

Die kontralaterale Brust muss von der Patientin zur Seite aus dem Nutzstrahl heraus gehalten werden.

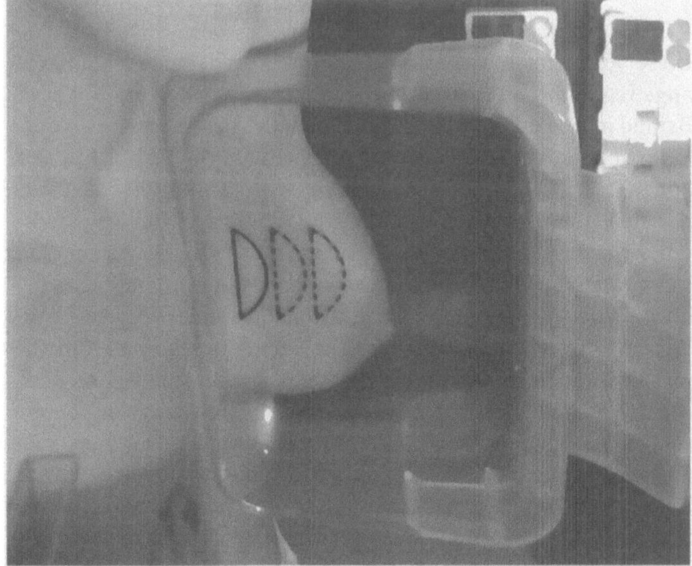

Abb. 6.13. Einstellung der mediolateralen Aufnahme

Lateromediale Aufnahme (lm)

Vorgehensweise

Der U-Arm steht gleichermaßen wie bei der ml-Aufnahme parallel zum Fußboden, ist aber um 180° gedreht. Dadurch wird der Aufnahmetisch vor dem Sternum positioniert. Der Arm der zu untersuchenden Seite wird über das Gerät gehoben und dort locker abgelegt, je nach Größe der Patientin wird auch das Kinn auf dem Gerät ruhen. Die folgenden Schritte entsprechen der ml-Aufnahme, auch bei dieser Position muss besonders auf die Mitabbildung der Inframammärfalte geachtet werden.

Überblick laterale Aufnahmen

Die lateralen Aufnahmen im Überblick:

- Für beide Aufnahmen steht der U-Arm horizontal parallel zur Fußbodenebene.
- Der Arm der zu untersuchenden Seit wird angehoben und auf den Untersuchungstisch bzw. das Gerät gelegt.
- Die kontralaterale Brust wird von der Patientin aus dem Strahlengang herausgehalten.
- Die Brust wird von unten nach kranial und in das Gerät hineingezogen, sie wird mit den Händen solange fixiert, bis die Kompression greift;
- tangentiale Abbildung der Mamille;
- zuletzt Glattstreichen der Brust unter besonderer Berücksichtigung der unteren Umschlagsfalte.

Gedrehte cc-Aufnahme (Kleopatra-Aufnahme)

Indikationen

Diese Aufnahmen werden bei atypisch aufgebauten Mammae angewendet, wenn sich in den Standardaufnahmen ein unklarer Befund in den äußeren Quadranten befindet, der mit den Standardaufnahmen nicht ausreichend dargestellt wurde (Abb. 6.14). Der Spitzname „Kleopatra" ist darauf zurückzuführen, dass sich früher die Patientin bei der Aufnahme mit etwas nach außen gedrehtem Arm zurücklehnen musste, sodass sie wie Kleopatra auf dem Diwan wirkte. Heute kann das Gerät angepasst werden, sodass die im Stehen etwas ungemütliche Position nicht mehr notwendig ist.

Geräteeinstellung

Die Geräteeinstellung entspricht der klassischen cc-Aufnahme. Die Patientin wird zusätzlich um ihre eigene Achse nach medial gedreht und die Mamma zu den bevorzugt zu untersuchenden äußeren Quadranten in das Gerät hineingezogen. Es ist selbstverständlich, dass dann auf der medialen Seite Defizite in der Abbildung entstehen, sodass die Aufnahme nicht als Standardprojektion angesehen werden darf. Die zentralen Ab-

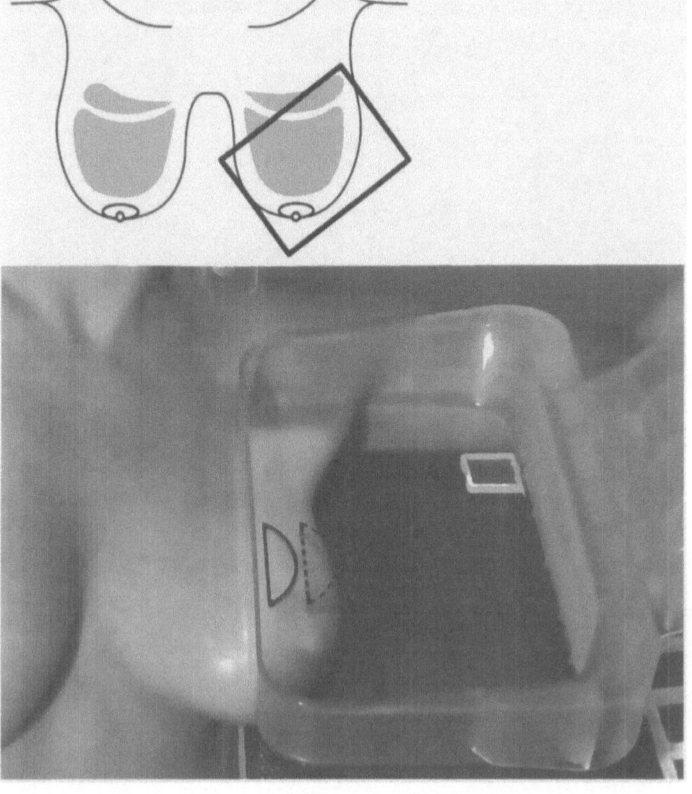

Abb. 6.14.
Schematische Darstellung der gedrehten cc-Aufnahme (Kleopatra-Aufnahme). Die medialen Abschnitte des Drüsenkörpers werden nicht erfasst, dagegen wird der axilläre Ausläufer (Rezessus) vollständig abgebildet

Abb. 6.15.
Position der Patientin bei der gedrehten cc-(Kleopatra-)Aufnahme

schnitte der Brust müssen allerdings immer mit erfasst werden, damit eine Orientierung zur Mamille möglich wird (Abb. 6.15). Wichtig ist die Entfernung des Kopfes aus dem Strahlengang.

Die Cleavage- oder Busenaufnahme

Indikationen

Der Begriff Busen wird im deutschen Sprachgebrauch zumeist falsch eingesetzt, es handelt sich um den Raum zwischen den Brüsten (vgl. auch Meerbusen). Entsprechend bildet die Cleavage-Aufnahme Läsionen ab, die in den inneren Quadranten meist unter der Haut liegen und gut palpabel sind. Auch aus diesem Grund können sie mit den Standardaufnahmen leicht verfehlt werden.

Vorgehensweise

Bei der Busenaufnahme muss darauf geachtet werden, dass die Brustwand möglichst vollständig mit abgebildet wird, was insbesondere bei sehr schlanken Patientinnen nicht leicht ist. Weiterhin ist zu berücksichtigen, dass bei der Positionierung in Abb. 6.16 die Belichtungskammer nicht mit Gewebe bedeckt ist, die Aufnahme würde bei automatischer Belichtung unterbelichtet

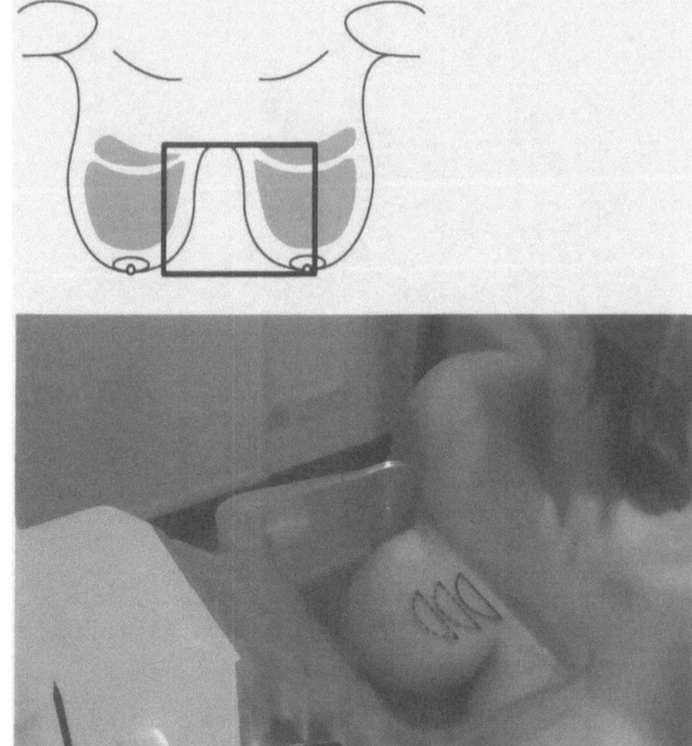

Abb. 6.16. Schematische Darstellung der Cleavage- (Busen-) Aufnahme. Die Aufnahme dient zur Darstellung von weit medial, zumeist oberflächennahe gelegenen Läsionen

Abb. 6.17. Position der Patientin bei der Cleavage- (Busen-)Aufnahme. Die Belichtungskammer muss von Drüsengewebe bedeckt sein, damit eine korrekte Belichtung erreicht wird

werden. Die Mammae müssen daher asymmetrisch gelagert werden, damit die Belichtungskammer vollständig von Drüsengewebe bedeckt ist (Abb. 6.17). Es kann auch notwendig sein, mit dem Schwärzungsstufenregler (s. Abb. 4.14) die Belichtung anzugleichen oder eine „freie“ Belichtung, also Einstellung von kV und mAs, zu wählen

Die „gerollte“ Aufnahme

Indikationen

Diese Aufnahme ist dann hilfreich, wenn sich im cc-Strahlengang Strukturen überlagern, die dadurch das Bild eines Karzinoms vortäuschen. Das Summationsbild kann in gleicher Weise wie durch die Zieltubusaufnahme (s. unten) mit Hilfe der gerollten Aufnahme aufgelöst und somit der Herd möglicherweise als Überlagerungseffekt identifiziert werden.

Häufiger wird die Aufnahme dann eingesetzt, wenn eine in der cc-Aufnahme erkennbare Läsion in der obliquen Projektion nicht dargestellt ist. Die gerollte Aufnahme gibt darüber Aufschluss, ob

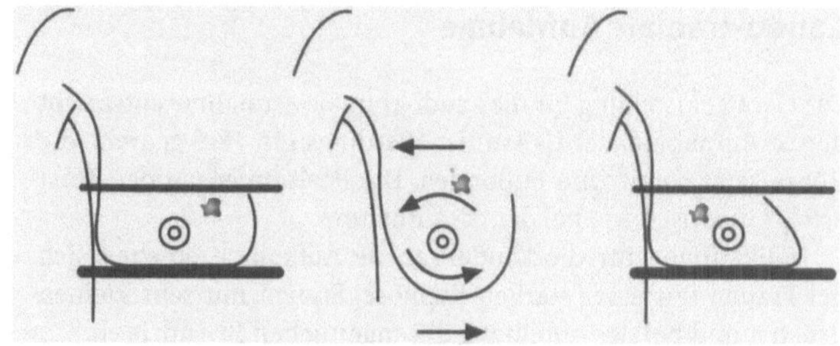

Abb. 6.18. Schematische Darstellung der gerollten Aufnahme. Bei der Drehung der Mamma entgegen dem Uhrzeigersinn wird eine Läsion in den oberen Quadranten nach lateral verlagert und kann dadurch in ihrer Position auch ohne die Hilfe der zweiten Ebene identifiziert werden

eine Veränderung in den unteren oder oberen Quadranten gelegen ist (Abb. 6.18). Wird die Brust nach innen gerollt, so wird sich ein Knoten in den unteren Quadranten nach außen bewegen, ein Knoten in den oberen Quadranten nach innen. Die gerollte Aufnahme wird zumeist im cc-Strahlengang ausgeführt, da hier die Mamma beweglicher ist, das Prinzip ist natürlich auch in jeder anderen Projektion gültig.

Es muss beachtet werden, dass die Zuordnung einer Läsion zu den einzelnen Quadranten falsch interpretiert werden kann. Eine im obliquen Bild unterhalb der Mamille abgebildete Läsion kann durchaus im oberen inneren Quadranten gelegen sein (Abb. 6.19).

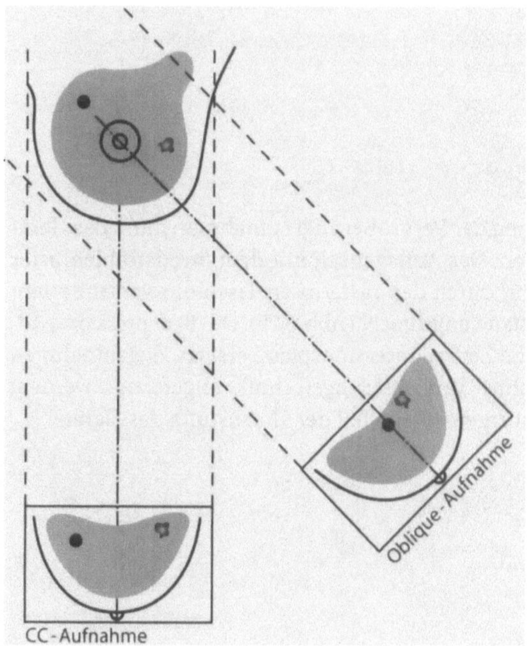

Abb. 6.19. Bei der mlo(obliquen)-Aufnahme kann die kraniale Lage eines Objekts vorgetäuscht sein. Die kreisförmige Läsion liegt im oberen inneren Quadranten, in der mlo(obliquen)-Aufnahme ist sie unterhalb der sternförmigen Läsion positioniert

Caudo-craniale Aufnahme

Die Geräteeinstellung für die kaudokraniale Aufnahme entspricht der cc-Aufnahme, der U-Arm ist allerdings um 180° gedreht, die Röhre zeigt somit zum Fußboden. Die Positionierung der Brust erfolgt identisch wie bei der cc-Aufnahme.

Indikationen

Indikationen für die kaudokraniale Aufnahme ergeben sich bei Frauen mit einer starken Kyphose, Frauen mit sehr kleinen Brüsten und bei der Abbildung der männlichen Brustdrüsen.

Vergrößerungstechnik und Zieltubusaufnahme (Spotkompression)

Indikationen

Die technischen Voraussetzungen für diese Aufnahmen werden in Kap. 4 beschrieben. Diese Techniken kommen dann zur Anwendung, wenn sich in den Standardaufnahmen verdächtige Knoten, Sternfiguren oder Gruppen von Mikroverkalkungen dargestellt haben, die näher analysiert werden müssen. Präparatradiographien nach operativer Entfernung verdächtiger Brustläsionen sollten immer in Vergrößerungstechnik ausgeführt werden. Es handelt sich somit immer um Ausschnittsbilder.

Voraussetzungen

Die folgenden Voraussetzungen müssen gegeben sein:

- Kompressionspaddel verschiedener Größen zur gezielten Kompression,
- Feinstfokus mit einem Nennwert von 0,1 (s. Kap. 4 Mammographische Gerätetechnik),
- Spezieller Auflagetisch zur Vergrößerung des Objekt-Film-Abstandes,
- rasterloses Aufnahmesystem.

Technik

Zur Durchführung der Vergrößerungsaufnahmen muss das Gerät umgebaut werden. Der Auflagetisch mit dem Streustrahlenraster wird entfernt und durch den rasterlosen Tisch mit vergrößertem Objekt-Film-Abstand angebracht (Abb. 6.20). Das Kompressionspaddel wird durch die Zielkompressionsplatte ersetzt. Zielaufnahmen können auch ohne Vergrößerungstechnik angefertigt werden, dann entfällt naturgemäß ein Teil der Umrüstung des Gerätes.

Vorteile

Vorteile der Zielaufnahmen (Abb. 6.21):

- Überlagerndes Gewebe wird gespreizt, sodass das Summationsbild besser aufgelöst wird.
- Die zu untersuchende Läsion wird näher an die Filmebene heran gebracht, die geometrische Unschärfe wird herabgesetzt.
- Durch Verringerung der Feldgröße wird die Streustrahlung und damit die Streustrahlenunschärfe gemindert

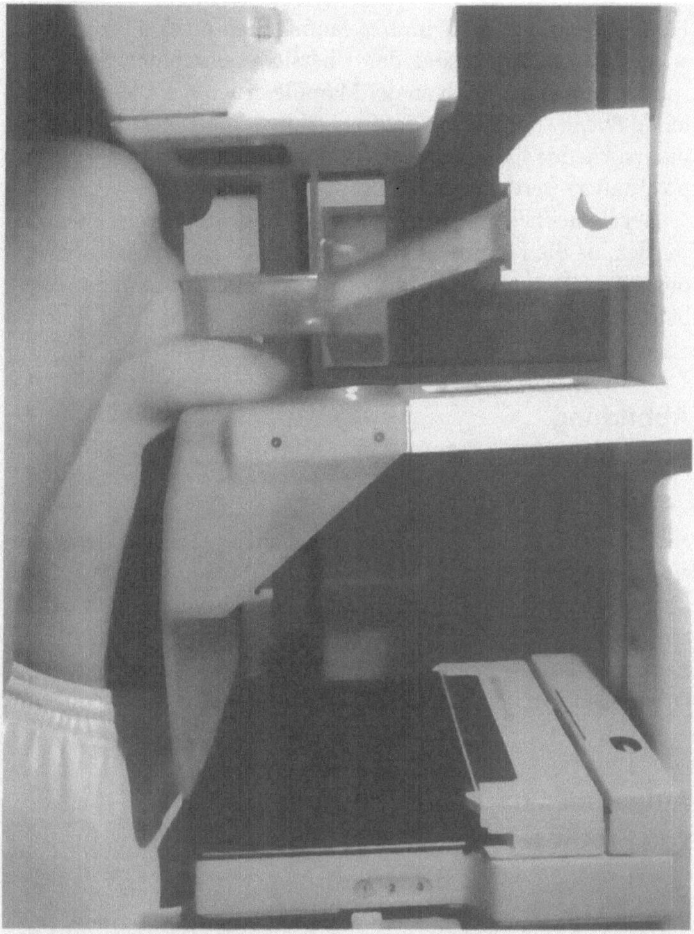

Abb. 6.20.
Position der Mamma bei der Vergrößerungsaufnahme

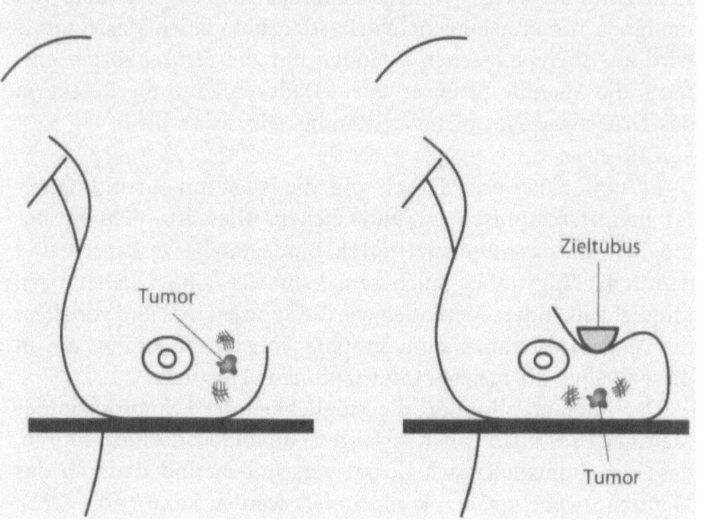

Abb. 6.21.
Vorteile der Kompressionsaufnahme mit einem Zieltubus. Das Objekt wird näher an die Filmebene herangebracht und überlagernde Strukturen zur Seite verlagert. Die Verringerung der Feldgröße führt zu einer Streustrahlenreduktion und damit zu einer Verbesserung der Bildqualität

Vorgehensweise

Für die Vergrößerungs- und Zielaufnahmen muss die zu untersuchende Region anhand der Übersichtsaufnahmen festgelegt werden, wobei man sich an der Mamille orientiert. Die einzustellende Ebene (ml, mlo, cc) ist frei wählbar, maßgebend ist die zu untersuchende Läsion, die möglichst nahe am Abbildungssystem positioniert werden sollte.

Schwärzungsstufenregler

Gegebenenfalls muss der Schwärzungsstufenregler benutzt werden, da die Kammer von dem Objekt (zum Beispiel Operationspräparat) nur unvollständig bedeckt sein kann, was zur Fehlbelichtung führt.

Abbildung von übergroßen Mammae

Mammae permagnae

Nicht bei allen Geräten ist die Möglichkeit gegeben, das Gerät von einem Filmformat 18×24 auf ein Format 24×30 umzurüsten. Bei übergroßen Mammae (Mammae permagnae) muss die Brust in einzelnen Abschnitten dargestellt werde. Dabei ist immer darauf zu achten, dass die Mamille mit abgebildet ist, wodurch die spätere Orientierung in den Aufnahmen möglich wird.

Aufnahmen nach Implantationen von Prothesen

Indikationen zur Brustimplantation

Brustimplantate werden allein aus kosmetischen Gründen, aber auch nach operativen Eingriffen vorwiegend nach vollständiger Absetzung der Brust (Ablatio mammae) bei der Therapie von malignen Tumoren eingebracht. Bei der subkutanen Mastektomie wird aus therapeutischen Gründen nur der Drüsenkörper entfernt, die Mamille bleibt erhalten. Dadurch kann die Resektion des Drüsengewebes nicht vollständig sein, es verbleibt ein Rest von 10–20%.

Es kann daher erforderlich sein, die Brust mit einem Implantat mammographisch zu untersuchen. Dies ist nicht immer möglich, da das Implantat durch Bindegewebe verkapselt und dadurch völlig unbeweglich sein kann. Es sollten daher nach Möglichkeit andere Methoden wie die Sonographie und vor allem die Magnetresonanzmammographie eingesetzt werden, die in diesen Fällen die meisten Informationen vermitteln.

Kompression der Mamma

Das Implantat limitiert die Möglichkeit der Kompression der Mamma. Es werden daher Verfahren empfohlen, die dazu führen, dass das Implantat nach dorsal verschoben und dadurch das Mammagewebe optimal komprimiert werden kann (Abb. 6.22).

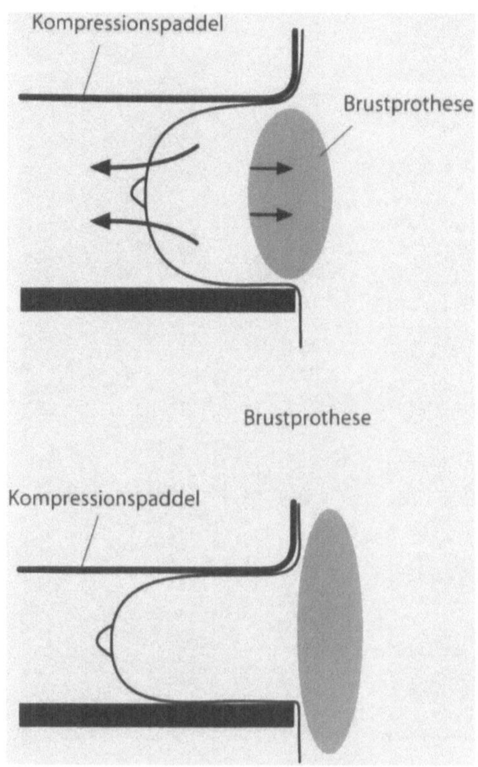

Abb. 6.22. Aufnahmetechnik bei der Augmentations(Vergrößerungs)plastik. Sofern die Prothese verschieblich ist, kann sie nach dorsal zurückgedrängt werden, der Drüsenkörper wird dann wie bei der gewöhnlichen Aufnahme korrekt dargestellt

In den Fällen, in denen das nicht gelingt, sind Aufnahmen in mehreren Ebenen erforderlich, da durch die Prothese „blinde Areale" entstehen, die von den Standardaufnahmen nicht erfasst werden.

Männliche Mamma

Aufnahmemöglichkeiten

Die männliche Brust wird nach den gleichen Kriterien abgebildet, die auch für die Frau gelten. Wichtigste Projektion ist die mlo-Aufnahme, die die meiste Information bietet (Abb. 6.23). Anstelle der cc-Aufnahme kann auch die caudo-craniale Aufnahme angewandt werden. Es muss besonders darauf geachtet werden, dass die Belichtungskammer vollständig von Gewebe bedeckt wird, gegebenenfalls muss auch mit dem Schwärzungsstufenregeler gearbeitet werden (s. Abb. 4.14), wenn durch unvollständige Bedeckung der Kammer eine Unterbelichtung zu befürchten ist.

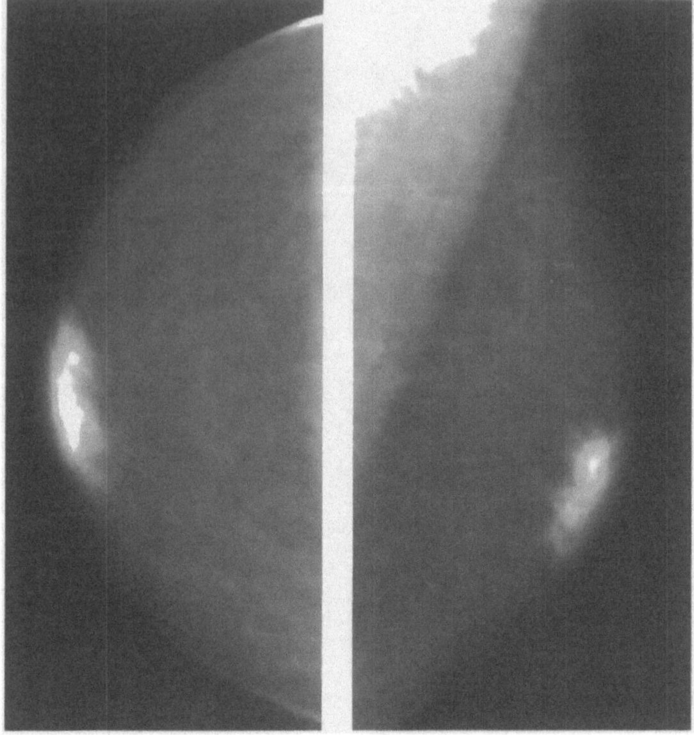

Abb. 6.23. mlo(oblique)und cc-Aufnahme einer männlichen Mamma mit Gynäkomastie bei Zustand nach Lebertransplantation

Kennzeichnung der Röntgenaufnahmen

Identifikation aller Parameter

Die Aufnahmen müssen eine zweifelsfreie Identifikation aller notwendigen Parameter enthalten; die Grundsätze sind in einer DIN-Norm niedergelegt:
- Kennzeichnung des Instituts (Krankenhaus, Praxis),
- untersuchte Person (Name, Vorname, Geburtsdatum),
- Untersuchungszeitpunkt (Datum, möglichst Uhrzeit),
- untersuchte Seite (rechts, links),
- Strahlengang (cc, mlo/obl, ml, lm),
- Orientierung (innen oder außen),
- sonstige Angaben, die dem Untersucher wichtig erscheinen (Vergrößerung, sitzende oder Aufnahme im Liegen).

Bei Aufnahmen mit „freier" Belichtung sollten kV und mAs auf der Aufnahme vermerkt werden. Bei einigen Geräten ist als Zubehör eine Einrichtung erhältlich, die eine automatische Protokollierung der wichtigsten Aufnahmeparameter auf dem Film ermöglicht, sodass auch die gesonderte Aufzeichnung der variablen Daten nach der Röntgenverordnung entfällt.

Grundsätze bei der Anfertigung von Mammographien

Für alle Aufnahmen gelten folgende Grundsätze:

- Der Patientin sollte in jeder Phase der Untersuchung erklärt werden, warum man etwas tut und was sie zum Gelingen beitragen kann.
- Die Patientin sollte auf die bevorstehende Kompression hingewiesen werden und selbst den Grad der Kompression mitbestimmen unter dem Hinweis, dass die Aufnahmen mit steigender Kompression besser werden.
- Es muss immer ein guter Kompromiss erreicht werden zwischen der Schmerzempfindung der Patientin und der Aufnahmequalität.
- Die Bedeutung des Haltens der eingestellten Position und das Vermeiden jeder Bewegungsunruhe während der Aufnahme muss der Patientin klar gemacht werden.
- Fehlaufnahmen dürfen nur auf Anordnung des Arztes wiederholt werden, manchmal genügt auch eine schlecht eingestellte Aufnahme, die dann durch eine Spezialeinstellung ergänzt werden kann.
- Diskussionen über die Aufnahmequalität dürfen niemals in Anwesenheit der Patientin durchgeführt werden, dies muss auch den Ärzten bekannt sein.
- Es muss immer daran gedacht werden, dass die Patientin bei jeder Untersuchung vor der Frage steht, ob Brustkrebs festgestellt wird oder ob Unklarheiten bestehen, die durch weitere Untersuchungen (Stanzbiopsie, Operation) weiter abgeklärt werden müssen. Jede Ungewissheit ist für die Patientin eine starke Belastung.
- Es muss der Patientin immer der weitere Gang der Untersuchung mitgeteilt werden, ob der Arzt sie noch sprechen wird, ob sie sich zu dem zuweisenden Arzt begeben soll oder ob sie den Befund gleich mit bekommt.

7 Qualitätskriterien bei Mammographieaufnahmen

H. Junkermann

Eine gute Mammographie erlaubt es, mit einer geringen Strahlendosis eine optimale Information über das Brustdrüsengewebe zu erhalten. Die Qualität einer Mammographie ist von einer großen Zahl von Faktoren abhängig, die sich im Wesentlichen vier Punkten zuordnen lassen:

Qualitätsfaktoren

- Beschaffenheit der Brust und Körperbau der Frau,
- Positionierung,
- Belichtung,
- Entwicklung.

Der Ausschuss „Mammadiagnostik" der Deutschen Röntgengesellschaft hat für die Bewertung der Qualität von Mammographien eine Einteilung gewählt, die auf der Einteilung des englischen Mammographiefrüherkennungsprogrammes basiert. Danach wird die Qualität in folgende Stufen eingeteilt:

Ausschuss Mammadiagnostik der Deutschen Röntgengesellschaft

- perfekt,
- gut,
- mäßig,
- technisch inadäquat.

Vor allem wegen der unterschiedlichen Beschaffenheit der weiblichen Brust und dem unterschiedlichen Körperbau von Frauen kann es nicht immer gelingen, eine perfekte Mammographie herzustellen. Die englischen Erfahrungen zeigen, dass es bei der Früherkennungsuntersuchung gesunder Frauen in 75% der Fälle gelingen sollte, perfekte oder gute Mammographien zu erreichen. Bei nicht mehr als 3% der Frauen sollten inadäquate, d. h. wiederholungsbedürftige Mammographien vorkommen.

Bei Mammographien nach brusterhaltender Therapie, nach Reduktionsplastik und bei Brustprothesen sollten diese Standards zwar auch angestrebt werden, es ist aber nicht immer möglich, sie zu realisieren.

Mediolateral schräge (oblique) Aufnahme (mlo)

Perfekte Aufnahmen

mlo perfekt

Posterior Nipple Line (PNL)

Beide Aufnahmen erfüllen alle unten aufgeführten Kriterien:

1. Brustgewebe vollständig abgebildet (Abb. 7.1):
   - Pektoralismuskel relaxiert und bis in Höhe der Mamille abgebildet (hintere Mamillenlinie: Posterior Nipple Line [PNL]),
   - Pektoralismuskel im richtigen Winkel (>20°),
   - Mamille im Profil abgebildet,
   - inframammäre Falte klar dargestellt und entfaltet;
2. korrekte und klare Beschriftung:
   - Patientenidentifikationsdaten,
   - Beschriftung mit „mlo" und Seitenangabe,
   - Datum der Aufnahme;
3. geeignete Belichtung:
   Eine geringe Überbelichtung ist akzeptabel, wenn keine Information verloren geht. Sowohl in den hellsten als auch in

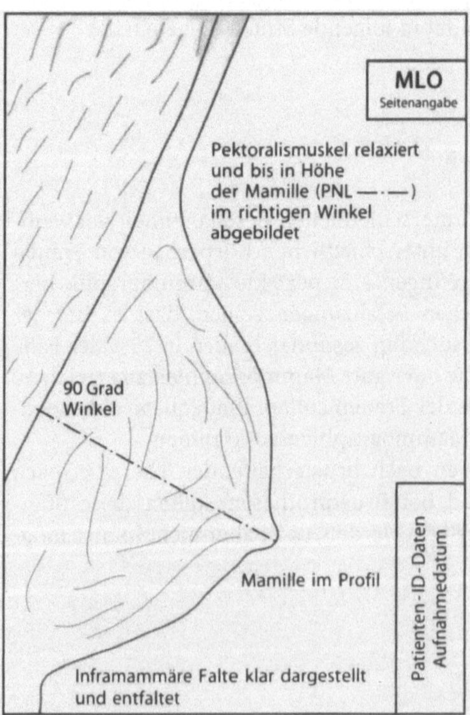

Abb. 7.1. Schematische Darstellung der Qualitätskriterien bei mediolateral-schrägen (obliquen) Aufnahmen (mlo)

den dunklen Partien der Mammographie sollten Strukturen erkennbar sein (die optische Dichte sollte an der dichtesten Stelle des Drüsenkörpers <2,5 betragen, die minimale Dichte sollte zwischen 0,8 und 1,2 liegen);

4. gute Kompression (scharfe Abbildung der Drüsenkörperstrukturen und adäquates Aufspreizen des Drüsengewebes);
5. keine Bewegungsunschärfen;
6. korrekte Filmverarbeitung;
7. keine Entwicklungs- und Handhabungsartefakte;
8. keine Hautfalten;
9. symmetrische Aufnahmen (rechte und linke Brust sollen bei der Betrachtung im Schaukasten Spiegelbilder darstellen).

Gute Aufnahmen

mlo gut

Gute Aufnahmen erfüllen die Kriterien 1–6 vollständig. Bei den Kriterien 7–9 sind jedoch geringe Mängel erlaubt:

7. geringe Entwicklungs- und Handhabungsartefakte;
8. Hautfalten in geringem Umfang;
9. gering asymmetrische Aufnahmen.

Aufnahmen mäßiger Qualität

mlo mäßig

Die Aufnahmen erfüllen die Kriterien 2–6 wie bei perfekten Aufnahmen. Beim Kriterium 7 sind, wie bei den guten Aufnahmen, geringe Mängel erlaubt. Darüber hinaus sind gegenüber Kriterium 1 und 8 der perfekten und guten Aufnahmen Einschränkungen erlaubt:

1. Drüsenparenchym nicht sicher vollständig abgebildet, weil
   - der Pektoralismuskel nicht bis in Höhe der Mamille abgebildet (PNL),
   - der Pektoralismuskel nicht im richtigen Winkel abgebildet,
   - die Mamille nicht im Profil abgebildet oder
   - die inframammäre Falte nicht klar dargestellt und entfaltet sind;
7. geringe Entwicklungs- und Handhabungsartefakte;
8. deutliche Hautfalten, wobei jedoch Drüsengewebe nicht verdeckt sein darf.

Inadäquate Aufnahmen

mlo inadäquat

Als unzureichend werden Aufnahmen eingestuft, wenn eines der folgenden Kriterien erfüllt ist:
1. Brustgewebe nicht vollständig abgebildet;
2. unzureichende Kompression;
3. falsche Belichtung;
4. fehlerhafte Filmverarbeitung;
5. Artefakte, die das Drüsenparenchym überlagern (z. B. Hautfalten);
6. unzureichende Beschriftung der Aufnahmen.

Cranio-caudale Aufnahmen (cc)

Perfekte Aufnahme

cc perfekt

Perfekte Aufnahmen erfüllen folgende Kriterien:
1. Brustparenchym adäquat abgebildet (Abb. 7.2):
   - Pektoralismuskel am hinteren Rand abgebildet,
   - medialer Rand der Brust abgebildet,
   - Mamille im Profil abgebildet,
   - axialer Drüsenkörperanteil vollständig abgebildet (Brust kann leicht nach medial rotiert werden, um eine bessere Abbildung des axillären Anteils zu erreichen. Dies muss jedoch ohne Verlust von medialen Brustanteilen geschehen);

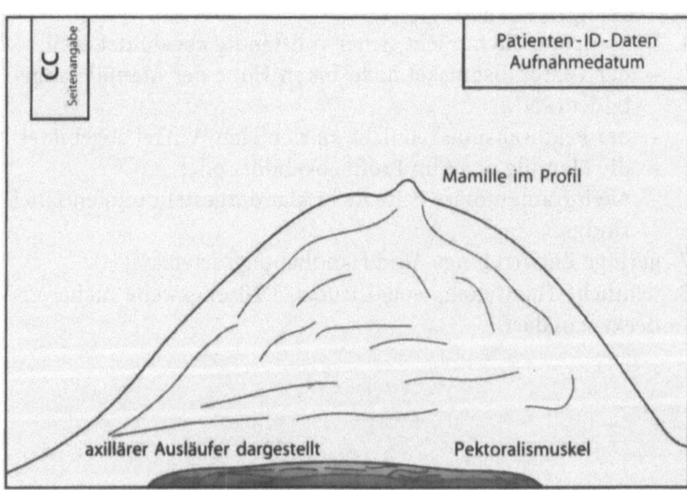

Abb. 7.2. Schematische Darstellung der Qualitätskriterien bei cranio-caudalen Aufnahmen (cc)

2. korrekte und klare Beschriftung:
   - Patientenidentifikationsdaten,
   - Beschriftung mit „cc“ und Seitenangabe,
   - Datum der Aufnahme;
3. geeignete Belichtung:
   Eine geringe Überbelichtung ist akzeptabel, wenn keine Information verloren geht. Sowohl in den hellsten als auch in den dunklen Partien der Mammographie sollten Strukturen erkennbar sein (die optische Dichte sollte an der dichtesten Stelle des Drüsenkörpers <2,5 betragen, die minimale Dichte sollte zwischen 0,8 und 1,2 liegen);
4. gute Kompression (scharfe Abbildung der Drüsenkörperstrukturen und adäquates Aufspreizen des Drüsengewebes);
5. keine Bewegungsunschärfen;
6. korrekte Filmverarbeitung;
7. keine Entwicklungs- und Handhabungsartefakte;
8. keine Hautfalten;
9. symmetrische Aufnahmen (rechte und linke Brust sollen bei der Betrachtung im Schaukasten Spiegelbilder darstellen).

Gute Aufnahmen

cc gut

Bei guten Aufnahmen sind die Kriterien 2–6 dieselben wie bei perfekten Aufnahmen. Bei den Kriterien 1 sowie 7–9 sind geringe Mängel erlaubt:

1. Brustparenchym adäquat abgebildet:
   - Pektoralismuskel am hinteren Rand nicht sichtbar, für die PNL gilt jedoch: b≥a – 15 mm (Abb. 7.3),
   - weit laterale Anteile des axillären Ausläufers sind nicht abgebildet, wobei die Mamille medial positioniert ist oder leicht nach medial zeigt. Die Mamille zeigt auf keinen Fall nach lateral;
7. geringe Entwicklungs- und Handhabungsartefakte;
8. Hautfalten in geringem Umfang;
9. gering asymmetrische Aufnahmen.

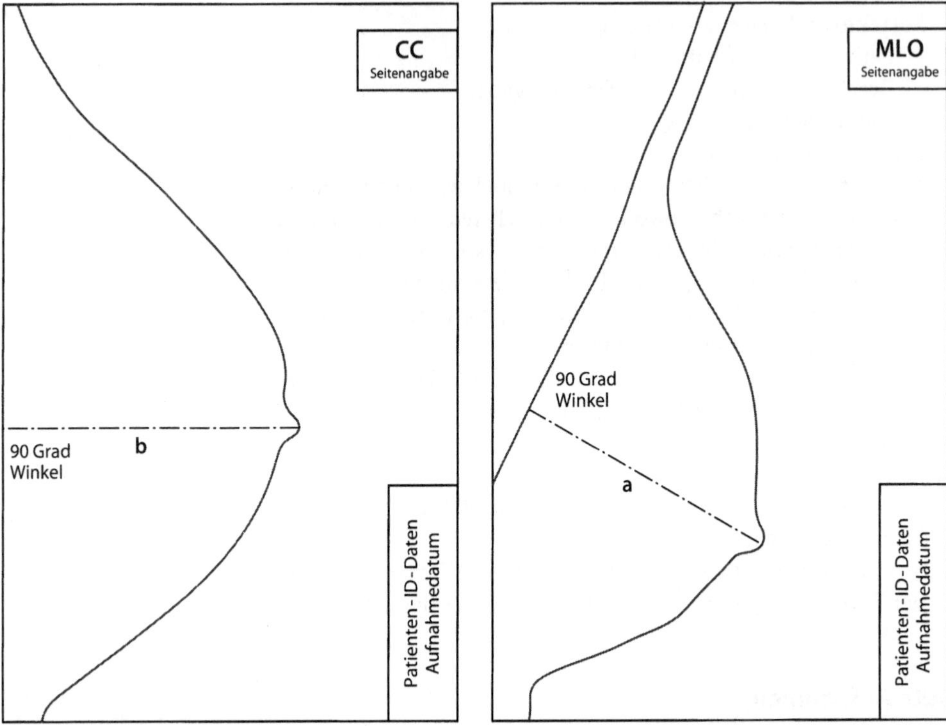

Abb. 7.3. Beurteilung der ausreichenden Abbildung des Drüsengewebes in der kraniokaudalen Aufnahme, wenn der Pektoralismuskel nicht abgebildet ist. Bei guten Aufnahmen ist b≥a – 15 mm

Aufnahmen mäßiger Qualität

cc mäßig

Beide Aufnahmen erfüllen die Kriterien 2–6 der perfekten Aufnahmen und können beim Kriterium 7, wie bei guten Aufnahmen, geringe Mängel aufweisen. Darüber hinaus werden die Kriterien 1 und 8 der perfekten und guten Aufnahmen in geringem Umfang nicht erfüllt.

1. Brustparenchym nicht sicher vollständig abgebildet, weil
   - Pektoralismuskel nicht sichtbar und die PNL b <a – 15 mm,
   - Mamille nicht im Profil abgebildet oder
   - größere Anteile des axillären Ausläufers nicht abgebildet bei medialer Projektion der Mamille;
7. geringe Entwicklungs- und Handhabungsartefakte;
8. ausgeprägtere Hautfalten, die das Drüsengewebe nicht überlagern.

Inadäquate Aufnahmen

cc inädaquat

Die technische Qualität der Aufnahmen ist unzureichend, wenn eines der folgenden Kriterien erfüllt wird:

1. Brustparenchym unzureichend abgebildet, größere Teile des axillären Ausläufers nicht abgebildet und Mamille weist nach lateral;
2. unzureichende Kompression;
3. falsche Belichtung;
4. fehlerhafte Filmverarbeitung;
5. Artefakte, die das Drüsenparenchym überlagern (z. B. Hautfalten);
6. unzureichende Beschriftung.

Beurteilungskriterien

Diese Kriterien orientieren sich daran, dass einerseits möglichst das Parenchym vollständig abgebildet sein soll und andererseits das abgebildete Parenchym möglichst gut beurteilt werden kann.

Die angegebenen Kriterien können immer nur als Hinweis auf eine möglichst vollständige Darstellung des Drüsengewebes gewertet werden. Bei einem Vergleich mit Voraufnahmen sollte auf den aktuellen Aufnahmen gleich viel oder mehr Brustgewebe sichtbar sein.

Wenn objektive Faktoren vorliegen, die die Einhaltung dieser Kriterien unmöglich machen (Narben, körperliche Gebrechen), sollte dies eindeutig vermerkt werden.

Jede Röntgenaufnahme sollte dahingehend überprüft werden, ob sie diesen Kriterien genügt. Dadurch lässt sich eine fehlerhafte Positionierungstechnik schnell erkennen und verbessern.

Inadäquate Aufnahmen sollten umgehend wiederholt werden, da die Gefahr besteht, dass wichtige Informationen nicht erkennbar sind.

Die wichtigsten Beurteilungskriterien sind in den Tabellen 7.1 und 7.2 übersichtlich zusammengefasst.

Tabelle 7.1. Übersicht über die Kriterien für die Qualitätsbeurteilung der Abbildung des Brustdrüsengewebes Teil 1: 1. Kriterium

Kriterien	Perfekt	Gut	Mäßig	Inadäquat
mlo				
Pektoralismuskel bis Mamille	Ja	Ja	Nein	Brustgewebe unvollständig dargestellt
Winkel >20°	Ja	Ja	Nein	
Inframammäre Falte dargestellt	Ja	Ja	Nein	
Mammille im Profil	Ja	Ja	Nein	
cc				
Pektoralismuskel abgebildet	Ja	Nein, PNL b≥a - 15 mm	Nein, PNL b<a - 15 mm	Größere Anteile des Brustgewebes nicht abgebildet bei nach lateral weisender Mamille
Medialer Rand abgebildet	Ja	Ja	Ja	
Axillärer Drüsenanteil vollständig abgebildet	Ja	Gering eingeschränkt	Deutlich eingeschränkt	
Mamille im Profil	Ja	Ja	Nein	

PNL Posterior Nipple Line (s. Abb. 7.1).

Tabelle 7.2. Übersicht über die Kriterien für die Qualitätsbeurteilung der Abbildung des Brustdrüsengewebes Teil 2: 2.--9. Kriterium

Kriterien	Perfekt	Gut	Mäßig	Inadäquat
2. Beschriftung	Eindeutig	Eindeutig	Eindeutig	Unzureichend
3. Belichtung	Richtig	Richtig	Richtig	Unzureichend
4. Kompression	Ausreichend	Ausreichend	Ausreichend	Unzureichend
5. Bewegungsunschärfe	Fehlt	Fehlt	Fehlt	Vorhanden
6. Filmverarbeitung	Korrekt	Korrekt	Korrekt	Fehlerhaft
7. Artefakte	Fehlen	Gering	Gering	Ausgeprägt (Beurteilung eingeschränkt)
8. Hautfalten	Nein	Gering	Deutlich	Ausgeprägt (Beurteilung eingeschränkt)
9. Symmetrie	Vollständig	Leicht eingeschränkt	Leicht eingeschränkt	Asymmetrisch

PNL Posterior Nipple Line (s. Abb. 7.1).

8 Perkutane Biopsie und präoperative Markierung

B. Hurtienne und H. Otto

Perkutane Biopsie

Indikationen

Durch klinische Untersuchung mittels Inspektion und Palpation sowie mit bildgebenden Verfahren können krankhafte Veränderungen der Mamma erkannt werden. Grundlage aller therapeutischer Maßnahmen ist dann die Frage, ob es sich um eine gut- oder bösartige Läsion handelt. Diese Frage kann mit letzter Sicherheit ausschließlich vom Pathologen durch die mikroskopische Untersuchung beantwortet werden. Sicher als gutartig anzusehende Läsionen benötigen meistens keine Therapie, bösartige Prozesse müssen sehr differenziert angegangen werden; die Kenntnis der Natur des Prozesses erlaubt somit eine exakte Planung der einzuschlagenden Maßnahmen.

Untersuchung ohne Operation

Während früher der Grundsatz galt, dass alle tastbaren Veränderungen in der weiblichen Brust einer Operation zugeführt werden müssen, erlauben die modernen Verfahren die Gewinnung von Material zur histologischen Untersuchung ohne Operation. Durch die Weiterentwicklung der bildgebenden Verfahren werden darüber hinaus viele verdächtige Veränderungen entdeckt, die nicht tastbar sind, die aber dennoch mikroskopisch abgeklärt werden müssen.

Abbildung 8.1 gibt einen Überblick über die Methoden, die für eine Gewinnung von Material zur mikroskopischen Untersuchung mittels perkutaner Biopsie unter dem Einsatz verschiedener Verfahren zur Verfügung stehen.

Vorteile

Alle bieten gegenüber der offenen, chirurgischen Biopsie folgende Vorteile:
- ambulant durchführbar,
- keine kosmetisch störenden Veränderungen der Brust,
- keine Narben im Drüsengewebe (für Verlaufskontrollen mit bildgebenden Verfahren wesentlich),
- kein Narkoserisiko,
- geringere psychische Belastung der Patientin,
- kürzere Ausfallzeiten im Arbeitsprozess,
- geringere Kosten.

Die einzelnen perkutanen Methoden sollen bezüglich ihrer Indikation, Durchführung, technischem Aufwand und den Nebenwirkungen beschrieben werden.

Abb. 8.1a,b. Methoden der perkutanen Biopsie bei palpablen und nicht palpablen Mammaläsionen. **a** Eignung der Bildgebung bei den verschiedenen Biopsiemethoden; **b** freihand-, ultraschall- und mammographisch-stereotaktisch geführte Biopsie

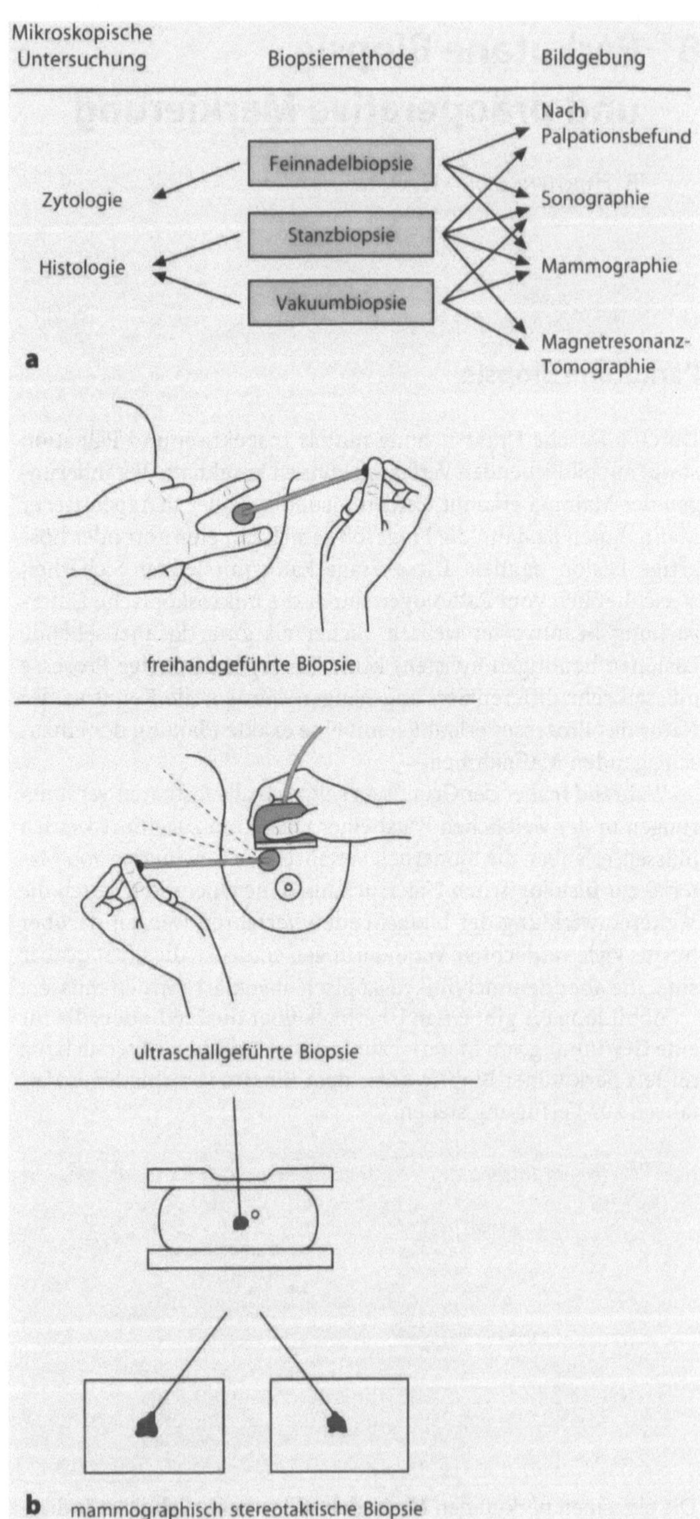

Feinnadelaspirationsbiopsie (FNAB, Feinnadelbiopsie)

Indikationen

Für die Feinnadelbiopsie sind alle palpablen, sonographisch und mammographisch erkennbaren Läsionen geeignet.

Zytologische Untersuchung

Bei dieser Methode werden nur einzelne Zellen oder Zellverbände gewonnen, die zytologisch untersucht werden. Eine zytologische Untersuchung wird zum Beispiel auch durch einen Abstrich vom Gebärmuttermund bei der gynäkologischen Vorsorgeuntersuchung vorgenommen. Das Ergebnis der zytologischen Untersuchung kann Rückschlüsse auf die Natur des punktierten Prozesses geben, eine nähere Differenzierung ist allerdings nicht möglich. Ein negatives Ergebnis einer Feinnadelpunktion, also der fehlende Nachweis von malignen Zellen, schließt niemals aus, dass es sich bei dem untersuchten Prozess nicht doch um einen bösartigen Tumor handelt. Dagegen ist es nahezu ausgeschlossen, dass bei eindeutig nachgewiesenen malignen Zellformationen ein gutartiger Prozess vorliegt.

Relative Kontraindikationen

Der Eingriff kann bezüglich des untersuchungsbedingten Risikos mit einer Venenpunktion gleichgesetzt werden, es gibt daher auch nur in ganz seltenen Fällen relative Kontraindikationen. Das bedeutet, dass der Arzt bei gegebener Indikation dennoch die Untersuchung vornehmen kann. Relative Kontraindikationen sind:

- schwere Gerinnungsstörungen,
- Antikoagulanzientherapie,
- Brustimplantate.

Vorbereitung und Lagerung der Patientin

Nachdem der Untersuchungsablauf der Patientin erklärt wurde und optional dazu eine Einverständniserklärung unterschrieben vorliegt, wird die Patientin für die Biopsie gelagert. Die Lagerung variiert nach dem gewählten Verfahren. Für die freihandgeführte oder sonographische Punktion wird die Patientin so positioniert, dass sie während des gesamten Vorganges ruhig und bequem liegen kann, wobei die Rückenlage zumeist die angenehmste ist.

Bei stereotaktischem Vorgehen (s. unten) sollte die Patientin so gelagert werden, dass der kürzest mögliche Weg zur Läsion gewählt werden kann. Liegt der Befund z. B. lateral, entscheidet man sich für die lateromediale Projektion. Eine sitzende Position hat sich hier bewährt; ist die Patientin jedoch sehr ängstlich oder besteht eine erhöhte Kollapsgefahr, so kann sie auch im Liegen biopsiert werden.

In allen Fällen wird die Haut mit einem Sprühmittel (farblos) desinfiziert und bei sonographischer sowie freihandgeführter Punktion mit einem sterilen Lochtuch abgedeckt. Der Schallkopf wird in einem sterilen Beutel verpackt, der (steriles) Gel zur Ankopplung an die Haut enthält.

Keine Lokalanästhesie

Für die Feinadelbiopsie ist eine Lokalanästhesie nicht notwendig. Ängstlichen oder Patientinnen mit einer Spritzenphobie kann erklärt werden, dass die Lokalanästhesie den gleichen Einstich benötigt wie er ohnehin für die Biopsie notwendig ist. Außerdem ist lediglich die Haut schmerzempfindlich, im Drüsenkörper wird auch bei der Punktion mit kaliberstärkeren Nadeln niemals ein Schmerz angegeben.

Stärke der Nadel

In der Mehrzahl der Fälle können normale venöse Injektionskanülen für Venenpunktionen von 20–22 Gauge verwendet werden. Die Stärke der Nadel kann variieren, je nachdem, ob ein Knoten oder eine Zyste punktiert wird. Ein Knoten verlangt eine dünnere Nadel, da dann die Gefahr der Aspiration von Blut anstelle der gewünschten Zellen geringer ist.

Durchführung der Biopsie

Wenn die Nadelspitze den Knoten oder die Zyste erreicht hat, wird in der Spritze durch Ziehen des Kolbens ein Unterdruck herbeigeführt, der den Eintritt der Zellen in die Nadel ermöglichen soll. Eine Spritze mit einem Volumen von 10 ml ermöglicht einen ausreichenden Unterdruck, der auch gut mit der Hand während der Entnahme der Zellen gehalten werden kann. Zur Erleichterung dieses Manövers sind spezielle Geräte erhältlich (Abb. 8.2), sie sind jedoch nicht unbedingt erforderlich. Alternativ kann ein Verbindungsschlauch zwischen Nadel und Spritze geschaltet werden, der die Aspiration durch eine Hilfsperson ermöglicht.

„Stichelung" des Knotens

Unter Beibehaltung des in der Spritze erzeugten Unterdruckes wird der Knoten dann „gestichelt", d. h. das Material wird durch fächerförmiges Vor- und Zurückbewegen der Nadel gewonnen. Nach Möglichkeit sollte kein flüssiges Material (Blut) in die Spritze gesaugt werden, da man lediglich das Zellmaterial der Läsion untersuchen will. Nach Beendigung der Punktion wird die Nadeleintrittsstelle für 5 min mit einem Tupfer komprimiert, was die Patientin zumeist selbst übernehmen kann. Nach der Abdeckung mit einem Pflaster sind keine weiteren Maßnahmen notwendig und die Patientin kann sofort das Institut verlassen.

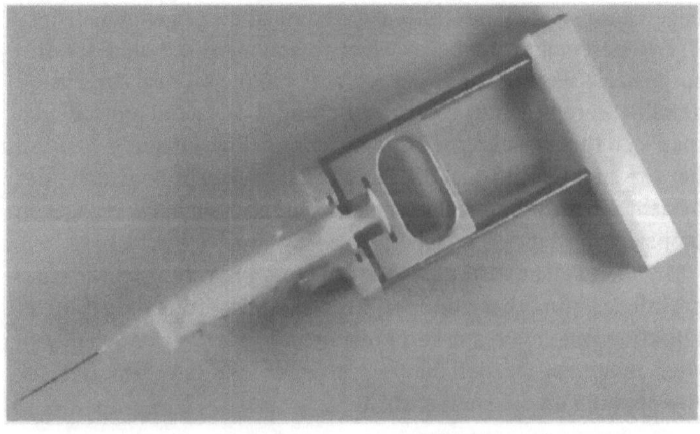

Abb. 8.2. Punktionshilfe zur Erzeugung von Unterdruck bei perkutaner Feinnadelbiopsie (Fa. Cameco). Zur besseren Handhabung kann ein Schlauch zwischen Kanüle und Halterung geschaltet werden

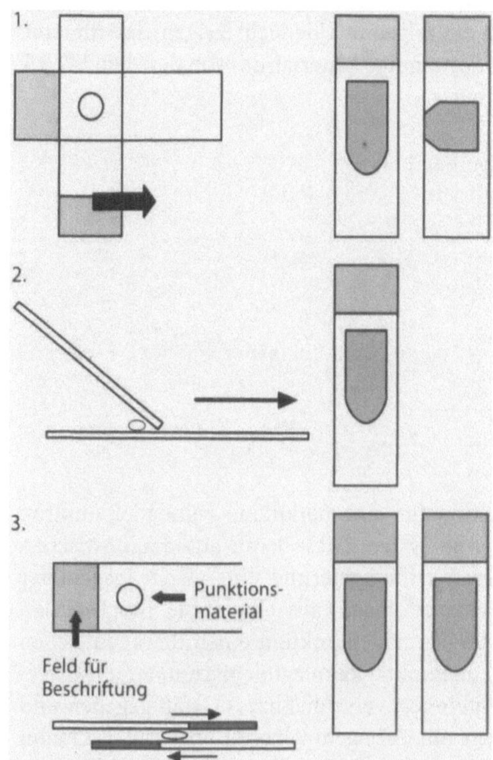

Abb. 8.3. Ausstreichen des Punktionsmaterials zur zytologischen Untersuchung bei einer Feinnadelbiopsie. Alle drei Methoden sind gleichwertig. Es muss ein dünner Film erzeugt werden, der schnell an der Luft trocknen kann

Aufbereitung zur zytologischen Untersuchung

Das aspirierte Material muss für die zytologische Untersuchung vorbereitet werden. Dazu wird es auf einem Objektträger durch Herausdrücken des Stempels ausgebreitet.

Es ist von großer Bedeutung, dass der Vorgang in folgender Reihenfolge abläuft:

- Nach Beendigung der Punktion werden Spritze und Nadel getrennt.
- Der Kolben der Spritze wird voll bis zum Anschlag aufgezogen und damit die Spritze mit Luft gefüllt.
- Die Nadel wird wieder fest auf die Spritze aufgesetzt.
- Der Kolben wird vorsichtig eingedrückt, die in der Spritze enthaltene Luft drückt das in der Nadel enthaltene Zellmaterial auf den Objektträger.
- Mit einem zweiten Objektträger wird das gewonnene Material ausgestrichen (Abb. 8.3).
- Der Objektträger trocknet einige Minuten an der Luft und wird dann mit einem Fixierspray besprüht.
- Der Objektträger wird sorgfältig beschriftet, damit eine eindeutige und sichere Identifikation möglich ist (Beschriftung *nur* mit einem Bleistift, anderes Schreibmaterial verfälscht die Färbung des Präparates!).
- Das Material ist dann versandfertig.

Abbildung 8.4 und die folgende Übersicht zeigen das für eine Feinnadelpunktion notwendige Material, das von der/dem MTRA vorbereitet werden muss.

Materialien für Feinnadelbiopsie
- Desinfektionsmittel für Haut (farblos)
- Tupfer/Kompressen
- Injektionskanülen (20 und 22 Gauge)
- 10-ml-Spritze
- Objektträger/Versandgefäß für Flüssigkeit
- 70% Alkohol (für Flüssigkeiten, Rücksprache mit Pathologen erforderlich)
- Fixierspray
- Bleistift (für Beschriftung der Objektträger)

Zystenpunktion

Eine weitere Indikation für eine perkutane Feinnadelpunktion ist die Entleerung von Zysten. Diese kann aus diagnostischen Gründen zur sicheren Differenzierung einer Zyste gegenüber einer soliden Struktur erfolgen. Falls eine Zyste Beschwerden verursacht, so hat die Feinnadelpunktion einen therapeutischen Effekt. Das gewonnene Punktat kann zytologisch untersucht werden. Dazu wird es in ein fest verschließbares Gefäß gegeben und im gleichen Volumen mit 70%igem Alkohol oder mit Formalin aufgefüllt (Rücksprache mit dem Pathologen erforderlich!). Das Gemisch kann in dem fest verschlossenen Behälter versandt werden.

Pneumozystographie

In seltenen Fällen wird heute noch die Pneumozystographie durchgeführt. Dazu wird nach vollständiger Aspiration der Flüssigkeit aus der Zyste die gleiche Menge Raumluft injiziert. Anschließend werden Aufnahmen in den zwei Standardprojektionen ausgeführt. Die mit Luft gefüllte Zyste ergibt einen negativen Kontrast zur Umgebung, es können dadurch die Binnenstrukturen beurteilt und damit evtl. in der Zyste vorhandene gut- oder bösartige Prozesse erkannt werden. Das Verfahren hat heute kaum noch Bedeutung, da es durch die Sonographie ersetzt werden kann.

Stanzbiopsie

Histologische Untersuchung

Es ist das Ziel der Stanzbiopsie, mehrere Gewebszylinder zu gewinnen, die eine histologische Diagnose (s. Abb. 8.1) zulassen. Vom diagnostischen Standpunkt aus ist somit die Stanzbiopsie der offenen, d. h. der operativ entnommenen Biopsie gleichwertig. Neben der exakten Klassifizierung eines Tumors können am Punktat z. B. der Östrogen-/Gestagenrezeptor, das Grading und andere Parameter bestimmt werden.

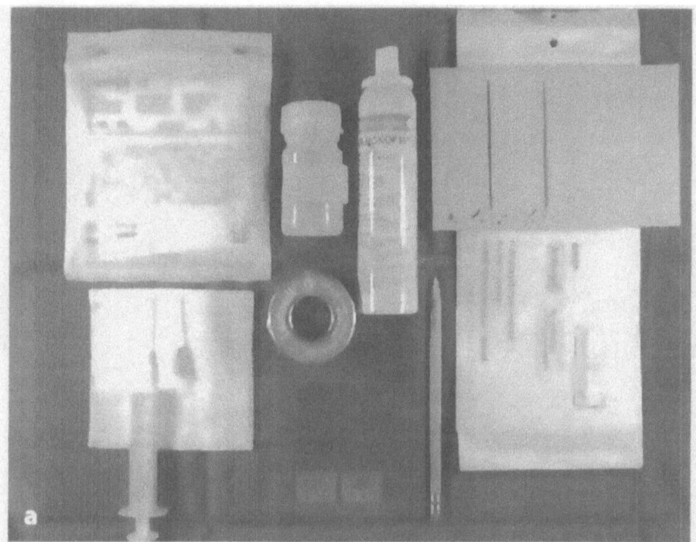

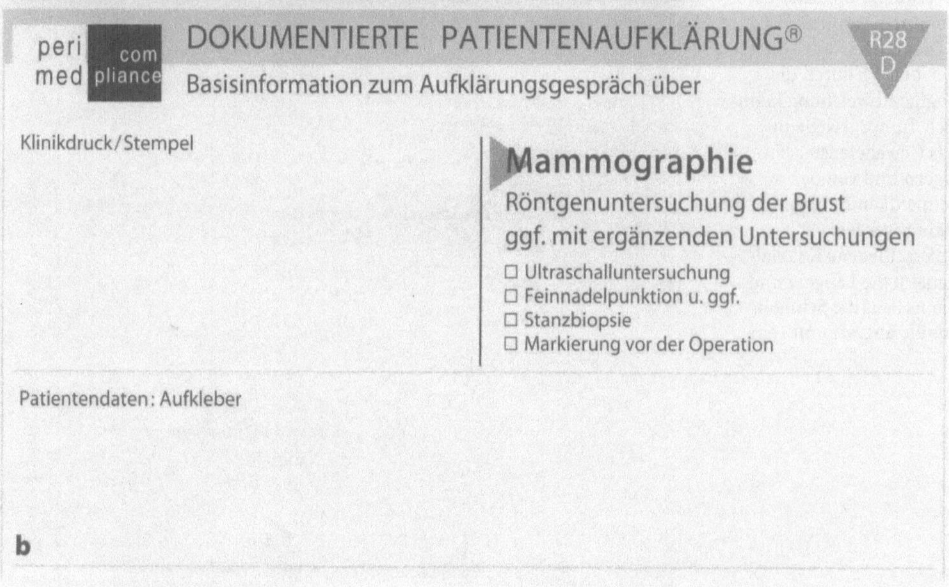

peri med com pliance

DOKUMENTIERTE PATIENTENAUFKLÄRUNG®

Basisinformation zum Aufklärungsgespräch über

R28 D

Klinikdruck/Stempel

Mammographie

Röntgenuntersuchung der Brust

ggf. mit ergänzenden Untersuchungen

- ☐ Ultraschalluntersuchung
- ☐ Feinnadelpunktion u. ggf.
- ☐ Stanzbiopsie
- ☐ Markierung vor der Operation

Patientendaten: Aufkleber

b

Abb. 8.4.
a Materialien für die Feinnadelbiopsie;
b Beispiel für ein Aufklärungsblatt für perkutane Biopsien und zur allgemeinen Information über die Mammographie (Perimed-Verlag)

Hochgeschwindigkeitsbiopsiegerät

Die sichere Entnahme des Zylinders wird heute allgemein mit einer Punktionskanüle vom Tru-cut-Typ unter Verwendung eines Hochgeschwindigkeitsgerätes durchgeführt (Abb. 8.5). Durch einen speziellen Mechanismus wird aus dem Gewebe ein Gewebszylinder herausgeschnitten, der dann auch sicher und verlustfrei aus der Brust herausgeführt werden kann. Nadel und Hochgeschwindigkeitspunktionsgerät werden auch zusammen als Einwegartikel angeboten.

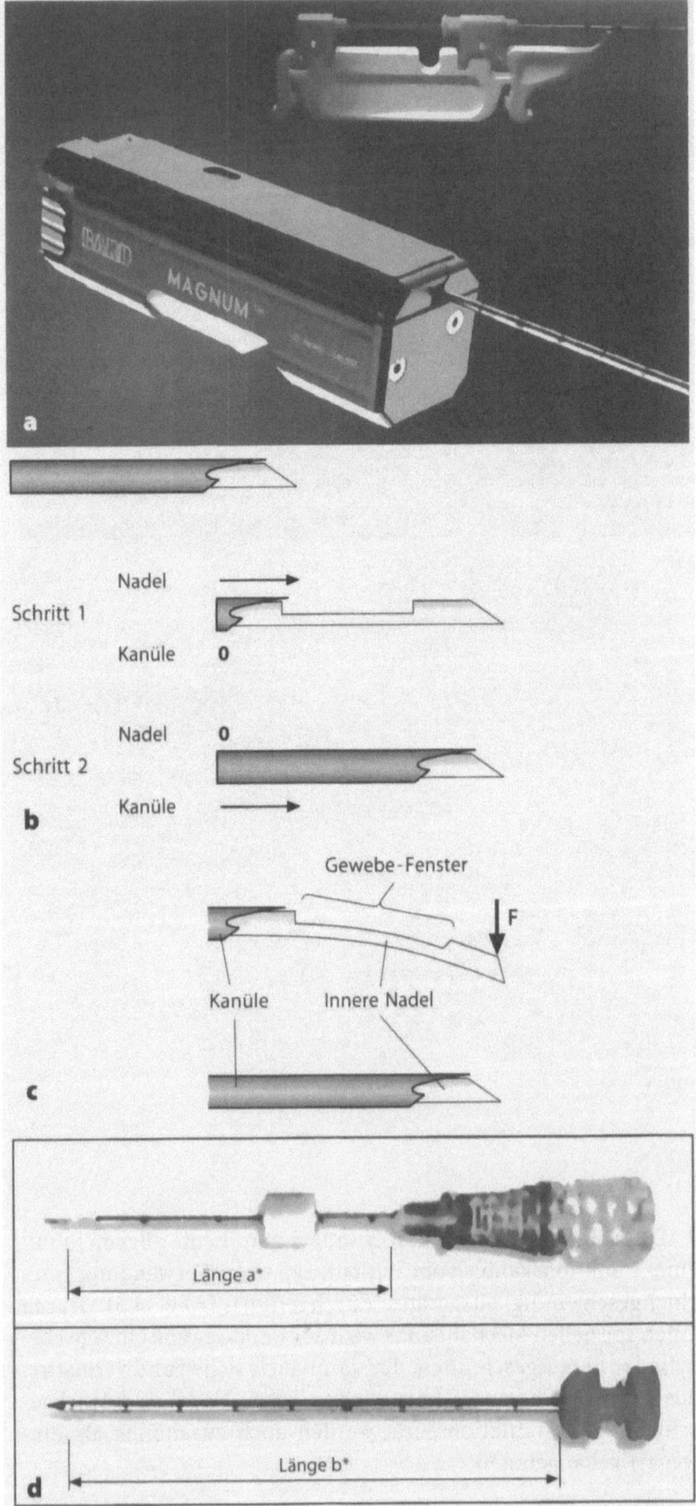

Abb. 8.5a–d. Hochgeschwindigkeitsstanzbiopsie.
a Gerät der Fa. Bard (früher Bip). Auf die Kanüle ist ein Abstandshalter montiert, der die Maße des Gerätes besitzt (wichtig für Längenmessung der Nadel).
b Funktion der Kanüle. Schritt 1: Der Innenmandrin mit der Aussparung für den Gewebszylinder durchdringt den Tumor. Schritt 2: Die Schneidkanüle trennt den Zylinder vom Gewebe ab. Nach Rückzug der Kanüle kann der Zylinder entnommen werden.
c Die innere Nadel ist flexibel (*F*), durch die bogige Abweichung kann sich Tumorgewebe in das Gewebefenster einlagern und von der Schneidkanüle abgetrennt werden.
d Verschiedene Koaxialnadeln; die Länge *a* und *b* muss auf die Schneidkanüle abgestimmt sein

Führung der Stanzbiopsie

Die Führung der Nadel kann erfolgen (s. Abb. 8.1):
- freihand nach Palpationsbefund,
- mit Hilfe des Ultraschalls,
- mammographisch-stereotaktisch,
- magnetresonanztomographisch.

Indikationen

Die Indikation ergibt sich für alle Läsionen, die mit den angegebenen Methoden detektiert werden (s. Abb. 8.1a) und die der weiteren Abklärung bedürfen.

Kontraindikationen

Generell gelten für die Stanzbiopsie die gleichen Kontraindikationen wie für die Feinnadelbiopsie. Die Indikation ist hier etwas strenger zu stellen, da Kanülen mit größerem Kaliber benutzt werden und daher die Gefahr einer Nachblutung etwas höher einzuschätzen ist.

Vorbereitung der Patientin

Die Vorbereitungen entsprechen der Feinnadelpunktion. Da der Eingriff allerdings invasiver ist, empfiehlt sich ein ausführliches Vorgespräch, möglichst anhand eines Aufklärungsbogens, und in jedem Fall die Bestätigung durch die Unterschrift der Patientin. Mögliche Komplikationen der Stanzbiopsie werden weiter unten beschrieben.

Je nach Wahl der Methode (Ultraschall, mammographisch-stereotaktisch oder magnetresonanztomographisch) sollte die Patientin über den Untersuchungsgang genau informiert werden, wodurch auch ihre Ängste und Befürchtungen abgebaut werden können.

Durchführung der Stanzbiopsie

Der eigentliche Punktionsvorgang ist bei allen Methoden identisch.

Zur Einführung der Punktionskanüle wird zunächst nach der Desinfektion eine Lokalanästhesie der Kutis vorgenommen (22er-Kanüle, 1% Lokalanästhetikum). Eine umfangreiche Infiltration des Brustdüsengewebes ist nicht notwendig, da dieses nicht schmerzempfindlich ist. Die Haut wird dann durch eine Stichinzision mittels eines Skalpells oder einer Lanzette eröffnet, sodass die Schneidkanüle ungehindert eingebracht werden kann.

Die Patientin sollte vorher auf den lauten Knall hingewiesen werden, der bei der Auslösung des Biopsiegerätes entsteht. Es werden immer 5–10 Proben nacheinander entnommen.

Koaxialtechnik

Zur Erleichterung der mehrfachen Probenentnahme kann eine Führungskanüle eingebracht werden, durch deren Lumen die Schneidbiopsiekanüle ein- und ausgeführt werden kann (Koaxialtechnik, s. Abb. 8.5d).

Vorteile

Die Koaxialtechnik wirkt sich in mehrfacher Hinsicht vorteilhaft aus:
- Es ist nur eine perkutane Punktion erforderlich.
- Die Koaxialkanüle ist stabiler als die Schneidkanüle, sie weicht daher auch bei sehr bindegewebsreichen, festen Mammae nicht aus.
- Der Anschliff des Innenmandrins ist spitzer und konzentrisch, die Nadel lässt sich daher leichter durch das Gewebe führen, was auch für die Patientin angenehmer ist.

- Die Koaxialkanüle bleibt immer vor der Läsion liegen, die Schneidkanüle kann für die mehrfache Probenentnahme mühelos und für die Patientin ohne Belästigung ein- und ausgeführt werden.
- Das Gewebe wird weniger traumatisiert, der Stichkanal wird geschützt, die Gefahr einer größeren Blutung verringert.

Nachteile

Nachteilig wirkt sich aus:
- Die Koaxialkanüle besitzt einer größeren Außendurchmesser als die Schneidkanüle, dies fällt jedoch durch den günstigeren Anschliff des Innenmandrins nicht ins Gewicht.
- Die Kosten sind höher.

Aufbereitung zur histologischen Untersuchung

Die Kanüle muss während des ganzen Vorganges steril bleiben. Es kann daher Probleme bereiten, das ausgestanzte Gewebsfragment aus der Aussparung für den Gewebszylinder zu lösen. Es hat sich bewährt, das Gewebe durch Aufträufeln von steriler 0,9%-NaCl-Lösung in das mit gepuffertem Formalin 5%ig etwa zur Hälfte gefüllte Transportgefäß zu spülen. Alternativ kann der Zylinder auch vorsichtig mit einer feinen Pinzette gefasst oder mit einer Lanzette abgehoben werden. Das Einführen der Nadel direkt in das Transportgefäß ist nicht zu empfehlen, da diese durch Berührung des Transportgefäßes entweder unsteril werden kann oder das gewebstoxische Formalin das Brustdrüsengewebe kontaminiert, wenn die Kanüle nicht mit NaCl-Lösung abgespült wurde.

Auf eine sorgfältige Beschriftung des Transportgefäßes und den sicheren Verschluss muss unbedingt geachtet werden. Eine Aufstellung der für die Stanzbiopsie erforderlichen Materialien gibt Abb. 8.6 und folgende Übersicht.

Materialien für Stanzbiopsie
- Desinfektionsmittel für Haut (farblos)
- 2-ml-Spritze
- Injektionskanüle 22 Gauge
- 1% Lidocain
- Skalpell/Lanzette (für Hautinzision)
- Steriles Lochtuch
- Sterile Handschuhe
- Tupfer/Kompressen
- Hochgeschwindigkeitspunktionsgerät
- Stanzbiopsiekanüle 14 Gauge
- evtl. Koaxialkanüle 13 g
- Pinzette/Blutlanzette/Spritze mit 0,9%NaCl
- Versandgefäß mit gepuffertem Formalin 5%
- Klammerpflaster
- Ggf. elastische Binde

Anmerkung: Vorher Aufklärung!

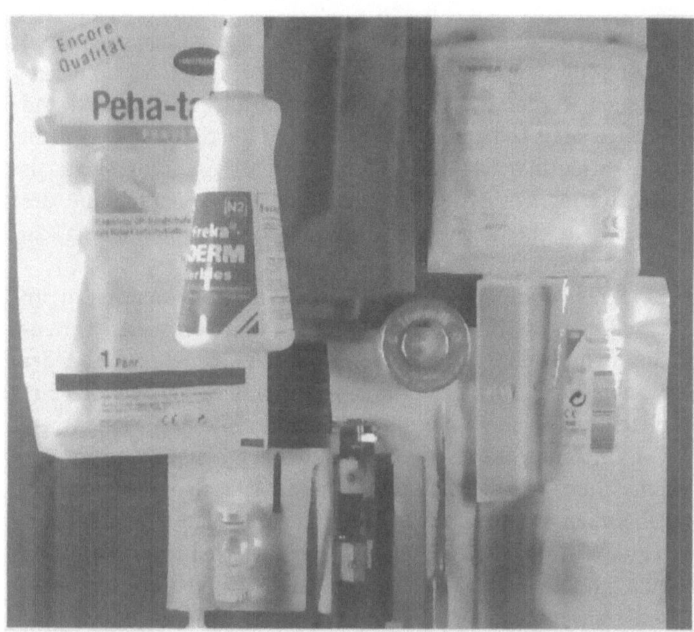

Abb. 8.6. Materialien für die Stanzbiopsie

Verhinderung einer Nachblutung

Nach Beendigung des Eingriffes wird zur Verhinderung einer Nachblutung eine Kompression der Punktionsstelle über 20–30 min vorgenommen. Dazu wird die Patientin in eine stabile, bequeme Rückenlage gebracht und die Stichinzision mit einer sterilen Platte abgedeckt. Ein Sandsack erleichtert der Patientin den breitflächigen Druck, der mit beiden Händen ausgeübt werden kann. Nach erfolgter Kompression wird die Stichinzision mit einem sterilen Klammerpflaster verschlossen. Andere Untersucher verzichten auf eine längere Kompression, die auch den Untersuchungstisch blockiert, und legen der Patientin einen elastischen, zirkulär den gesamten Thorax umschließenden Kompressionsverband an oder benutzen vorgefertigte Verbände mit Klettverschluss, wie sie in der Chirurgie üblich sind.

Nachsorge

Der Patientin sollte eine Stelle genannt werden (behandelnder Haus- oder Frauenarzt, Ambulanz des Krankenhauses), an die sie sich bei irgendwelchen Auffälligkeiten im Anschluss an die Biopsie wenden kann.

Komplikationen der Stanzbiopsie

Blutungen

- Starke Nachblutungen, die einer chirurgischen Behandlung bedürfen, sind äußerst selten, sie kommen dann vor, wenn das Gerinnungssystem der Patientin gestört ist.

Infektionen

- Infektionen sind bei sorgfältigem sterilem Arbeiten nahezu ausgeschlossen, sie bedürfen gegebenenfalls fachärztlicher Behandlung.

Verletzung der Thoraxwand, Pneumothorax

- Eine Verletzung der Thoraxwand, im schlimmsten Fall mit Ausbildung eines Pneumothorax, kann immer dadurch vermieden werden, dass die Punktion parallel zur Thoraxwand erfolgt. Man sollte aber an diese Komplikation denken, wenn die Patientin nach einer Punktion über Atemnot klagt; als wichtigste Maßnahme ist dann eine Röntgenaufnahme des Thorax in entsprechender Technik (Exspirationsstellung) zu veranlassen.

Zellverschleppung

- Eine Zellverschleppung mit Ausbildung von Metastasen im Stichkanal erfolgt entgegen der Meinung von vielen Patientinnen und auch Ärzten weder bei der Feinnadel- noch bei der Stanzbiopsie. Dies geht aus langjährigen vergleichenden Beobachtungen an Patientinnen mit und ohne Punktionen hervor. Auch aus der heutigen Kenntnis der Zellbiologie ist eine Entstehung von so genannten Impfmetastasen höchst unwahrscheinlich. Die maligne Zelle, die künstlich aus ihrem Zellverband während einer Punktion herausgetrennt wurde, muss sich am Ort ihrer Verschleppung an die Umgebung anpassen, um sich weiter teilen zu können. Nach unseren derzeitigen Kenntnissen erfolgt dies im Mammagewebe nicht. Außerdem ist zu berücksichtigen, dass bei einem durch Nadelbiopsie gesicherten malignen Prozess immer eine adäquate Therapie mit mindestens einer operativen Entfernung des Knotens, wenn nicht gar einer vollständigen Ablatio der Brust erfolgt. Nicht zuletzt aus diesem Grunde soll der Zugangsweg für die Punktion dem entsprechen, den der Chirurg bei seinem Eingriff einschlägt.

Vakuumbiopsie

Prinzip

Als neues Verfahren hat sich die Vakuumbiopsie bereits fest etabliert. Sie kann sonographisch, mammographisch und auch magnetresonanztomographisch gesteuert werden. Bei dem am häufigsten angewandten Verfahren mit dem Mammotome der Fa. Ethicon wird durch das Vakuum Gewebe in die Nadel hineingezogen und durch ein rotierendes Messer Gewebe abgetrennt (Abb. 8.7). Die Gewebszylinder können durch Retraktion der Schneidkanüle aus dem Gerät herausgenommen und direkt in einen zur Einbettung geeigneten Behälter eingebracht werden.

Vorteile

Der Vorteil besteht in der Gewinnung von ausreichendem Material zur histologischen Untersuchung, wobei die Nadel während des gesamten Vorganges immer an der Entnahmestelle verbleiben kann. Ein weiterer Vorteil liegt darin, dass auch Blut und Gewebsflüssigkeit abgesaugt werden, sodass größere Hämatome nicht entstehen können.

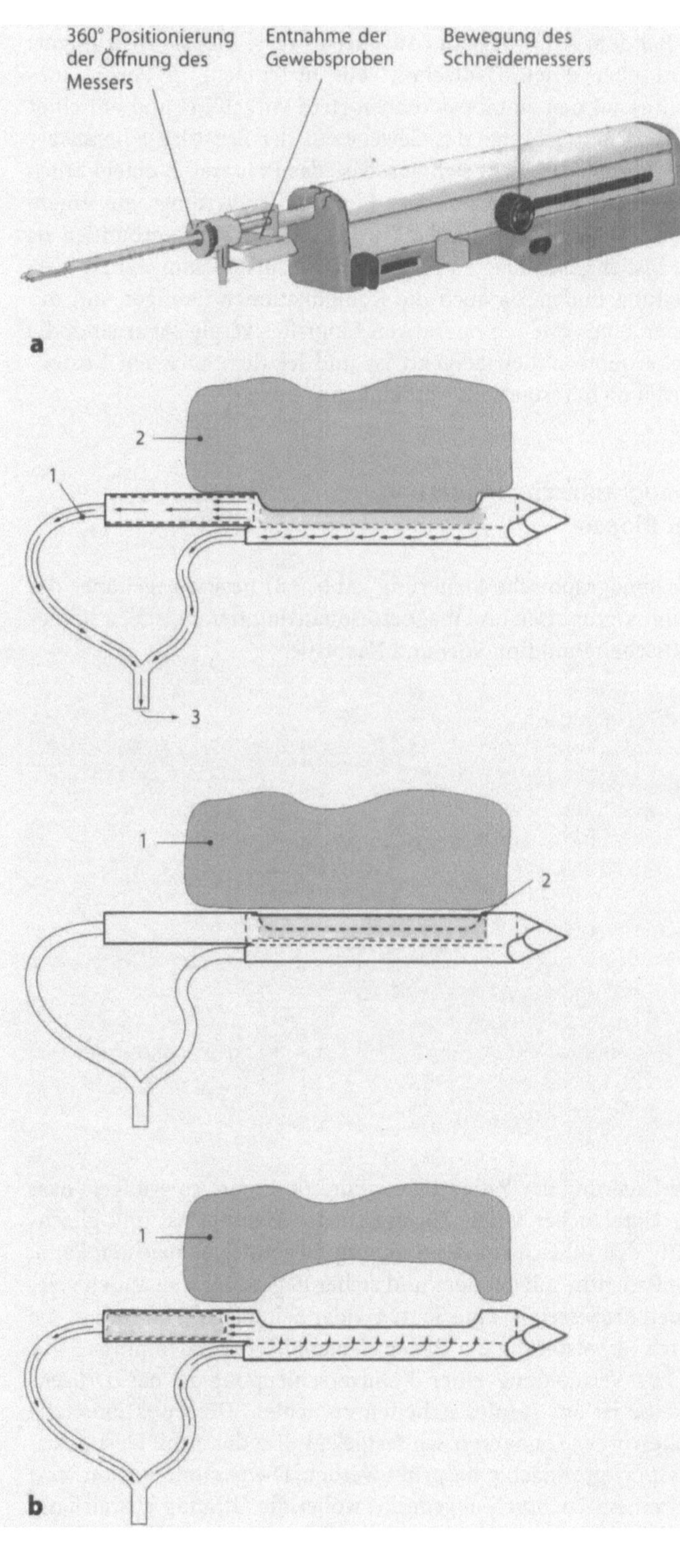

Abb. 8.7a,b. Aufbau und Funktion eines Gerätes für die Vakuumsaugbiopsie. **a** Aufbau des Mammotome (Fa. Ethicon). Die Vakuumpumpe mit Auffangbehälter ist nicht dargestellt. **b** Prinzip der Vakuumsaugbiopsie. A: Nach Platzierung der Außenkanüle im Tumorgewebe (*2*) wird dieses durch das Vakuum (23–25 mmHg) angesaugt und durch das rotierende Messer abgetrennt (*1*). Der abführende Schlauch führt zum Kontrollmodul und zur Vakuumpumpe (*3*). B: Nach Beendigung des Schneidevorgangs wird das Vakuum gestoppt, die Schneidvorrichtung befindet sich in vorderster Position (*2*). C: Die Probe wird aus der Außenkanüle herausgeführt und kann entnommen werden. Kleine Löcher in der Probenentnahmeöffnung sorgen für einen Luftaustausch. Der Vorgang A–C wird nach Drehen der Öffnung des Messers (s. Abb. 8.7a) wiederholt. Es werden zumeist zwei bis drei Umdrehungen um 360° vorgenommen und dabei jeweils 6-8 Proben entnommen

ABBI-System

Bei dem ABBI-System (*A*dvanced *B*reast *Bi*opsie *I*nstrument) wird über einen Hautschnitt ein Instrument in Form eines Rohres auf den zu biopsierenden Herd vorgeführt und mit einer elektrischen Schlinge das Gewebe aus der Brustdrüse herausgelöst. Vorteilhaft wirkt sich aus, dass das Präparat in einem Stück untersucht werden kann. Der Eingriff ist allerdings mit einem größeren technischen und chirurgischen Aufwand verbunden als die bisher geschilderten Methoden. Er dürfte kaum weitere Verbreitung finden, da auch die Komplikationen häufiger und mit denen eines offenen operativen Eingriffes vergleichbar sind, die Trefferquote unbefriedigend ist und letztlich auch ein Kostenvorteil nicht festgestellt werden kann.

Sonographische Steuerung der Biopsie

Die sonographische Steuerung (Abb. 8.8) besitzt gegenüber der mammographisch und magnetresonanztomographischen stereotaktischen Punktion Vor- und Nachteile.

Vorteile

Die Vorteile sind:
- Die Patientin liegt bequem in Rückenlage,
- geringerer Zeitaufwand,
- thoraxwandnahe Läsionen können punktiert werden,
- keine Strahlenexposition,
- geringere Kosten.

Nachteile

Nachteile können sein:
- nur sonographisch erkennbare Veränderungen von >0,5 cm können punktiert werden,
- Mikroverkalkungen sind nicht geeignet,
- retromammillär gelegene Prozesse können sonographisch nicht sicher erfasst werden, daher ist auch eine Punktion häufig nicht möglich.

Lagerung zur sonographischen Punktion

Die Lagerung der Patientin zur Punktion muss so erfolgen, dass der Untersucher freien Zugang zu der Mamma hat und gleichzeitig den Bildschirm des Sonographiegerätes beobachten kann. Die Patientin soll bequem und sicher liegen, bei weit außen gelegenen Prozessen ist eine Schräg- oder Seitenlage erforderlich, die durch Abpolsterung der Patientin stabilisiert werden muss.

Steriles Vorgehen

Zur Vermeidung einer Keimverschleppung in das Drüsengewebe ist auf steriles Arbeiten zu achten. Die Punktionsstelle sollte vorher sonographisch festgelegt und dann mit Desinfektionsspray großflächig besprüht werden. Die gesamte Region wird mit einem Lochtuch abgedeckt, wobei die Öffnung ausreichend

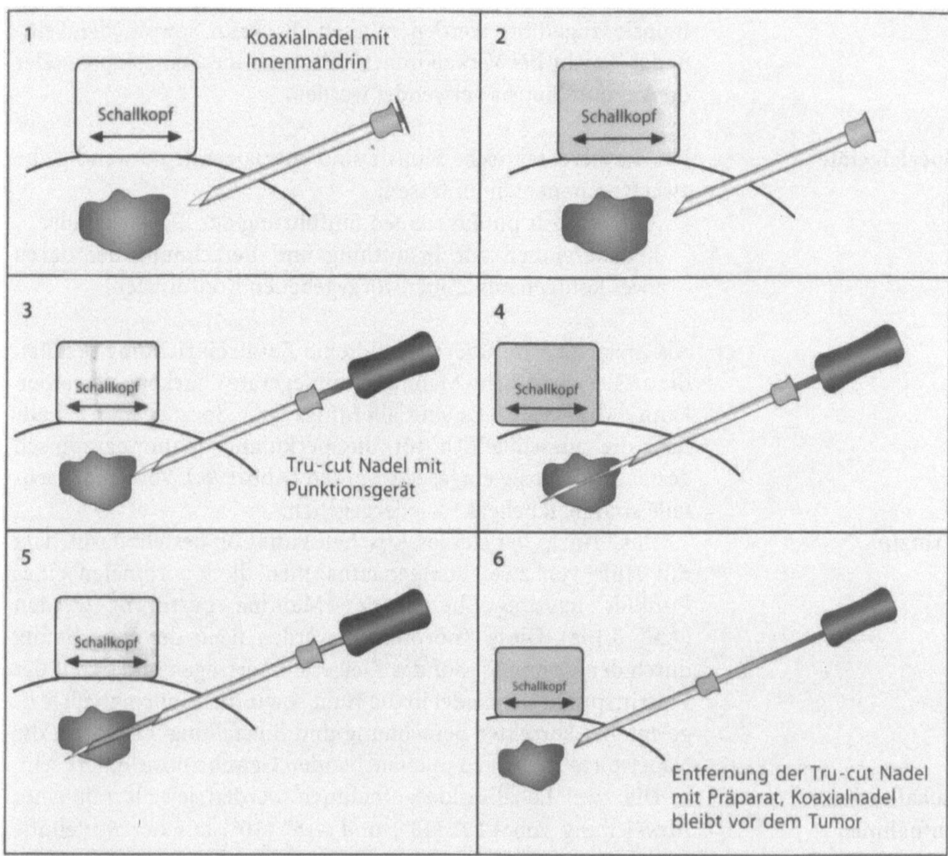

Abb. 8.8. Schematische Darstellung der ultraschallgeführten Stanzbiopsie in Koaxialtechnik

groß genug sein muss, um Punktionsstelle und Ultraschallkopf aufzunehmen. Zur Ankopplung an die Körperoberfläche der Patientin wird steriles Gel verwendet.

Die notwendigen Maßnahmen zur Behandlung der Proben wurden oben bereits beschrieben.

Mammographisch-stereotaktisch gesteuerte Biopsie

Indikationen

Die mammographisch gesteuerte Biopsie wird immer dann notwendig, wenn ein verdächtiger Herd im Röntgenbild sicher identifiziert wird, der aber weder palpiert noch im Sonogramm zu orten ist. Diese Situation tritt am häufigsten bei typischen gruppierten Verkalkungen auf, die nicht als benigne eingestuft werden können, die aber nicht unbedingt einer offenen chirurgischen

Biopsie zugeführt werden müssen. Es kann sowohl die Feinnadel- (nicht bei Verkalkungen) als auch die Stanzbiopsie oder die Vakuumbiopsie verwendet werden.

Spezialgeräte

Für die stereotaktische Biopsie sind Spezialgeräte notwendig, die zwei Komponenten umfassen:
- Zielgerät zur punktgenauen Einführung der Biopsiekanüle,
- Rechnereinheit zur Ermittlung und Berechnung der durch zwei Röntgenaufnahmen vorgegebenen Koordinaten.

Als Zielgerät wird überwiegend eine Zusatzeinrichtung benutzt, die an herkömmliche Mammographiegeräte angekoppelt werden kann (Abb 8.9a,b). Es sind allerdings auch Spezialgeräte erhältlich, die ausschließlich für die perkutane, mammographisch gesteuerte Biopsie eingesetzt werden (Abb. 8.9c). Vor- und Nachteile sind in Tabelle 8.1 wiedergegeben.

Prinzip

Das Prinzip der stereotaktischen Punktion besteht darin, dass mit Hilfe von zwei Röntgenaufnahmen die Koordinaten eines Punktes in drei Ebenen der Mamma bestimmt werden (Abb. 8.10a). Diese Koordinaten werden nach der Berechnung durch den Computer auf das Zielgerät übertragen und damit der Eintrittspunkt der Nadel in die Haut sowie die Eindringtiefe festgelegt. Bei korrekter Berechnung und Einstellung wird dann die Nadelspitze in dem zu untersuchenden Gewebe positioniert sein.

Lokalisationsaufnahmen

Die zwei Lokalisationsaufnahmen werden jeweils mit einer Abweichung von +15° (10°) und –15° (10°) aus der Mittellinie angefertigt. Aus der Abweichung der zu punktierenden Verände-

Tabelle 8.1. Vor- und Nachteile verschiedener Geräte für die mammographisch-stereotaktische Biopsie

Vorteile	Nachteile
Zusatzgeräte	
Kein zusätzlicher Raumbedarf	Thoraxwandnahe Läsionen können schlecht erfasst werden
Geringere Investitionskosten	Überwiegend sitzende Position (Kollapsgefahr)
Gerät auch für andere Untersuchungen zu benutzen	Patientin kann Punktionsvorgang mitverfolgen
Spezielle Punktionsgeräte	
Liegende Position	Zusätzlicher Raumbedarf
Thoraxwandnahe Läsionen können punktiert werden	Hohe Kosten
Patientin sieht den Punktionsvorgang nicht	Ausschließlich für Biopsien und Markierungen geeignet

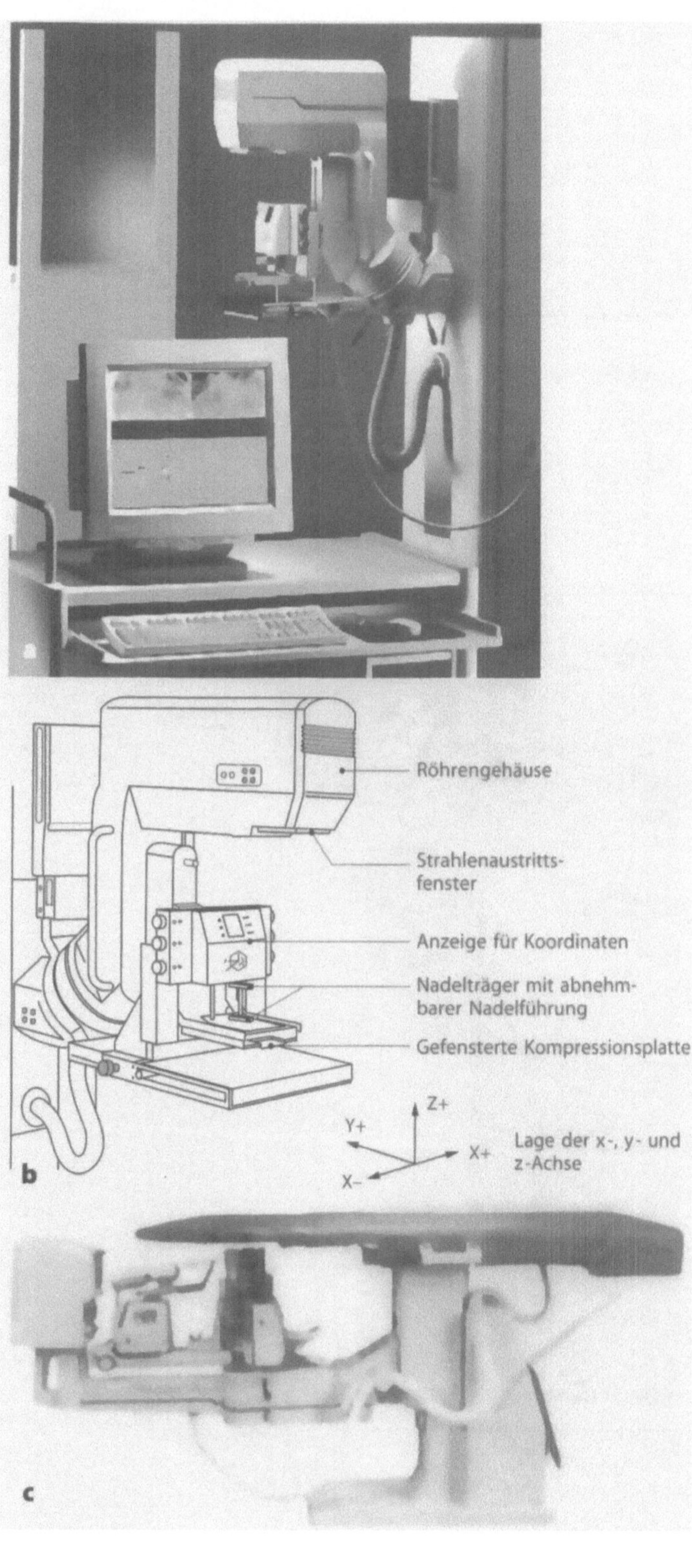

Abb. 8.9a–c.
Geräte für die mammographisch-stereotaktische Biopsie.
a Mammographiegerät mit stereotaktischem Objekttisch als Zusatzgerät sowie Spot- und Biopsiesystem zur digitalen Zielaufnahme und Nachverarbeitung (Fa. Siemens);
b schematische Darstellung der Stereotaxieeinheit mit Lage der verschiedenen Achsen;
c Spezialgerät für stereotaktische Biopsie und präoperative Markierung in digitaler Technik (Fa. United Medical Systems-Ethicon)

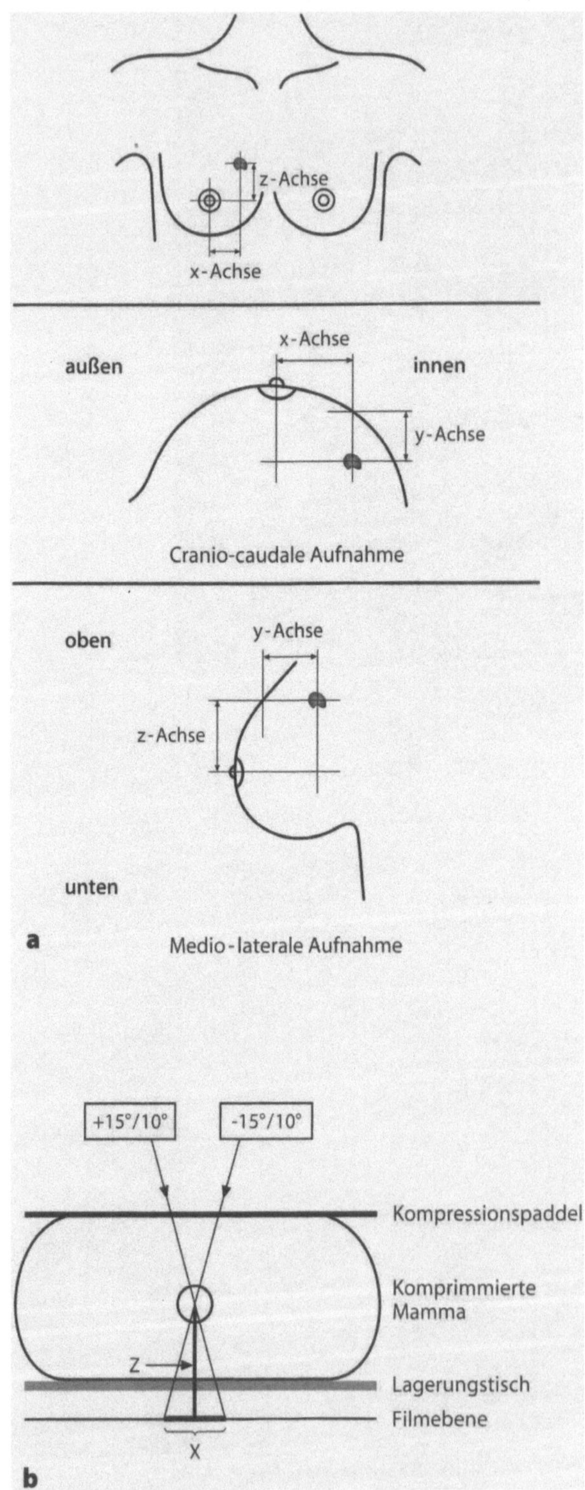

Abb. 8.10a,b. Mammographisch stereotaktische Biopsie. **a** Lage der x-, y- und z-Achse in der Frontalansicht der Patientin, der kraniokaudalen und der mediolateralen Aufnahme; **b** Prinzip der Stereoaufnahmen. Aus der gemessenen Strecke x kann die Strecke z, also die Tiefe der Läsion berechnet werden

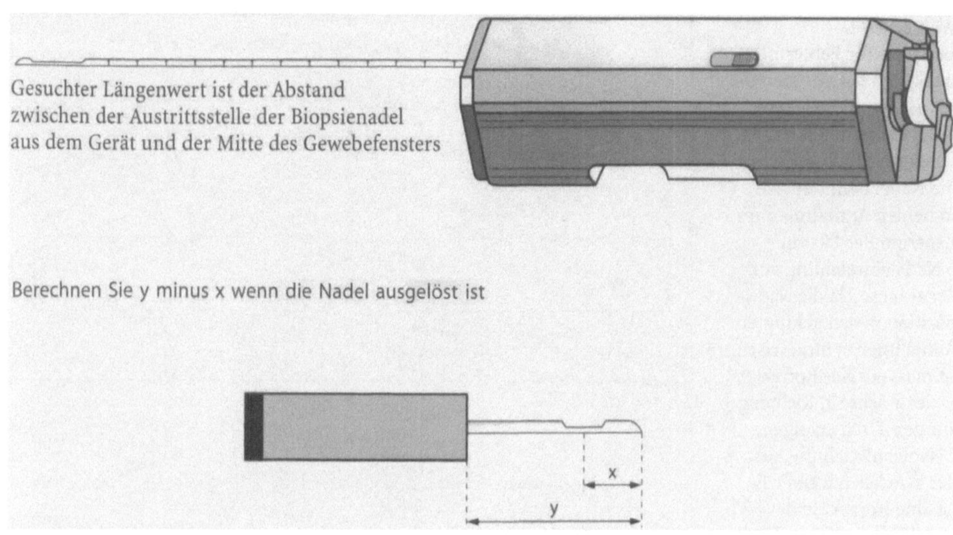

Beispiel: y = 100 mm
x = 16 mm
y-x = 84 mm

Abb. 8.11. Bestimmung der Nadellänge für die mammographisch stereotaktische Stanzbiopsie. Die Nadellänge muss so berechnet werden, dass das Gewebefenster(s. Abb. 8.5c) in die Mitte der Läsion gebracht wird

rung aus der Mittellinie kann die Tiefe berechnet werden (Abb. 8.10b). Diese im Prinzip einfache Rechnung wird vom Computer ausgeführt.

Geräteeinstellung

Voraussetzung für die Einstellung am Gerät ist die Kenntnis der Nadellänge. Dabei muss bei der Stanzbiopsie die zu punktierende Läsion voll in der Einkerbung der Nadel liegen und nicht davor (s. Abb. 8.5c). Daher muss je nach Typ der Nadel eine Korrektur der Einstichtiefe, die mit dem Computer berechnet wurde, vorgenommen werden (Abb. 8.11).

Korrekte Nadellage

Vor und nach der Punktion werden jeweils erneut zwei Aufnahmen angefertigt, um die korrekte Nadellage zu dokumentieren. Es muss dabei darauf geachtet werden, dass die Spitze der Nadel exakt im Zentrum der Läsion gelegen ist, da die Nadel sonst leicht ihr Ziel verfehlt (Abb. 8.12).

Es kann schwierig sein, die Nadel in sehr festes Mammagewebe einzuführen, wobei auch eine Abweichung von der berechneten Richtung durch Verbiegung der Nadel eintreten kann. Es muss daher die exakte Nadelführung durch die sterile Halterung gewährleistet sein. Die Nadel sollte durch drehende Bewegungen eingeführt werden.

Koaxialtechnik

Die mammographisch stereotaktische Punktion kann auch in Koaxialtechnik vorgenommen werden, wie sie mit ihren Vor- und Nachteilen bei der ultraschallgeführten Punktion beschrieben wurde.

Abb. 8.12a–l. Beispiele für Fehlermöglichkeiten bei der stereotaktischen Biopsie und präoperativen Makierung. **a** Keine Nadelabweichung, die Nadel befindet sich in beiden Aufnahmen im Zentrum der Läsion. **b** Nadelabweichung auf der z-Achse. Da die Nadelposition in den gekippten Aufnahmen symmetrisch ist, muss nur eine Korrektur in der z-Achse in Richtung auf den Tisch erfolgen. **c** Nadelabweichung auf der z-Achse (zu tief). Es ist eine Korrektur der Nadel in der z-Achse durch Rückzug erforderlich. **d** Nadelabweichung auf der x-Achse. Die Nadel muss nach rechts verschoben werden. **e** Nadelabweichung auf der y-Achse (häufig, die Patientin rutscht aus dem Gerät heraus). Die Nadel muss nach hinten verschoben werden. Der Strahlengang kann in dieser Projektion nicht dargestellt werden. **f** Nadelabweichung auf der x- und y-Achse. Die Nadel muss nach rechts und nach vorne, also von der Patientin weg, verschoben werden. **g–l** Phantomaufnahmen der in **a–f** schematisch dargestellten Situationen

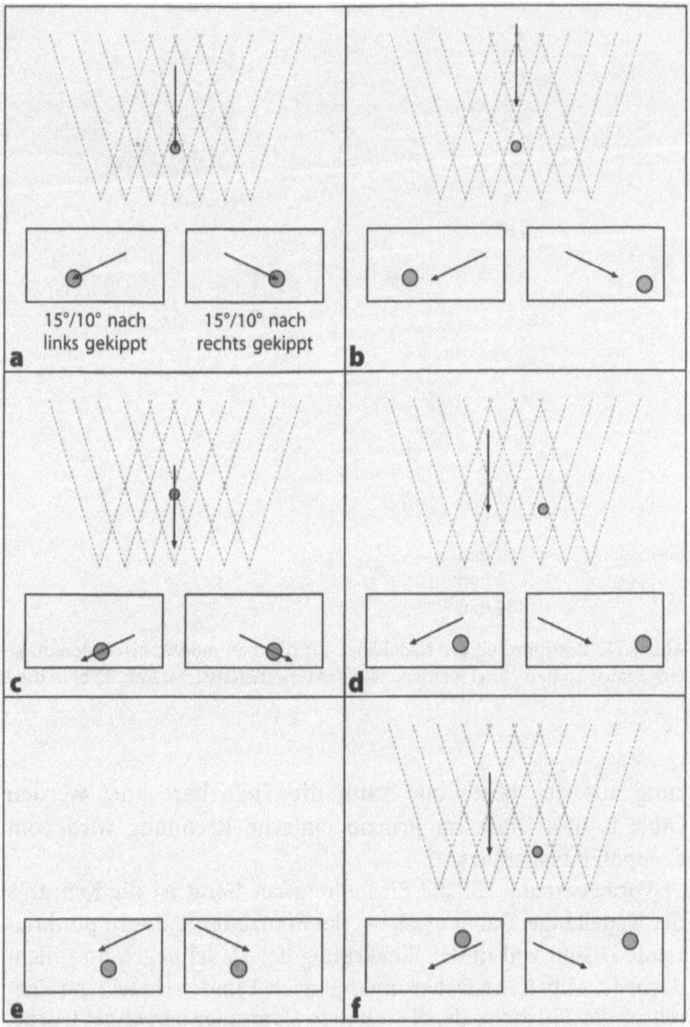

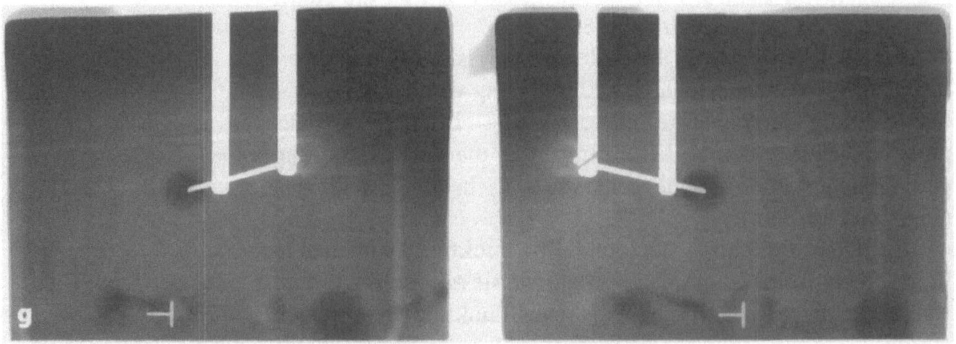

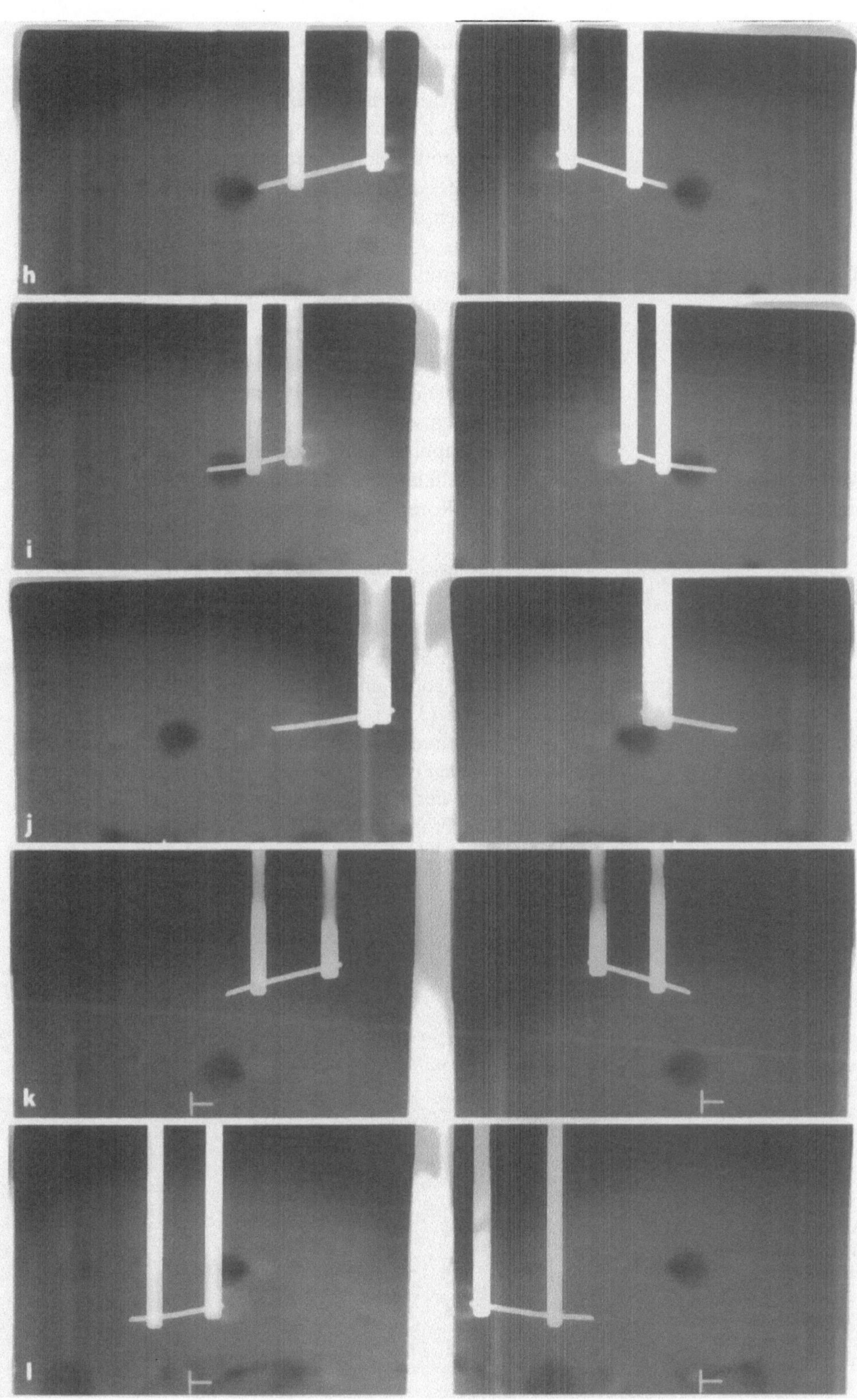
h
i
j
k
l

Da bei der Stanzbiopsie die Nadelspitze die zu punktierende Läsion überragt, kann es vorkommen, dass insbesondere bei kleinen Mammae die Nadel an der Gegenseite der Brust wieder heraustritt und auch den Lagerungstisch beschädigt. Dies kann durch eine Kunststoffunterlage verhindert werden.

Während des gesamten Lokalisations- und Punktionsvorganges muss die Patientin mit der komprimierten Brust sitzen oder liegen bleiben. Zur Abkürzung des gesamten Vorgangs werden daher heute digitale Systeme für die Bildgebung benutzt (s. Abb. 8.9a u. c und Kap. 13: Digitale Techniken). Dadurch wird die Maßnahme erheblich beschleunigt, da nach jeder Aufnahme ein Sofortbild vorliegt, das unmittelbar weiter verarbeitet werden kann. Die heute erhältlichen Systeme sind allerdings in den Anschaffungskosten sehr hoch.

Digitale Technik

Zur mammographisch stereotaktischen Biopsie ist eine besonders sorgfältige Aufklärung der Patientin erforderlich. Kontraindikationen und Komplikationsmöglichkeiten wurden bereits oben beschrieben.

Vorbereitung der Patientin

Von besonderer Bedeutung für ein gutes Ergebnis ist die bequeme und sichere Positionierung der Patientin, denn durch Patientenbewegungen kann die Läsion falsch berechnet werden. Bei der Biopsie im Sitzen muss unbedingt ein Spezialstuhl benutzt werden, da sonst eine artefaktfreie Untersuchung nicht möglich ist (Abb. 8.13).

Positionierung

Vorgehen

Die Brust wird unter Zuhilfenahme der gefensterten Kompressionsplatte so gelagert, dass die zu punktierende Läsion möglichst in der Mitte des Fensters positioniert ist. Zur Überprüfung fertigt man eine Probeaufnahme im senkrechten Strahlengang an. Auch bei den Zielaufnahmen in +15°(10°) und –15°(10°) be-

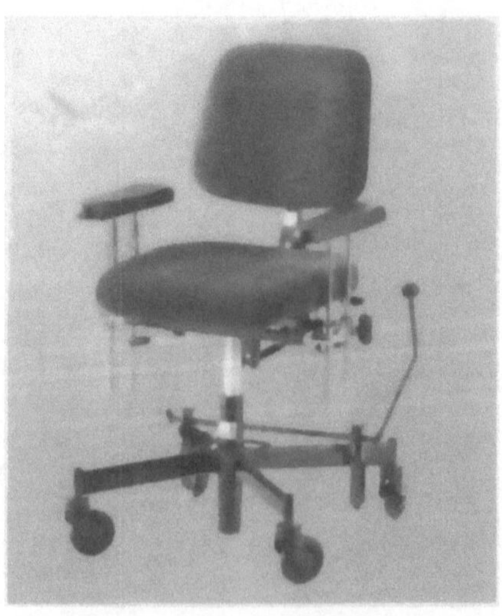

Abb. 8.13. Beispielhafte Abbildung eines einfachen Stuhls für mammographisch stereotaktische Biopsien und Markierungen (Fa. Siemens)

findet sich der Befund jetzt in der Fenstermitte. Es sollte immer der kürzeste Zugangsweg gewählt werden. Es kann in jeder Projektion, also auch in Schrägposition, stereotaktisch gearbeitet werden.

Fehlermöglichkeiten

Am häufigsten sind folgende Fehler zu berücksichtigen:
- Patientenbewegung zwischen den einzelnen Schritten,
- Befund wurde auf der rechten und linken Stereoaufnahme nicht identisch eingestellt,
- Nadellänge wurde nicht richtig berechnet.

Maßnahmen zur Abhilfe werden weiter unten im Abschnitt „Präoperative Markierung" dargestellt.

Magnetresonanztomographisch gesteuerte Biopsie (MR-Biopsie)

Indikationen

Wird bei einer MR-Mammographie eine verdächtige Veränderung diagnostiziert, die histologisch weiter abgeklärt werden muss, so wird zunächst versucht, diesen Befund mit der Mammographie oder Sonographie zu korrelieren und mit einer dieser beiden Methoden zu biopsieren oder für eine Operation zu markieren. Gelingt dies nicht, so muss die Läsion im MR-Gerät punktiert werden. Die dazu notwendigen Lokalisationsgeräte befinden sich z.Z. noch in der Entwicklung. Die Vakuumbiopsie mit dem Mammotome ist auch im Magnetfeld eines Hochfeldmagneten einsetzbar. Die z.Z. noch laufenden Studien werden über Praktikabilität und Zuverlässigkeit dieser Methode Auskunft geben.

Präoperative Markierung

Indikationen

Wenn ein nicht tastbarer Herd nicht durch eine perkutane Punktion abgeklärt werden kann oder eine sonstige Indikation besteht, so muss er operativ mittels einer offenen Biopsie aus der Brust entfernt werden. Es handelt sich dabei zumeist um Veränderungen, die mit bildgebenden Verfahren als malignomverdächtig eingestuft werden, die also aus der Brust beseitigt werden müssen. Der Operateur kann sich an den mammographischen Aufnahmen nicht ausreichend orientieren, da diese in einer senkrechten Position und unter Kompression angefertigt wurden, während die Patientin sich bei der Operation in Rückenlage befindet. Außerdem können auch bei eröffneter Brust einige maligne Herde, wie z. B. das DCIS (Duktales In-situ-Karzinom, s. Kap. 15: Frühdiagnose des Mammakarzinoms), nicht getastet werden.

Der Chirurg benötigt daher eine Markierung, die ihm die Orientierung während des Eingriffes ermöglicht.

Markierung

Diese Markierung kann erfolgen:
- ultraschallgezielt,
- mammographisch,
  - freihand,
  - stereotaktisch,
- computertomographisch,
- magnetresonanztomographisch.

Materialien für die Markierung

Für die Markierung kommen folgende Materialien zur Anwendung:
- flüssige Materialien, die sowohl röntgenologisch als auch mit dem Auge sichtbar sind (Kontrastmittelfarbstoffgemisch mit und ohne Zusatz eines gefäßverengenden Medikaments (Adrenalin), Medizinalkohle,
- Markierungsdrähte unterschiedlicher Konfiguration.

Flüssige Materialien

Die Markierung mit flüssigen Materialien ist heute weitgehend verlassen, da sie verschiedene Nachteile aufweist. Vor allem ist die diffuse und nicht kontrollierbare Ausbreitung des flüssigen Gemisches zu nennen, die eine genaue Lokalisation unter der Operation nicht zulässt; außerdem kann die nachfolgende histologische Aufarbeitung beeinträchtigt werden.

Drahtmarkierung

Für die Markierung mit einem Drahtanker stehen heute unterschiedliche Materialien zur Verfügung, die Vor- und Nachteile aufweisen (Abb. 8.14).

Folgende Anforderungen werden an die Markierungsdrähte gestellt:
- präzise Einführung in das Gewebe,
- gute Sichtbarkeit im Ultraschall- und Röntgenbild,
- hohe Stabilität und Bruchfestigkeit,
- sichere Fixierung in der zu markierenden Läsion,
- gut für den Chirurgen zu ertasten,
- leicht aus der Brust zu entfernen.

Zugangswege für die Markierung

Während früher die Markierung nach Möglichkeit von der Perimamillärregion aus ventrodorsal vorgenommen wurde, hat man diesen Weg heute weitgehend verlassen. Es soll heute der Punktionsweg gewählt werden, den auch der Chirurg bei seinem operativen Vorgehen einschlägt. Dies ist der Weg, bei dem die zu entfernende Läsion am nächsten zur Hautoberfläche gelegen ist, sodass möglichst wenig Drüsengewebe traumatisiert werden muss. Außerdem bieten ventrodorsale Markierungen die Gefahr einer Verletzung der Thoraxwand mit der Möglichkeit eines Pneumothorax.

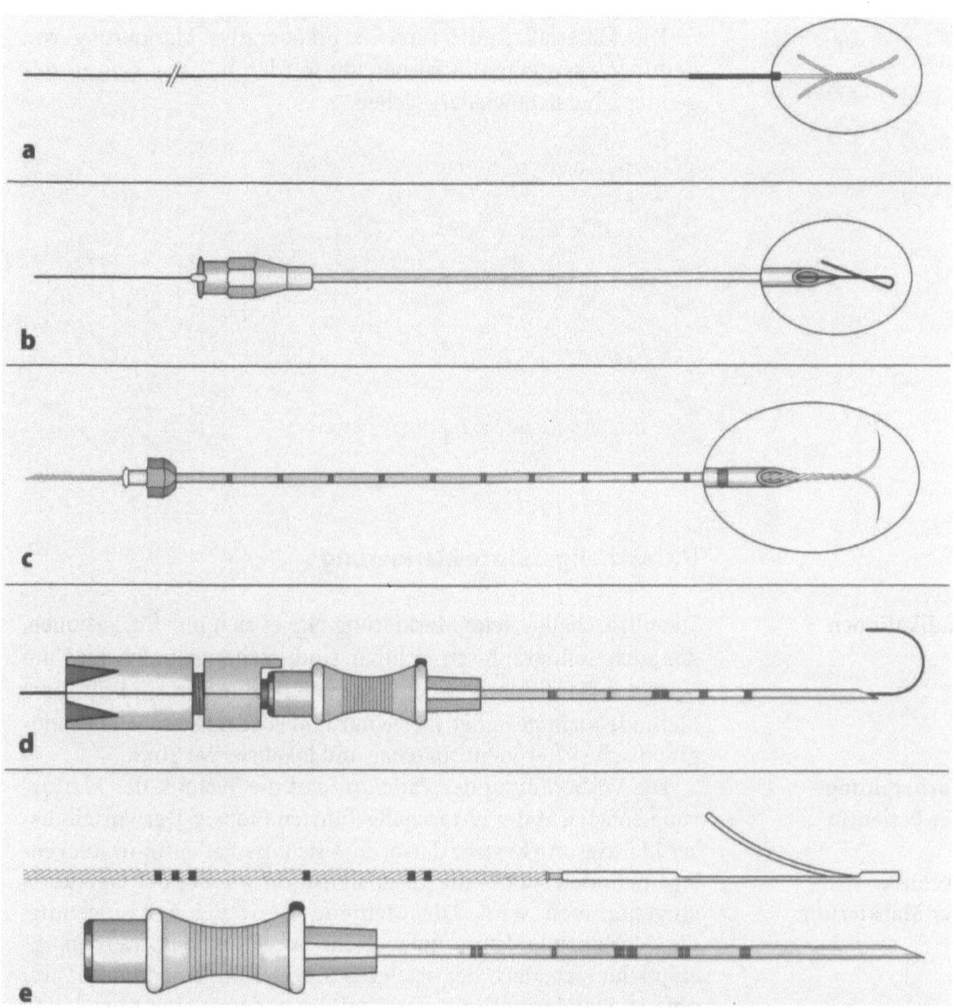

Abb. 8.14a–e. Verschiedene Drähte und Nadeln für die präoperative Markierung. **a** X-Reidy-Draht: Dieser Drahtanker sitzt sehr sicher im Gewebe, muss allerdings vom Chirurgen in toto mit dem Gewebe entfernt werden. **b** Kopans-Nadel; **c** Bard-Nadel: Der Drahtanker ist reponierbar, die Markierung der Nadel ist beim Einführen hilfreich. **d** Homer-Nadel: Nach der endgültigen Platzierung bleiben Nadel und Anker in der Brust, der Chirurg kann sich entlang der Nadel zum Herd vortasten. **e** Hawkins-II-Nadel: Durch ein seitliches Fenster kann der Anker temporär platziert werden, die endgültige Position wird nach weiterem Vorschieben erreicht. Die Markierung auf dem Draht gibt Auskunft über die jeweilige Position des Ankers

Platzierung des Drahtankers

Die Markierung mit einem Drahtanker ist bei korrekter Platzierung sicher und erlaubt eine freie Beweglichkeit der Patientin, sodass eine zeitnahe Platzierung zur Operation nicht notwendig ist. Auch ist eine räumliche Nähe von Operationssaal und Röntgenraum nicht erforderlich, sodass die Patientin nach erfolgter Markierung auch über größere Entfernungen transportiert werden kann.

Die Materialien, die für eine präoperative Markierung von dem/der Assistenten/in vorbereitet werden müssen, sind in folgender Übersicht wiedergegeben.

Materialien für präoperative Markierung
- Desinfektionsmittel für Haut
- Injektionskanüle für Vormarkierung
- Steriles Tuch und Handschuhe
- Tupfer/Kompressen
- Lokalisationsbesteck
- Pflaster (z.B. Leukosilk)

Anmerkung:
- Patientin nicht prämediziert (Kollapsgefahr)

Ultraschallgeführte Markierung

Indikationen

Die ultraschallgezielte Markierung eignet sich nur für Läsionen, die auch sonographisch sichtbar sind; es handelt sich hier um Knoten oder diffuse Verdichtungen. Verkalkungen sind für diese Methode nicht geeignet, da sie nur in den seltensten Fällen sonographisch sicher identifizierbar und lokalisierbar sind.

Vorbereitung der Patientin

Technik der Markierung

Die Vorbereitung der Patientin und die Technik der Markierung entspricht der ultraschallgeführten Biopsie. Der Vorteil dieser Markierung besteht darin, dass sich die Patientin in Rückenlage befindet, sodass die gleiche Position wie bei der Operation eingenommen wird. Die Methode ist wenig zeitaufwendig, die Markierung kann unter Sicht vorgenommen werden. Es empfiehlt sich, nach der erfolgten Markierung eine Mammographie in Standardtechnik durchzuführen, damit eine Korrelation zum Röntgenbild hergestellt werden kann, was auch für Verlaufskontrollen nützlich ist.

Fixierung des Drahtankers auf der Haut

Problematisch ist die Befestigung des Drahtankers auf der Haut nach erfolgter Markierung. Lang überstehende Drahtenden können mit einer Schere (nicht mit einem Skalpell) gekürzt werden. Es ist zu bedenken, dass zur Vorbereitung der Operation eine sorgfältige Desinfektion der gesamten Mamma vorgenommen wird. Daher empfiehlt es sich, den Draht nicht mit Pflaster auf der Haut zu fixieren, da bei Entfernung des Pflasters der Draht disloziert werden könnte. Der Draht muss der Mamma auch genügend Spielraum für Bewegungen bieten, ohne dass er aus der Läsion herausgezogen wird. Es bietet sich an, das überstehende Drahtende mit einer sterilen Platte abzudecken und diese sicher auf der Haut zu fixieren.

Mammographische Markierung

Unterschiedliche Möglichkeiten

Für die mammographische Markierung stehen drei unterschiedliche Möglichkeiten zur Verfügung:
- freihand unter Verwendung der Standardaufnahmen,
- Verwendung von speziellen Zieltuben,
- Verwendung einer Stereotaxieeinheit.

„Freihandmarkierung"

Bei der „Freihandmarkierung" wird man sich an bestimmten Fixpunkten orientieren, wie sie die Mamille darstellt; hierzu werden auch spezielle Verfahren angegeben, deren Auswahl dem Arzt überlassen werden muss. Die Markierung kann im Sitzen vorgenommen und die Kompression durch eine Hilfsperson simuliert werden. Mit einer Injektionskanüle oder bei tiefer liegenden Prozessen mit einer Spinalnadel wird eine Vorlokalisation vorgenommen und eine Mammographie angefertigt.

Räumliche Zuordnung

Für die räumliche Zuordnung sind senkrecht aufeinander stehende Projektionen erforderlich. Es wird daher für die Markierung neben der kraniokaudalen Aufnahme eine Aufnahme in streng mediolateraler Position gewählt. Je nach Genauigkeit der Position der Nadel wird dann der Drahtanker mittels Koaxialtechnik eingeführt. Vor der endgültigen Platzierung erfolgt eine weitere Röntgenkontrolle (Abb. 8.15). Einige Markierungsdrähte können auch nach erfolgter Platzierung repositioniert werden.

Die Freihandmarkierung erfordert große Erfahrung und die Fähigkeit des räumlichen Denkens und Manipulierens. In der Literatur werden für diese Methode schlechtere Ergebnisse angegeben als für die folgenden Methoden.

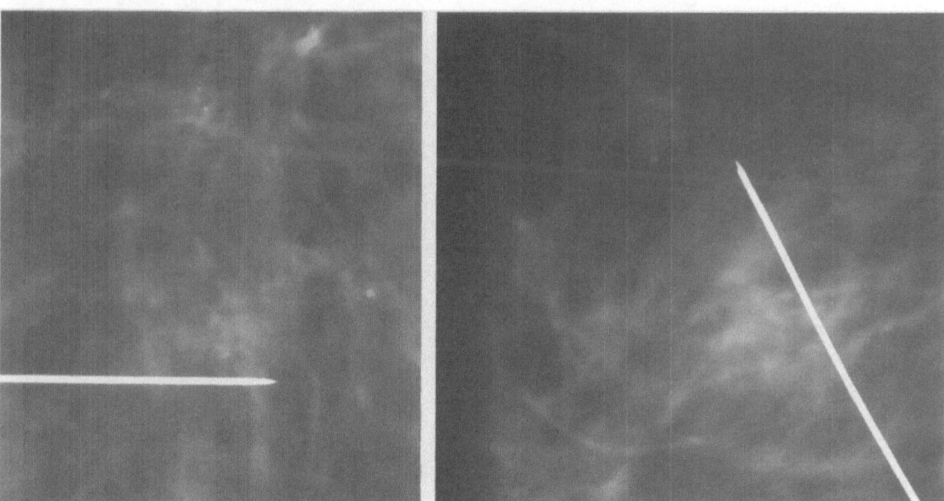

Abb. 8.15. Mammographie cc und ml während der Markierung mit einem X-Reidy-Draht; die Koaxialnadel, durch die der Draht eingeführt wird, befindet sich in einem repräsentativen Areal der Läsion (Histologie: ausgedehntes DCIS)

Die Verwendung von Spezialkompressionsplatten ermöglicht auch bei geringerer Erfahrung eine exaktere Positionierung des Drahtankers. Bewährt haben sich dabei die als Zubehör erhältliche Biopsielochplatte oder der Biopsiezusatz mit Schattenkreuz, die auch zur Biopsie gebraucht werden können, wie ihre Bezeichnung ausdrückt.

Markierung mit Lochplatte oder Fadenkreuz

Vorgehen

Bei diesen Methoden wird die Brust so gelagert, dass sich die Veränderung im Bereich der Löcher oder des Ausschnitts befindet. Je nach Lage des Befundes wird eine Aufnahme im craniocaudalen oder lateromedialen Strahlengang angefertigt. Die Umrisse der Löcher bzw. des Ausschnitts sind auf der Röntgenaufnahme zu sehen. Der Einstich erfolgt durch das entsprechende Loch oder mittels des Fadenkreuzes senkrecht zur Platte. Dabei muss die Läsion möglichst durchstochen werden, damit die Nadel auch nach Lösen der Kompression in der Läsion verbleibt. Danach wird eine zweite Aufnahme in einer senkrechten (90°) Projektion zur ersten Aufnahme angefertigt. Anhand dieser Aufnahme erfolgt die exakte Positionierung der Führungsnadel. Nach einer weiteren Dokumentation durch eine Aufnahme kann der Markierungsdraht gelegt werden (Abb. 8.16).

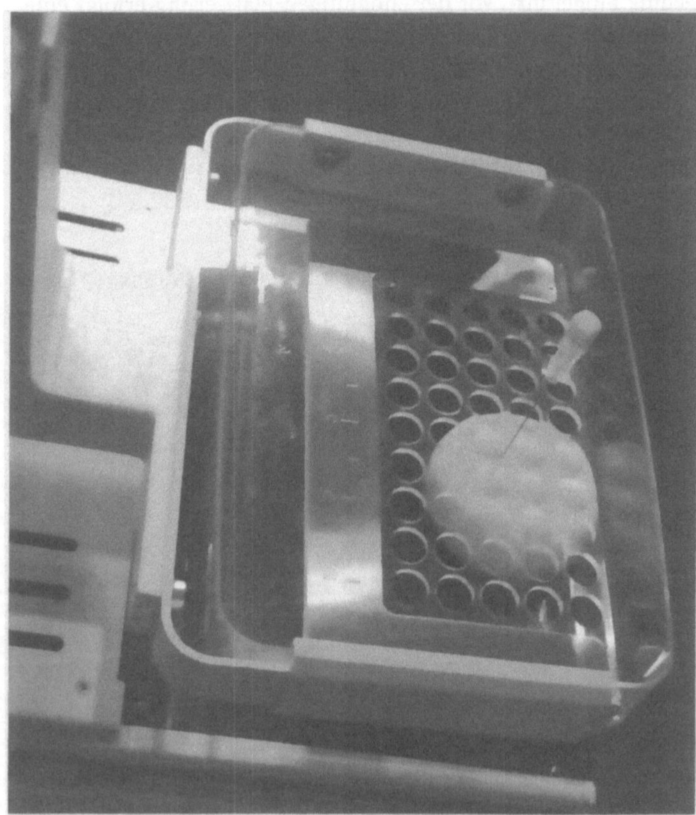

Abb. 8.16. Präoperative Markierung mittels Lochplatte

mammographisch-stereotaktische Markierung

Die mammographisch-stereotaktische Markierung entspricht der stereotaktischen Biopsie. Es wird zumeist die koaxiale Technik angewandt, dadurch lässt sich der Markierungsdraht leichter einführen und hinter der Läsion platzieren.

Auf die Fehlermöglichkeiten bei der mammographisch stereotaktischen Biopsie wurde bereits hingewiesen. Für die präoperative Markierung werden an die Präzision besondere Anforderungen gestellt.

Qualitätskriterien

Als Qualitätskriterien für eine gute Markierung wird gefordert, dass der Draht die zu markierende Läsion penetriert und dort sicher fixiert wird. In keinem Fall sollte die Markierung weiter als 5 mm von der Läsion entfernt sein. Dadurch wird vermieden, dass unnötigerweise zu viel Gewebe aus der Brust entfernt wird. Die heutigen Qualitätsanforderungen erlauben lediglich eine Fehlerrate von weniger als 1%, es müssen also von 100 verdächtigen Läsionen 99 bei der Operation auch gefunden und pathologisch-anatomisch entsprechend behandelt werden.

Problemfälle und deren Lösungen

Im Folgenden werden Probleme bei der mammographisch stereotaktischen Markierung aufgezeigt und Möglichkeiten genannt, wie diese Fehler vermieden werden können.

- Durch Patientenbewegung kann die Läsion falsch berechnet werden. *Problemlösung:*
  - geeigneter Stuhl (s. Abb. 13);
  - die Patientin kann in Rechts- oder Linksseitenlage je nach dem kürzesten Zugangsweg positioniert werden.
- Die Zielgebiete auf der rechten und linken Stereoaufnahme werden nicht identisch eingestellt. *Problemlösung:*
  - äußerste Sorgfalt bei der Auswahl des identischen Zielgebietes auf der 15°-(10°-)Aufnahme in Plus- und Minusrichtung.
- Falsche Berechnung der Nadellänge. *Problemlösung:*
  - Nadellänge immer nachmessen, ggf. mit einem Phantom zuerst überprüfen.
- Die Nadelabweichung ist durch sehr dichtes Drüsengewebe besonders hoch. *Problemlösung:*
  - Wahl möglichst steifer Nadeln,
  - drehen der Nadel beim Einführen,
  - Verwendung einer Koaxialkanüle.
- Die Nadel liegt trotz korrekter Einstellung und Berechnung über der Läsion. *Problemlösung:*
  - Durch die Gewebselastizität der Brust wird die Nadel bei der Dekompression hochgezogen. Die Nadel muss je nach Größe und Festigkeit um einen Korrekturbetrag von 6–10 mm tiefer programmiert werden.

Übersicht zu mammographisch-stereotaktischer Markierung

Die präoperative mammographisch stereotaktische Markierung in der Übersicht:
- Aufklärung,
- bequeme Positionierung im Sitzen oder Liegen,
- Lagerung der Läsion in die Mitte der gefensterten Kompressionsplatte,
- Probeaufnahme,
- 15°- (10°-) Plus/Minus-Aufnahme in freier Belichtung,
- Feststellung der Befundkoordinaten in der Auswerteeinheit,
- x-, y- und z-Achse an der Stereoeinheit auf null stellen,
- zur Korrektur der Gewebeelastizität z-Achse (Tiefe) auf -7 bis -10 mm stellen,
- Nadelpunktion unter drehenden Bewegungen,
- Kontrollaufnahmen ±15° (10°),
- bei gut liegender Nadel Platzierung der Markierungsdrahtes,
- Entfernung der Nadel und Dekompression der Brust,
- seitliche Kontrollaufnahme zu Überprüfung der Tiefenlokalisation des Markierungsdrahtes.

Computertomographische Markierung

Für alle mammographischen Markierungen sind folgende Läsionen problematisch:
- oberflächennahe Prozesse,
- Prozesse an der Oberfläche der gegenüberliegenden Seite der Mamma,
- axillanahe Prozesse,
- sternumnahe Prozesse,
- thoraxwandnahe Prozesse.

Indikationen

Für diese Problemfälle muss die Möglichkeit der Markierung mittels Computertomographie in Betracht gezogen werden, die für solide Tumoren geeignet ist, da diese sich zum Teil im CT-Schnittbild unter Verwendung eines Röntgenkontrastmittels darstellen lassen. Vorteilhaft wirkt sich die Rückenlage der Patientin aus. Der Nachteil besteht in der fehlenden Möglichkeit der Darstellung von Mikroverkalkungen.

Magnetresonanztomographische (MR-)Markierung

Indikationen

Es werden in zunehmendem Maße verdächtige Herde bei der MR-Mammographie entdeckt, die mit keiner anderen Methode dargestellt werden können. Zusatzgeräte, die in diesen Fällen eine sichere präoperative Markierung ermöglichen, sind noch in der Entwicklung. Es hat sich aber gezeigt, dass die Markierung in gleicher Weise wie die Biopsie auch bei einem geschlossenen MR-System möglich ist.

Grundsätze für alle Markierungen

Keine Kosmetika

Die Patientinnen sollten auf das Weglassen jeglicher Kosmetika in der Region der zu markierenden Mamma hingewiesen werden, da es zu störenden Artefakten kommen kann.

Keine Prämedikation vor der Markierung

Für alle Arten der Markierung ist eine Anästhesie der Haut nicht erforderlich. Es kommt jedoch durch den Einstich häufiger zu einem Kollaps der Patientin, vor allem wenn sie bereits für die Operation prämediziert ist. Die Prämedikation sollte vermieden werden, da auch die Kooperation der Patientin durch die Medikamente gestört sein kann.

Maßnahmen bei Notfällen

Verweilkanüle

Das Personal muss auf Notfälle vorbereitet sein. Zumeist genügt es, die Patientin bei einem drohenden Kollaps in eine horizontale Lagerung zu bringen, Frischluft zuzuführen und sie zu beruhigen. Zu beachten ist die erforderliche präoperative Nahrungs- und Flüssigkeitskarenz, sodass keine oralen Medikamente zugeführt werden dürfen. Es kann somit nützlich sein, die Patientin vor der Markierung mit einer Verweilkanüle für einen zuverlässigen intravenösen Zugang zu versorgen, den sie für die nachfolgende Operation ohnehin benötigt.

Präparatradiographie

Indikationen

Alle präoperativ markierten Prozesse sollten vor der Weitergabe an den Pathologen einer Röntgenuntersuchung unterzogen werden, dies betrifft auch die Präparate, die keinen Mikrokalk enthalten. Das Präparatradiogramm sagt aus, ob die fragliche Läsion vollständig entfernt wurde und ob die Schnittränder einen genügenden Sicherheitsabstand zum Tumor gewährleisten. Nicht tastbare Läsionen können zusätzlich mit einer Nadelmarkierung versehen werden, was dem Pathologen das Auffinden kleiner Veränderungen erleichtert. Es sind auch Spezialbehälter erhältlich, die dem Pathologen die exakte topographische Zuordnung des Präparates ermöglichen, was für die Beschreibung der Sicherheitsabstände zum Tumor von Bedeutung ist.

Technik

Die Präparatradiographie wird in Vergrößerungstechnik angefertigt (Abb. 8.17). Da es sich meist um kleine Gewebsfragmente handelt, wird die Automatik ausgeschaltet und eine freie Einstellung von kV und mAs gewählt. Es können durchaus

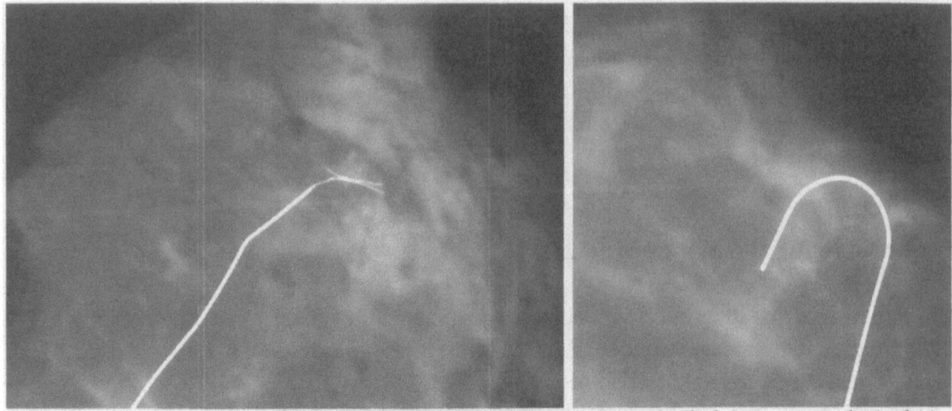

Abb. 8.17. Präparatradiographie mit markiertem Mikrokalk. X-Reidy-Draht *(links)*, Homer-Draht *(rechts)*

mehrere Aufnahmen in unterschiedlicher Belichtung angefertigt werden, da in diesem Fall die Strahlenexposition nicht kritisch ist. Von einigen Autoren wird auch für die Präparatradiographie eine Kompression empfohlen, dies gilt allerdings nur für sehr große Gewebspräparate.

Kooperation aller Beteiligten

Präoperative Markierung, Operation, Präparatradiographie und pathologische Bearbeitung erfordern eine enge Kooperation zwischen allen Beteiligten, auch der/die Assistent/in ist in diese Kette einbezogen. Nur wenn alle sorgfältig und verantwortungsbewusst handeln, können gute Ergebnisse erreicht und gravierende Nachteile für die Patientin vermieden werden.

9 Galaktographie (Duktographie)

H. Otto

Die Milchgänge stellen sich normalerweise im Röntgenbild nicht dar, da sie sich in ihrer Dichte nicht von dem umgebenden Bindegewebe unterscheiden. Kommt es außerhalb der Schwangerschaft und der Stillperiode zu einer Sekretion aus der Mamille, so kann das ein Hinweis auf einen sich im Milchgang entwickelnden pathologischen Prozess sein und die Darstellung des Milchganges mittels eines Kontrastmittels notwendig werden. Dieses Verfahren besitzt in der Mammadiagnostik bezüglich der Zahl der Untersuchungen nur einen geringen Stellenwert, zumal es als sehr zeitaufwendig gilt. Es erfordert manuelles Geschick und Erfahrung des Untersuchers. Die Galaktographie oder auch Duktographie - die Begriffe werden gleichwertig gebraucht - ist dennoch ein sehr wichtiges Verfahren, das zur Diagnose von gut- oder bösartigen intraduktalen Prozessen geeignet ist und deren Therapiemöglichkeiten eröffnet.

Beschreibung des Verfahrens

Indikationen

Die Galaktographie besitzt folgende Indikationen:
- einseitige, spontane Mamillensekretion aus einem Milchgang außerhalb der Schwangerschaft und Stillperiode (pathologische Sekretion),
- präoperative Markierung eines intraduktalen Prozesses.

Eine beidseitige Sekretion aus mehreren Milchgängen kann verschiedene Ursachen haben, wobei eine hormonelle Dysregulation im Vordergrund steht, aber auch verschiedene Medikamente und psychische Faktoren können eine Rolle spielen. Manchmal kann auch keine Ursache für eine beidseitige Mamillensekretion entdeckt werden. Eine Abklärung mittels Galaktographie ist in allen diesen Fällen nicht erforderlich.

Kontraindikationen

Für die Galaktographie gelten die folgenden Kontraindikationen:
- Entzündung der Brust mit eitriger Sekretion: Hier sollte zunächst die Behandlung vorgenommen werden und die Milchgangsdarstellung nach Abklingen der entzündlichen Symptome erfolgen;
- schwere Kontrastmittelreaktion mit lebensbedrohlichen Symptomen in der Vorgeschichte.

Das Risiko einer Reaktion auf das in den Milchgang injizierte Kontrastmittel ist als sehr gering einzuschätzen, da es sich lediglich um eine geringe Menge handelt, die nur langsam resorbiert wird und protrahiert in den Kreislauf gelangt. Bei mittelschweren oder leichten Kontrastmittelreaktionen in der Vorgeschichte muss der Arzt entscheiden, ob eine Prämedikation vorgenommen werden muss. Dies gilt auch für eine bekannte Schilddrüsenüberfunktion (Hyperthyreose).

Prämedikation

Relative Kontraindikation

Als relative Kontraindikation sind also anzusehen:

- Mittelschwere und leichte Kontrastmittelreaktionen in der Anamnese:. In diesen Fällen sollte, auch bei einer medikamentösen Vorbehandlung, unbedingt ein nichtionisches Kontrastmittel benutzt werden.
- Schilddrüsenüberfunktion (Hyperthyreose): Hier muss sehr genau nach der Vorgeschichte gefragt werden, da die Patienten häufig nicht zwischen einer Über- und Unterfunktion oder der einfachen Schilddrüsenvergrößerung (Struma) unterscheiden können.

Weiterhin:

- Vorausgegangene Operation im Mamillenbereich, da hier die Milchgänge unterbrochen sein können;
- implantierte Prothesen, da diese durch ihre Dichte die kontrastmittelgefüllten Gänge überlagern;
- unkooperatives Verhalten, schwere Angstzustände oder permanente motorische Unruhe;
- strikte Ablehnung eines operativen Eingriffes; in diesem Fall ist die Untersuchung sinnlos.

Vorbereitung der Untersuchung

Erhebung der Anamnese

Zytologie des Sekrets

Zur Vorbereitung der Untersuchung sollten die notwendigen Materialien bereitgestellt und bei der Patientin die Anamnese erhoben werden, damit die Indikation überprüft und etwaige Kontraindikationen ausgeschlossen werden können. Es ist eine genaue Befragung über Art und Zeitdauer der Sekretion erforderlich sowie darüber, ob sie spontan oder erst bei Druck auftritt. Häufig wurde bereits durch den überweisenden Arzt eine zytologische Untersuchung des Sekretes veranlasst. Der Wert dieser Untersuchung wird unterschiedlich beurteilt, manche Untersucher unterlassen sie ganz. Farbe und Konsistenz des Sekretes können jedoch einen ersten Hinweis auf die Natur des zugrunde liegenden Prozesses liefern.

Aufklärung über Untersuchungsverlauf und Risiken

Sodann muss die Patientin über den Untersuchungsverlauf und mögliche Risiken informiert werden, was durchaus in den Aufgabenbereich des/der Assistenten/in fallen kann. Dies kann auch anhand von vorgefertigten Aufklärungsbögen geschehen, entscheidend aber ist immer das Gespräch mit der Patientin, in dem ihre Fragen beantwortet werden sollen, sodass keine Unklarheiten bestehen bleiben. Ob das Gespräch durch Unterschrift der Patientin dokumentiert werden soll, ist der Entscheidung des Arztes vorbehalten.

Materialien für die Galaktographie

Die für die Galaktographie erforderlichen Materialien sind in folgender Übersicht zusammengestellt. Da der zu sondierende Milchgang sehr klein ist, muss für ausreichende Beleuchtung gesorgt werden, auch ist eine Lupenbrille oder ein sonstiges Vergrößerungsglas sehr empfehlenswert, da bei deren Verwendung die Zahl der Fehlsondierungen reduziert wird.

Materialien für die Galaktographie
- Desinfektionsmittel für die Haut (farblos)
- Lupenbrille
- Operationslampe o.Ä.
- Tupfer/Kompressen
- Steriles Lochtuch
- Bougierstift
- Galaktographieset
- Alternativ Lymphographienadel 50/55
- 2 ml Kontrastmittel, 300 mg Jodgehalt
- Kontrastmittel-Farbstoff-Gemisch (nur für präoperative Untersuchungen)
- Pflaster

Lagerung der Patientin

Die Patientin wird normalerweise bequem in Rückenlage positioniert, wobei der Arm der zu untersuchenden Seite locker hinter dem Kopf verschränkt ist. Die Mamille und die umgebende Haut müssen sorgfältig desinfiziert werden, der Untersuchungsbereich wird durch ein steriles Lochtuch abgedeckt.

Sondierung des Milchganges

Der darzustellende Milchgang wird nach vorsichtiger Massage der Brust aufgesucht, sodass anhand der austretenden Flüssigkeit der Milchgang identifiziert werden kann. Diese Massage der sog. Triggerzone – das ist der Quadrant, in dem die Sekretion produziert wird – sollte erst in der Untersuchungsposition erfolgen, damit nicht vorher die Sekretion versiegt.

Die Sondierung und anschließende Kontrastmittelapplikation kann entweder mit einem kompletten Set, alternativ aber auch mit einer herkömmlichen Lymphographienadel vorgenommen werden, wobei der scharfe Innenmandrin nicht benötigt wird (Abb. 9.1). Manche Untersucher verwenden zur Eröffnung des Ganges Dilatatoren, die dem Set beigefügt sind. Es kann jedoch ebensogut ein Instrument, das auch zur Dilatation des Tränen-Nasen-Ganges geeignet ist, angewandt werden. Andere Untersucher verzichten ganz auf die Bougierung.

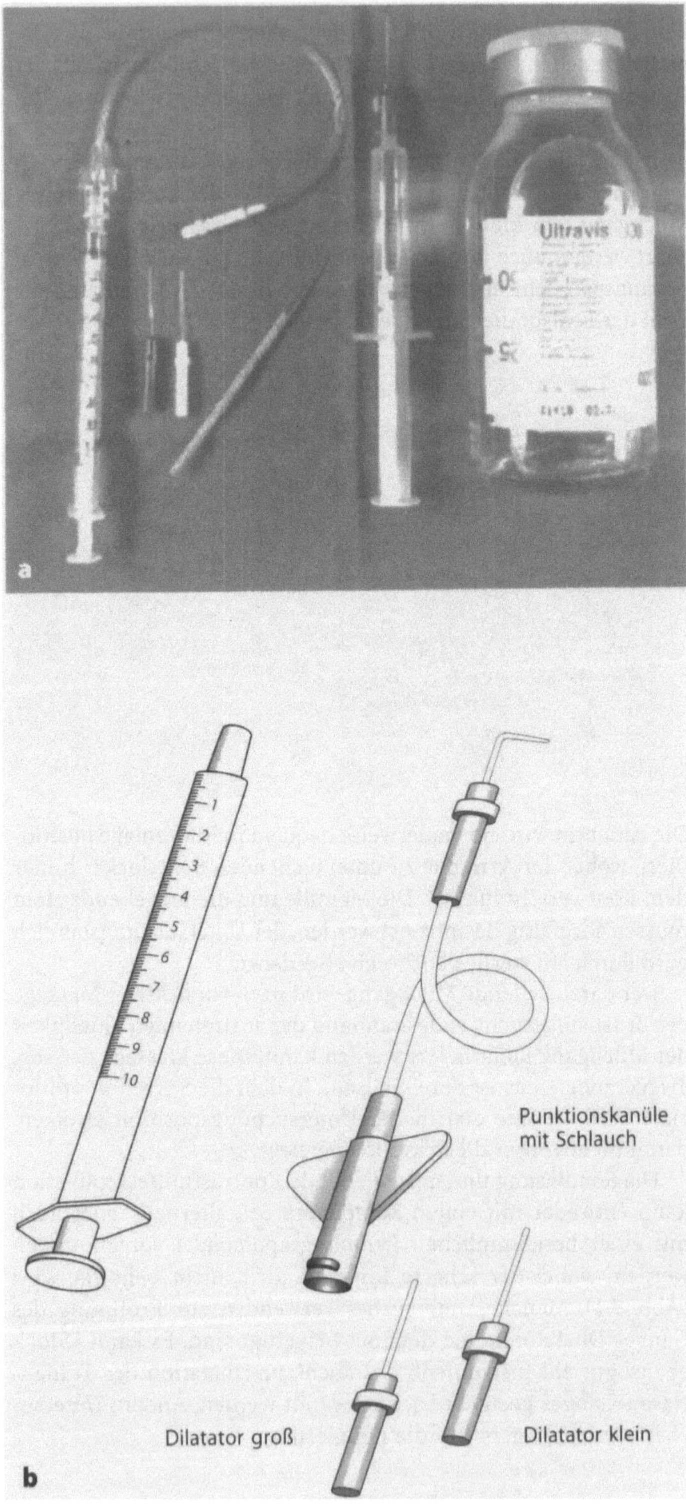

Abb. 9.1a,b. Materialien für die Galaktographie. **a** Untersuchungstisch für die Galaktographie mit Lymphographienadel und Galaktographieset. **b** Galaktographieset (Fa. MDTech)

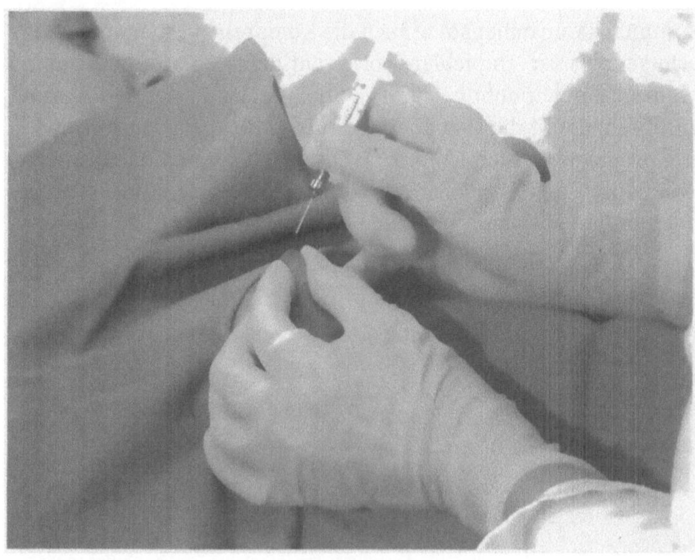

Abb. 9.2. Sondierung eines Milchganges zur Galaktographie mit einer Lymphographienadel

Für die Sondierung wird die Mamille mit Daumen und Zeigefinger gefasst und nach oben gezogen (Abb. 9.2), wodurch die Milchgänge gestreckt und begradigt werden, sodass die Kanüle ungehindert vorgeführt werden kann.

Applikation des Kontrastmittels

Bei sicherer Lage der Kanüle in dem zu untersuchenden Milchgang erfolgt die Kontrastmittelapplikation. (Es empfiehlt sich, den Begriff „Kanüle" und nicht „Nadel" zu benutzen, da die Patientin sonst unnötig verschreckt werden kann.) Es genügen zumeist 0,2–0,3 ml eines Kontrastmittels mit 300 mg Jodgehalt; die Applikation wird dann beendet, wenn die Patientin einen leichten ziehenden Schmerz in der Brust angibt. Es ist von besonderer Bedeutung, dass das ganze Injektionssystem vollständig entlüftet wird, denn Luftblasen können Milchgangstumoren täuschend ähnlich sehen.

Farbstoff-Kontrastmittel-Gemisch

Erfolgt die Galaktographie zum Zwecke der präoperativen Markierung, so wird ein Gemisch aus einem Farbstoff (Patentblau, Methylenblau) und Kontrastmittel appliziert, damit der Gang sowohl im Röntgenbild als auch für den Operateur sichtbar ist.

Beendigung der Kontrastmittelapplikation

Nach Beendigung der Kontrastmittelapplikation wird die Kanüle entfernt und die Mamille mit einem Pflaster bedeckt, um einen Kontrastmittelaustritt unter der Kompression der nachfolgenden Untersuchung zu verhindern. Manche Untersucher belassen bei Verwendung eines Sets das System im Milchgang, um eventuell noch Kontrastmittel nachinjizieren zu können. Dann muss die Kanüle sehr sorgfältig mit Pflaster fixiert werden.

Anfertigung der Röntgenaufnahmen

Beim Lagewechsel für die nachfolgenden Aufnahmen sollte sehr behutsam vorgegangen werden, da es zu Kreislaufreaktionen kommen kann; daher sollte auch die Kompression sehr vorsichtig erfolgen. Es ist empfehlenswert, routinemäßig Aufnahmen in cranio-caudaler, obliquer und mediolateraler Projektion durchzuführen, damit die sich überlagernden Milchgänge ausreichend frei projiziert werden (Abb. 9.3). Zusätzlich können nach Anordnung durch den Arzt auch Aufnahmen in Vergrößerungstechnik oder andere Spezialprojektionen angefertigt werden.

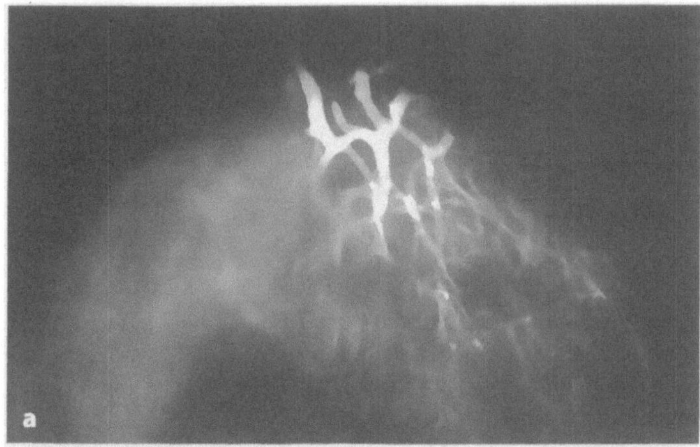

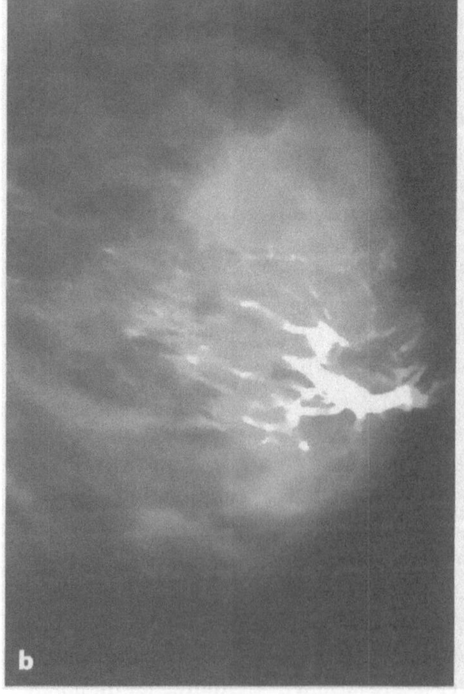

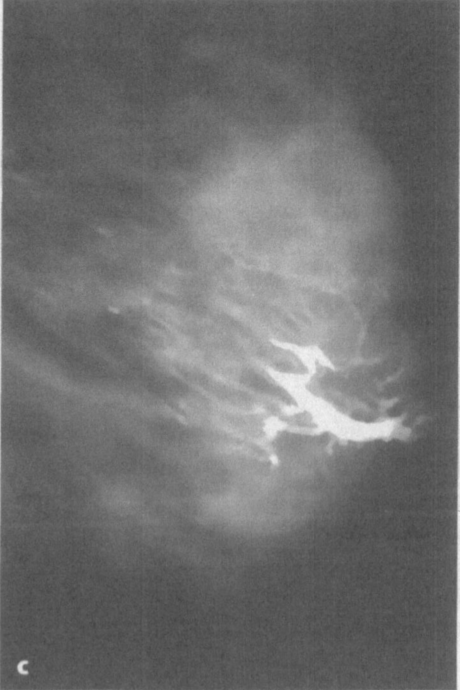

Abb. 9.3. Aufnahmen einer normalen Galaktographie in 3 Ebenen

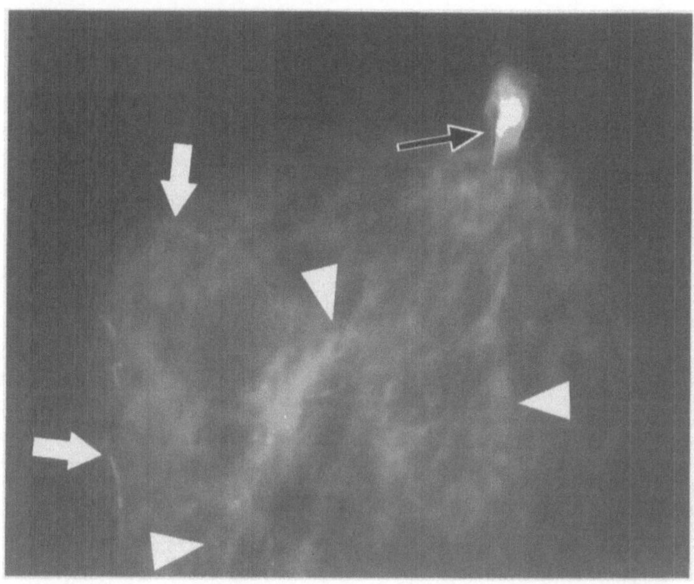

Abb. 9.4. Fehlinjektion des Kontrastmittels (*schwarzer Pfeil*) mit Darstellung der Lymphgefäße (*weiße Pfeile*). Gleichzeitig Darstellung eines ausgedehnten DCIS (*Pfeilspitzen*)

Misslingen der Untersuchung

Bei fehlerhafter Kontrastmittelinjektion infolge einer Fehllage der Kanüle kommt es zu einem diffusen Austritt des Kontrastmittels in der Mamillenregion, zusätzlich können sich Lymphgefäße und seltener auch Venen darstellen (Abb. 9.4). In diesem Fall wird die Untersuchung nicht fortgeführt, sie kann nach 7–14 Tagen gegebenenfalls wiederholt werden.

Aufklärung der Patientin

Eine solche Fehlinjektion ist für die Patientin zumeist folgenlos, es kann allenfalls kurzzeitig zu einem leichten ziehenden Schmerz kommen. Entzündungen werden nur äußerst selten durch die Galaktographie verursacht, wenn die Kontraindikationen und die notwendigen Maßnahmen für ein möglichst steriles Vorgehen beachtet werden. Die Patientin sollte auf dieses geringe Risiko hingewiesen und angehalten werden, bei auffälligen Veränderungen im Verlauf der nächsten 24 h den Arzt oder die Ambulanz des Krankenhauses aufzusuchen. Sie sollte auf übermäßige körperliche Anstrengungen beim Sport oder sonstigen Tätigkeiten in diesem Zeitraum verzichten.

Abschluss der Untersuchung

Am Schluss der Untersuchung wird die Mamille mit einem Tupfer abgedeckt, damit die Kleidung der Patientin nicht durch austretendes Kontrastmittel beschmutzt wird. Nach dem Gespräch mit dem Arzt, der ihr ein vorläufiges Ergebnis der Untersuchung mitteilt, kann sie die Praxis oder das Krankenhaus verlassen.

Perkutane Galaktographie

Lässt sich ein Milchgang nicht sondieren und ist dennoch die dringliche Indikation zur Galaktographie gegeben, so kann diese auch durch direkte Punktion eines retromamillär gelegenen, erweiterten Milchganges vorgenommen werden. Dies geschieht unter direkter Sicht mittels Ultraschall. Es kommen hier feine, 27 Gauge starke Nadeln (nicht Kanülen) zur Anwendung, die im Ultraschallbild sichtbar sein müssen. Ansonsten unterscheidet sich das Vorgehen nicht wesentlich von der direkten Galaktographie.

Galaktographie im Überblick

Die Galaktographie im Überblick:
- Vorbereitung des Untersuchungstisches (s. Übersicht und Abb. 9.1a),
- Erhebung der Anamnese (Kontraindikationen beachten),
- Aufklärung über Untersuchungsverlauf und Risiken,
- Lagerung der Patientin und Desinfektion,
- Sondierung des zu untersuchenden Milchganges,
- Applikation des Kontrastmittels (luftfrei!),
- nach Entfernung der Kanüle Milchgang mit Pflaster abdecken oder das Set fixieren,
- behutsamer Lagewechsel und Kompression wegen Kollapsgefahr,
- Aufnahmen in drei Projektionen, gegebenenfalls Vergrößerungs- oder sonstige Spezialaufnahmen,
- Aufklärung über Verhalten in den nächsten 24 h.

10 Strahlenexposition bei der Mammographie und deren biologische Bedeutung

H. OTTO

Auch heute noch bestehen in weiten Teilen der Bevölkerung und sogar auch bei Ärzten Vorbehalte gegenüber der Mammographie mit der Begründung, dass die Methode die Entstehung des Brustkrebses fördern würde. Zweifellos müssen wir nach dem gegenwärtigen Kenntnisstand davon ausgehen, dass auch kleinste Dosen ionisierender Strahlen zur Karzinomentstehung führen können. Diese negative Wirkung muss aber ins Verhältnis zu dem Nutzen dieser Untersuchung gesetzt werden. Eine Nutzen-Risiko-Abschätzung ist daher die Konsequenz jeder Betrachtung der Strahleneinwirkung im Rahmen der Mammographie.

Nutzen-Risiko-Abschätzung der Mammographie

Grundlagen der Wirkung kleiner Dosen

Deterministische und stochastische Effekte

Grundsätzlich unterscheidet man deterministische und stochastische Strahleneffekte. Deterministische Effekte kommen in der Röntgendiagnostik nicht vor, sie können lediglich bei Patienten beobachtet werden, die einer Strahlentherapie unterzogen werden; die Dosisbelastung ist hier um den Faktor 10.000 höher als in der Diagnostik. Die Effekte sind oberhalb eines bestimmten Schwellenwertes abhängig von der Dosis und regelmäßig bei allen Patienten zu beobachten.

Im Bereich kleiner Dosen, die bei der Mammographie auftreten, sind stochastische Effekte zu beobachten. Bei diesen kann lediglich die Wahrscheinlichkeit des Eintretens eines unerwünschten Effektes vorausgesagt werden, es ist niemals eine Aussage für eine bestimmte Patientin möglich. Ein stochastischer Effekt ist mit dem Lottospiel vergleichbar. Füllt man viele Lottoscheine aus, so wird die Wahrscheinlichkeit, einen Gewinn zu erzielen, größer, man kann allerdings auch bereits mit einem einzigen Lottoschein den Hauptgewinn erzielen. Bei den stochastischen Effekten in der Röntgendiagnostik gibt es ausschließlich Hauptgewinne, sie gehorchen also dem „Alles-oder-nichts-Gesetz".

Wahrscheinlichkeit des Eintretens

Typische stochastische Effekte sind die Schädigung des Erbgutes durch genetische Veränderung in den reproduktiven

Typische stochastische Effekte

Geweben (Ovarien, Hoden) sowie die Induktion von Karzinomen und Leukämien.

Problematik des Vergleichs stochastischer Effekte

Wollte man stochastische Effekte in der Radiologie am Menschen erforschen, so müsste man große Gruppen von Patienten vergleichend betrachten, die sich in keinem Merkmal unterscheiden, außer dass eine Gruppe einer röntgenologischen Maßnahme, wie z. B. der Mammographie, unterzogen würde und die andere nicht. Aufgrund der sehr geringen Effekte sind bei der Mammographie äußerst große Patientenkollektive von über 1 Million Frauen erforderlich, um zu einer statistisch gesicherten Aussage zu kommen; solche Untersuchungen sind in der Praxis nicht realisierbar.

Wirkung sehr hoher Strahlendosen

Unsere Erkenntnisse über die Wirkung ionisierender Strahlen am Menschen stammen daher überwiegend aus Beobachtungen von Patienten, die mit sehr hohen Dosen belastet wurden, wie sie in der heutigen Röntgendiagnostik nicht auftreten. Die größte Gruppe stellen die Atombombenopfer in Japan dar; weiterhin gibt es Daten von Patienten, die aufgrund einer Tuberkulose hohen Strahlenbelastungen bei regelmäßigen Durchleuchtungen ausgesetzt wurden, und von Patienten, die wegen einer postpuerperalen Mastitis (Brustdrüsenentzündung im Anschluss an eine Geburt) mit Röntgenstrahlen behandelt wurden. Die Daten wurden zuletzt durch das „Committee on Biological Effects of Ionizing Radiation of the National Academy of Sciences BEIR V" bewertet und bilden die Grundlage für unsere heutigen Betrachtungen.

BEIR V

Dosis-Wirkungs-Beziehung

Bei der Abschätzung der biologischen Effekte müssen die verabreichte Dosis und die daraus resultierende Wirkung ins Verhältnis gesetzt werden. Für die Dosis-Wirkungs-Kurve in Abb. 10.1 beschreibt Linie A das lineare Modell. In diesem Modell steigen die Effekte gleichmäßig mit der Dosis an, die Gerade verläuft durch den Nullpunkt, sodass auch bei kleinsten Dosen Effekte zu erwarten sind. Kurve B steht für das linear-quadratische Modell. Dabei kommt es im Bereich der kleinsten Dosen zu keinen oder nur ganz wenigen Effekten; erst bei höheren Dosen nähert sich die Kurve der des linearen Modells. Stochastische Strahleneffekte sind experimentell und durch Beobachtungen am Menschen nur in dem durchgezogenen Teil der Kurve nachgewiesen worden, der gestrichelte Teil ist hypothetisch und durch Extrapolation der beobachteten Effekte konstruiert worden.

Lineares Modell

Linear-quadratisches Modell

Es existiert eine Reihe von Hinweisen dafür, dass die Strahlenwirkungen einer linear-quadratischen Dosis-Wirkungs-Beziehung entsprechen. Das würde bedeuten, dass im Bereich

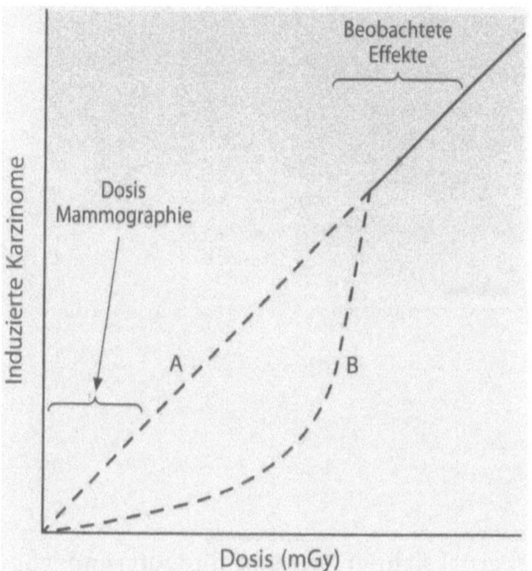

Abb. 10.1. Theoretische Überlegungen bei der Abschätzung des Verhältnisses der Dosis bei der Mammographie zu der Anzahl der induzierten Karzinome. *A*: lineares Modell, *B*: linear-quadratisches Modell. Die am Menschen beobachteten Effekte liegen in einem weit höheren Bereich als die Strahlenexposition bei der Mammographie. Berücksichtigt man das linear-quadratische Modell, so kann man davon ausgehen, dass die bei modernen Systemen übliche Dosis nicht zu einer Karzinomentstehung führt

sehr niedriger Dosen, wie sie bei der Mammographie vorkommen, nur eine geringe Wahrscheinlichkeit der Induktion eines unerwünschten Effektes besteht. Eine mögliche Erklärung für dieses Phänomen ist die bekannte Tatsache, dass kleinere Schäden an der genetischen Substanz repariert und somit die normalen Verhältnisse vollständig wiederhergestellt werden können.

Grundlage von Dosisberechnungen

Bei allen Berechnungen, die auch in die Gesetzgebung eingreifen, legt man allerdings eine lineare Dosis-Wirkungs-Beziehung zugrunde, wobei man sich auf der sicheren Seite befindet und das Risiko auch im Bereich kleinster Dosen eher zu hoch einstuft.

Auswirkungen der Strahlenexposition bei der Mammographie

Die aus den oben ausgeführten Beobachtungen gezogenen theoretischen Schlussfolgerungen machen deutlich, dass es bei der Mammographie im Wesentlichen zu einer Induktion eines Karzinom in der bestrahlten Region, also in der Brust, kommen kann. Die Ganzkörperbelastung und auch die Belastung der Geschlechtsorgane der Frau sind derart gering, dass diese Effekte keine Bedeutung besitzen.

Erzeugung bösartiger Tumoren

Bei der theoretisch anzunehmenden Erzeugung bösartiger Tumoren im Rahmen der Mammographie müssen die beiden

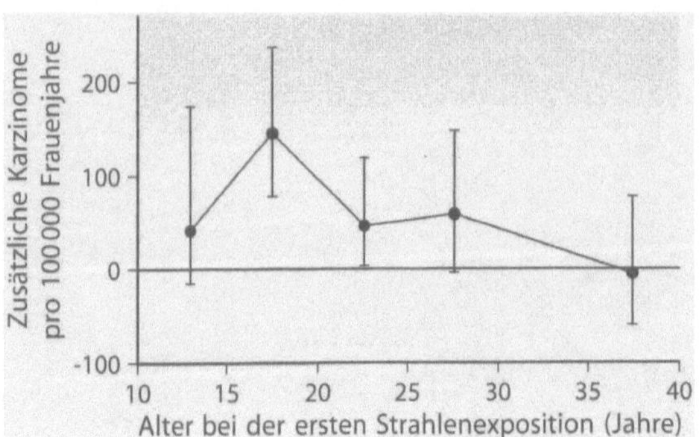

Abb. 10.2. Erzeugung von Mammakarzinomen durch ionisierende Strahlung am Beispiel der in Hiroshima und Nagasaki exponierten Frauen: Ab dem 40. Lebensjahr treten durch die Bestrahlung keine zusätzlichen Mammakarzinome auf, der Brustdrüsenkörper ist also in dieser Lebensphase nicht mehr strahlensensibel

folgenden Faktoren berücksichtigt werden, die aufgrund von Beobachtungen an Patienten gesichert sind:

Latenz der Karzinomentstehung

- Nach einer Exposition mit ionisierenden Strahlen besteht eine lange Latenzzeit bis zur Manifestation eines Karzinoms. Als Latenz bezeichnet man die Zeit, die zwischen der Veränderung des genetischen Materials durch die ionisierenden Strahlen bis zur klinischen Manifestierung des Karzinoms vergeht. Für die Latenz bei der Erzeugung eines Tumors durch Röntgenstrahlen werden Zeiträume von bis zu 20 Jahren angenommen. Führt man also eine Mammographie bei einer 60-jährigen Frau durch, so ist auch im Falle der Karzinominduktion die Lebenserwartung wahrscheinlich nicht eingeschränkt.

Strahlensensibilität im Verhältnis zum Lebensalter

- Die Strahlenempfindlichkeit des Brustdrüsengewebes ist abhängig vom Lebensalter, wobei die Effekte bei der Exposition einer jungen Frau deutlich größer sind. Umgekehrt weist die Brust der älteren Frau nur eine geringe Strahlensensibilität auf, was auch aus den Zahlen der japanischen Atombombenopfer hervorgeht (Abb. 10.2). Diese Daten wurden auch durch die Beobachtungen an anderen Patientenkollektiven übereinstimmend bestätigt. Hier sind besonders die Daten aus den Tuberkuloseheilstätten in den USA zu nennen, wo die Patienten im Rahmen von täglichen Durchleuchtungen vergleichbaren Strahlenqualitäten ausgesetzt wurden wie sie auch bei der Mammographie auftreten. Danach ist bei Frauen ab dem 40. Lebensjahr nicht damit zu rechnen, dass durch mammographische Untersuchungen das Risiko einer Karzinominduktion besteht.

Dosis bei der Mammographie

Parenchymdosis

Die Parenchymdosis bei einer Mammographie in 2 Ebenen – d. h. die Dosis, die im Brustdrüsengewebe auftritt – darf nach den Empfehlungen der Deutschen Gesellschaft für Senologie höchstens einen Wert von 5 mGy annehmen; realistisch sind bei modernen Systemen 2,5 mGy, wobei die Dosis durch die Auswahl der Filmfolienkombination noch reduziert werden kann.

Nutzen-Risiko-Abschätzung

Verhältnis Nutzen – Risiko

Nimmt man trotz all dieser Betrachtungen den ungünstigsten Fall an, nämlich dass dennoch durch die Mammographie Brustkrebs erzeugt wird, so können folgenden Berechnungen angestellt werden:

Häufigkeit des Auftretens von Brustkrebs

Wenn eine Frau zwischen dem 40. und 70. Lebensjahr jährlich einer Mammographie unterzogen wird, so wird unter Berücksichtigung der geltenden Risikofaktoren die in Europa bestehende Häufigkeit des Auftretens (Inzidenz) von Brustkrebs bei 12% aller Frauen auf 12,046%, also um 0,046% gesteigert. Zusätzlich muss in Betracht gezogen werden, dass bei regelmäßigen mammographischen Untersuchungen ein Karzinom wahrscheinlich so rechtzeitig diagnostiziert wird, dass es noch lokal auf die Brust begrenzt ist und somit geheilt werden kann, ohne die Lebenserwartung der Frau zu beeinträchtigen.

Mortalitätsrisiko

Setzt man die Dosis für eine Mammographie in 2 Ebenen mit 2,5 mGy an, so muss statistisch bei 1 Million untersuchter Frauen rechnerisch unter der Annahme der ungünstigsten Dosis-Wirkungs-Beziehung mit 5 Todesfällen durch diese Untersuchung gerechnet werden. Wenn man nun davon ausgeht, dass das Mortalitätsrisiko durch regelmäßige mammographische Vorsorgeuntersuchungen um 30% gesenkt werden kann, ergibt sich ein Nutzen-Risiko-Verhältnis von 100:1 bei Beginn der Untersuchungen mit dem 35. Lebensjahr; beginnt man das Screening mit dem 50. Lebensjahr, so kann von einem Verhältnis von 400:1 ausgegangen werden, sodass der Nutzen um 100- bis 400-mal höher eingestuft werden kann als das potentielle, nur theoretisch im schlimmsten Falle anzunehmende Risiko.

Fazit der Nutzen-Risiko-Betrachtung

Man kann also davon ausgehen, dass durch die Mammographie keine Gefahr für die Patientin erwächst, vielmehr ist aufgrund von zahlreichen, in verschiedenen Regionen der Welt gewonnenen wissenschaftlichen Erkenntnissen davon auszugehen, dass sie ausschließlich einen Nutzen für die Patientin bringt. Es darf daher heute zumindest bei Frauen ab dem 40. Lebensjahr die Strahlenexposition nicht als Grund für eine unterlassene Röntgenuntersuchung angesehen werden.

Ganzkörperexposition bei der Mammographie

Effektive Dosis

Bei den Risikobetrachtungen kann die Gefahr der Ganzkörperbelastung der Patientin bei der geringen Strahlungsenergie von 25-30 kV weitgehend vernachlässigt werden. Die Ganzkörperexposition kann mit Hilfe der effektiven Dosis angegeben werden. Abbildung 10.3 zeigt, dass die Exposition bei der Mammographie unterhalb der Dosis liegt, der die Gesamtbevölkerung aufgrund des natürlichen Strahlenpegels ausgesetzt ist.

Bei der Mammographie ist die Nutzstrahlung auf die Mamma durch Blendensysteme eingeengt, sie wird dazu noch durch den Untersuchungstisch vollständig absorbiert. Es bringt daher keinen Vorteil, der Patientin einen Bleischutz etwa in Form einer Halbschürze anzulegen. Ein solche Maßnahme könnte eher bei der Patientin den Eindruck vermitteln, dass ihr vielleicht doch durch die Strahlenbelastung des Körpers ein Schaden zugefügt werden könnte.

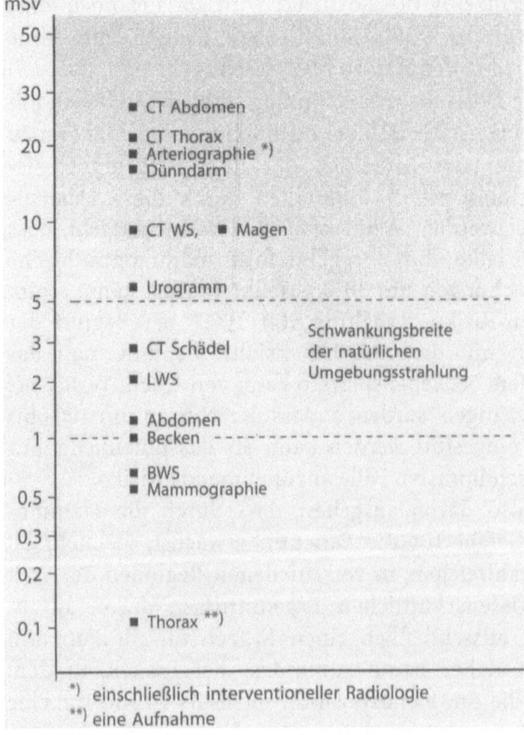

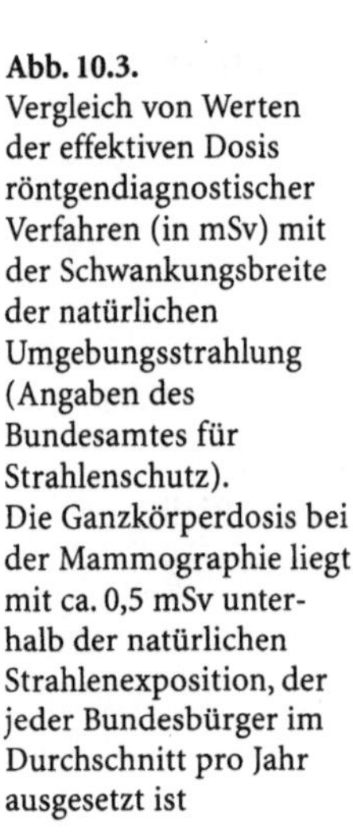
Abb. 10.3. Vergleich von Werten der effektiven Dosis röntgendiagnostischer Verfahren (in mSv) mit der Schwankungsbreite der natürlichen Umgebungsstrahlung (Angaben des Bundesamtes für Strahlenschutz). Die Ganzkörperdosis bei der Mammographie liegt mit ca. 0,5 mSv unterhalb der natürlichen Strahlenexposition, der jeder Bundesbürger im Durchschnitt pro Jahr ausgesetzt ist

Potentielles Risiko der Mammographie im Verhältnis zu anderen Risiken

Die hier aufgeführten weitgehend theoretischen Betrachtungen sind für die Patienten zumeist schwer verständlich. Es ist daher erlaubt, die potentiellen Risiken der Mammographie ins Verhältnis zu sonstigen Risiken zu setzen, denen der Mensch im täglichen Lebens ausgesetzt ist:

Sonstige Risiken des täglichen Lebens

- Das Risiko des Mannes, an Krebs zu erkranken, beträgt 26,38%, das der Frau 22,07%; Eine 55-jährige Frau müsste 9000 Mammographien über sich ergehen lassen, damit sie das gleiche Krankheitsrisiko eines gleichaltrigen Mannes erreicht.

Das Risiko einer Mammographie entspricht:
- 8000 km mit dem Flugzeug reisen,
- 700 km mit dem Auto fahren,
- 3 Zigaretten täglich rauchen,
- 15 min Leben in einem Alter von 65 Jahren.

Bei einer optimalen technischen Ausrüstung, einer qualitativ einwandfrei durchgeführten Untersuchung und nicht zuletzt bei einer korrekten Befundung durch den Arzt kann die Mammographie heute als ein sehr nützliches Verfahren angesehen werden, das nicht nur die Krankheitserkennung zulässt, sondern auch bei sinnvoller Anwendung im Rahmen von Früherkennungsprogrammen in der Lage ist, die Sterblichkeitsrate durch Brustkrebs zu senken.

11 Mammasonographie

H. Otto

Das Prinzip der Ultraschalluntersuchung (Sonographie) beruht auf der physikalischen Eigenschaft des Schalls, an Grenzflächen reflektiert zu werden. Der Schallkopf eines Sonographiegerätes ist gleichzeitig ein Sender, der die Schallwellen erzeugt, und ein Empfänger, der die reflektierten Schallwellen wieder aufnimmt. Den unterschiedlichen Intensitäten der reflektierten Schallwellen werden entsprechende Helligkeiten auf dem Bildschirm zugeordnet, wodurch ein Bild aus verschiedenen Grautönen entsteht, das die untersuchten anatomischen Strukturen wiedergibt (B-Bild).

Prinzip der Sonographie

Reine Flüssigkeiten, z. B. in mastopathischen Zysten, leiten den Schall sehr gut, erzeugen keine Reflexe und sie stellen sich im Ultraschallbild schwarz dar. In den dahinter gelegenen Strukturen macht sich dann eine relative Schallverstärkung bemerkbar; sie erscheinen heller als normal, was allgemein als dorsale Schallverstärkung bezeichnet wird. Luft leitet den Schall wesentlich schlechter und führt bei den verwendeten Frequenzen zu einer Totalreflexion, die sich hell darstellt; hinter der Luft gelegene Strukturen können nicht wahrgenommen werden, was man als Schallauslöschphänomen bezeichnet. Dies wird regelmäßig bei Untersuchungen des Abdomens beobachtet, wenn gasgefüllte Darmschlingen den Überblick über die dahinter gelegenen Strukturen, zum Beispiel das Pankreas, verhindern. Gas kommt physiologischerweise in der Mamma nicht vor, zumeist ist es artefiziell, z.B. bei Punktionen, eingebracht worden.

Zysten im Ultraschallbild

Totalreflexion

Die räumliche Auflösung des Ultraschallbildes ist von der Schallfrequenz des ausgesendeten Schalls abhängig: je höher die Frequenz, desto besser die Auflösung. Als Maß für die Schallfrequenz wird die Einheit „Hertz“ gebraucht; 1 Hertz entspricht einer Schwingung pro Sekunde. Für die medizinische Diagnostik kommen Schallfrequenzen von 3,5–20 Megahertz zur Anwendung. Die höheren Frequenzen sind für die kleinen Strukturen der Mamma gut geeignet. Leider bedingen die physikalischen Gesetze, dass die Schallenergie und somit die Eindringtiefe mit steigender Frequenz abnimmt (Abb. 11.1). Für die Mammasonographie werden heute Schallköpfe mit einer Frequenz von 7,5–13 (20) Megahertz eingesetzt.

Räumliche Auflösung

Megahertz

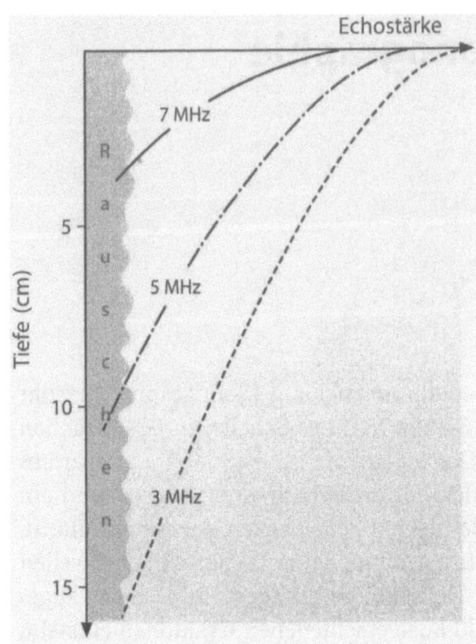

Abb. 11.1. Abhängigkeit von Schallfrequenz und Eindringtiefe. Je höher die Frequenz, desto geringer ist die Eindringtiefe, aber desto besser ist die räumliche Auflösung

Indikationen

Prinzipiell eignet sich die weibliche Mamma gut für sonographische Untersuchungen, da die Eindringtiefe ausreicht, um das gesamte Organ bis zur Thoraxwand zu erfassen. Das Auflösungsvermögen auch der hochfrequenten Schallköpfe reicht allerdings nicht aus, um Mikroverkalkungen differenzieren zu können. Allein aus diesem Grund ist der Ultraschall als alleinige Untersuchung nicht zur Abklärung von Mammaerkrankungen oder zum Screening geeignet.

Differenzierung zystisch – solide

Einer der wesentlichen Vorteile der Mammasonographie liegt in der Möglichkeit, zystische, d. h. flüssigkeitsgefüllte, und solide, d. h. aus Gewebe zusammengesetzte Strukturen differenzieren zu können. Im Röntgenbild ist das nicht möglich; es kann z. B. eine Zyste von einem Fibroadenom (Bindgewebsknoten) häufig nicht unterschieden werden, da beide den gleichen Aspekt besitzen können (Abb. 11.2).

Mammographie und Sonographie als komplementäre Verfahren

Röntgenmammographie und Mammasonographie ergänzen sich in idealer Weise dadurch, dass der Ultraschall besonders in dichten, bindegewebsreichen Gewebsformationen Strukturen nachweisen kann, die im Röntgenbild keine Schwächungsunterschiede aufweisen. Maligne Tumoren besitzen in der überwiegenden Zahl der Fälle eine im Vergleich zum fibroglandulären Gewebe geringere Echogenität, sie erscheinen dunkler und können daher wahrgenommen werden. Umgekehrt unterscheiden sich Fibroadenome im umgebenden Fettgewebe kaum im reflektierten Bild des Schalls, weshalb sie leicht übersehen werden

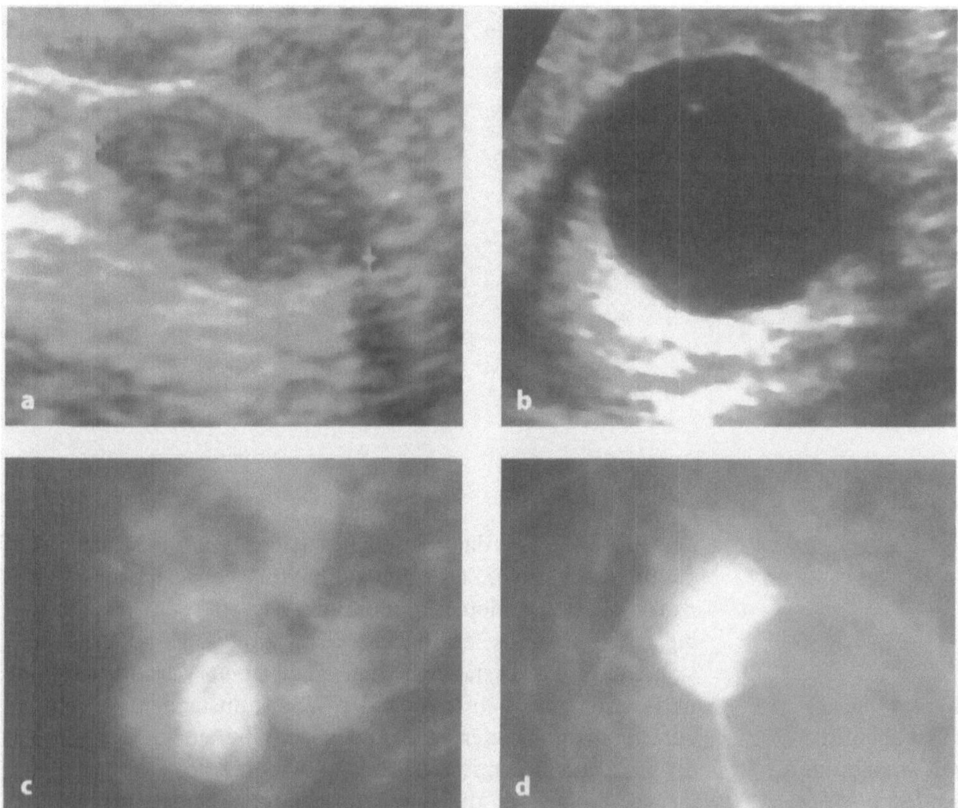

Abb. 11.2a-d. Ein Fibroadenom (a) und eine Zyste (b) können im Sonogramm gut, im Röntgenbild (c, d) allerdings nicht voneinander unterschieden werden

können; dagegen stellen sie sich im Röntgenbild hervorragend dar.

Prinzipiell sind die Mammae junger Frauen drüsenreicher und dichter, sie können sonographisch gut beurteilt werden. Mit zunehmendem Alter ist eine Fettgewebsdurchsetzung des Drüsenköpers zu erwarten, der dadurch strahlentransparenter wird und daher einer röntgenologischen Diagnostik weit besser zugänglich ist (Abb. 11.3).

Untersuchung junger Frauen durch Mammasonographie

Insofern ist die Mammasonographie besonders zur Untersuchung junger Frauen geeignet, zumal auch keine ionisierende Strahlung angewandt wird, d. h. die Untersuchung kann theoretisch beliebig oft wiederholt werden. Ein neu aufgetretener tastbarer Knoten bei einer Frau vor dem 30. Lebensjahr erweist sich in der überwiegenden Zahl der Fälle als benignes Fibroadenom. Die Sonographie zeigt eine charakteristische Morphologie; weiterhin kann mit dem Schallkopf die Komprimierbarkeit des Knotens überprüft werden, die ein sicheres Merkmal für einen

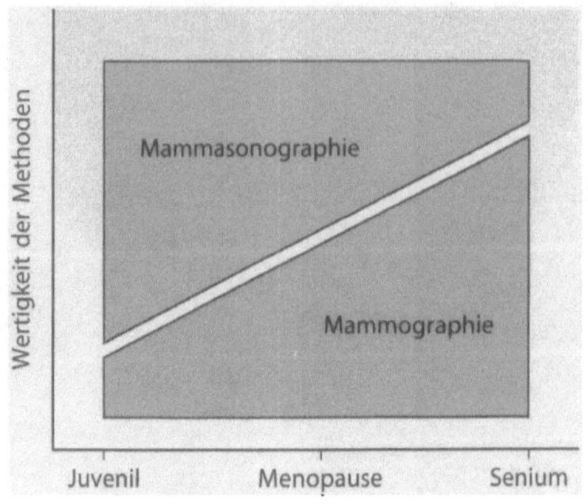

Abb. 11.3. Mammographie und Mammasonographie sind sich gegenseitig ergänzende Untersuchungsverfahren, wobei sie in den verschiedenen Lebensabschnitten unterschiedliche Wertigkeiten besitzen

gutartigen Knotens darstellt, ein bösartiger Tumor lässt sich nicht zusammendrücken. Zusätzlich kann ultraschallgezielt eine Feinnadel- oder Stanzbiopsie entnommen werden, sodass eine absolut sichere Diagnose ermöglicht wird (s. Kap. 8, Perkutane Biopsie). Die exakte Distanzmessung erlaubt eine Verlaufskontrolle und somit eine Beurteilung der Wachstumstendenz eines als gutartig diagnostizierten Knotens. Es gibt auch Geschwülste, die ausschließlich mit Hilfe der Sonographie detektiert werden, da sie infolge des dichten Drüsengewebes und der geringen Größe im Mammogramm nicht dargestellt sind (Abb. 11.4).

Karzinome ausschließlich mit Sonographie entdeckt

Nachteile der Mammasonographie

Nachteilig wirkt sich die fehlende Möglichkeit einer vollständigen Dokumentation aus, wie sie im Röntgenbild gegeben ist. Hier ist auch nach Jahren die gesamte Information erhalten und reproduzierbar. Bei der Sonographie ist die Echtzeit- (Realtime)Untersuchung für die Diagnose entscheidend, d. h. die Information, die von dem Untersucher während der Ultraschalluntersuchung gewonnen wird. Die pathologischen Befunde können auf Röntgenfilm oder über einen Printer dokumentiert werden, moderne Geräte lassen auch die Speicherung in digitaler Form zu. Es kann aber nicht der gesamte Untersuchungsvorgang aufgezeichnet werde, es sei denn, man benutzt ein Videoband. Dies ist allerdings für die Routineuntersuchung nicht praktikabel.

Dokumentation der Befunde

Untersuchungsvorgang

Der Untersuchungsvorgang selbst besteht in einer mäanderförmigen Bewegung über die gesamte Brust, wobei die Mamille in kreisförmigen Bewegungen umfahren wird. Gerade bei sehr großen Mammae kann nicht immer sichergestellt werden, dass auch alle Abschnitte der Mamma vollständig erfasst worden sind. Daher ist die Untersuchung besonders wertvoll, wenn gleichzeitig das Röntgenbild betrachtet werden kann und damit eine gezielte Untersuchung verdächtiger Strukturen möglich wird. Insgesamt

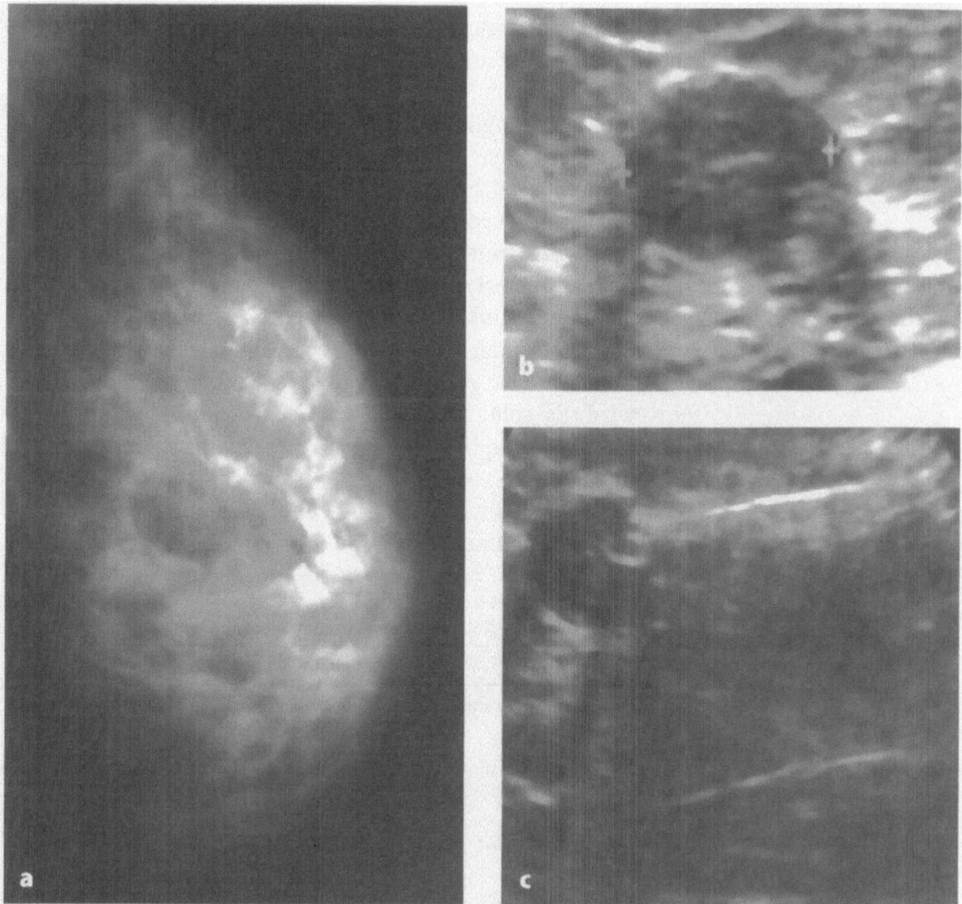

Abb. 11.4a–c. 9 mm großes Fibroadenom, das ausschließlich im Sonogramm diagnostiziert wurde. **a** Im Mammogramm äußerst dichter Drüsenkörper, in dem der Knoten nicht zu erkennen ist; **b** sonographisch eindeutige Darstellung des soliden Knotens mit Benignitätskriterien; **c** sonographisch gesteuerte Stanzbiopsie zur histologischen Bestätigung

Treffsicherheit

kann die Treffsicherheit der Mammauntersuchung in dieser Kombination um 10–15% gesteigert werden.

Anwendung des Farbdopplers

Es wurde verschiedentlich versucht, die Aussagekraft der Sonographie durch die Anwendung des Farbdopplers zu verbessern, was sicherlich in einigen ausgewählten Fällen möglich ist. Die Methode wird an einigen Zentren mit Erfolg eingesetzt, in der täglichen Routine spielt sie jedoch nur eine untergeordnete Rolle. Auch die Anwendung von Kontrastmitteln für die Sonographie bei der Diagnostik des Mammakarzinoms befindet sich noch im experimentellen Stadium.

In den USA wird die Mammasonographie auch von speziell ausgebildeten technischen Assistenten/innen durchgeführt, in Europa ist dies (noch) den Ärzten vorbehalten.

Vorbereitung und Lagerung zur Sonographie

Für die Vorbereitung zur Untersuchung wird die Patientin in eine bequeme Rückenlage gebracht, der Arm der zu untersuchenden Seite hinter dem Kopf verschränkt, damit auch die Axilla der Sonographie zugänglich wird. Wichtigstes zusätzliches Requisit für den Untersucher ist ein spezielles Gel, das den Schallkopf an die Hautoberfläche ankoppelt, sodass keine Luft zwischen Schallkopf und Körperoberfläche gelangt. Dieses Gel kann nach Beendigung der Untersuchung mit Zellstoff oder handelsüblichen Küchenrollen rückstandsfrei wieder entfernt werden.

Aufklärung der Patientin

Eine spezielle Aufklärung der Patientin ist nicht notwendig, es genügt zumeist der Hinweis, dass die Untersuchung völlig ungefährlich ist, da sie auch regelmäßig bei Schwangeren durchgeführt wird. Es sollte der Patientin aber im Vorfeld Sinn und Nutzen der Sonographie sowie der Untersuchungsablauf deutlich gemacht werden.

In Tabelle 11.1 sind die Vorzüge und Nachteile der Mammasonographie zusammengefasst.

Tabelle 11.1. Vor- und Nachteile der Mammasonographie

Vorteile	Nachteile
Keine ionisierenden Strahlen	Mikrokalk nicht darstell- und nicht differenzierbar
Nichtinvasiv	Eingeschränkte Übersicht über das Gesamtorgan
Beliebig oft wiederholbar	Dokumentation und Reproduzierbarkeit eingeschränkt
Unterscheidung zystisch - solide	Multiple Prozesse schlecht erfassbar
Distanzmessung möglich (wichtig bei Verlaufskontrolle)	Für Screening nicht geeignet
Bei jungen Frauen und in der Schwangerschaft einsetzbar	Abhängigkeit vom Untersucher (Real-time-Untersuchung)
Gezielte Biopsie möglich	Implantate nur eingeschränkt beurteilbar
Frühe Operationsfolgen gut erkennbar (Hämatome, Serome, Abszesse)	Narbe und Lokalrezidiv nicht differenzierbar
Oberflächennahe Knoten gut darstellbar (Hautmetastase, Lokalrezidiv bei Ablatio Mammae)	
Lymphknoten in der Axilla erkennbar	
Kostengünstig	

12 Magnetresonanztomographie der Mamma (MR-Mammographie)

H. Otto

Die MR-Mammographie ist nur zu einem Teil den bildgebenden Verfahren zuzurechnen, die eine rein morphologische Darstellung einzelner Strukturen erlauben. Zum anderen Teil besteht sie aus der Betrachtung der Dynamik eines für die MR-Tomographie geeigneten Kontrastmittels.

Die Untersuchung wird heute ausnahmslos unter Verwendung spezieller Brustspulen vorgenommen (Abb. 12.1). Die Patientinnen werden in Bauchlage gebracht und die Mammae einzeln von der Spule umschlossen, sodass sie zeitgleich und nebeneinander

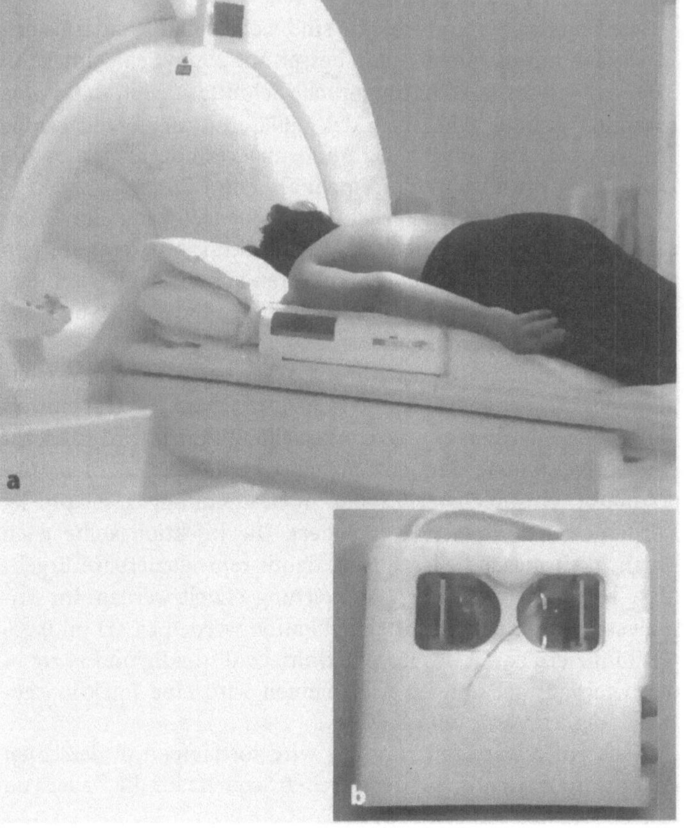

Abb. 12.1.
a Lagerung der Patientin im Gerät bei der MR-Mammographie. **b** Doppelspule für Mammauntersuchung; jeweils außen in der Spule Kompressionsvorrichtung für die Mamma (Fa. Siemens)

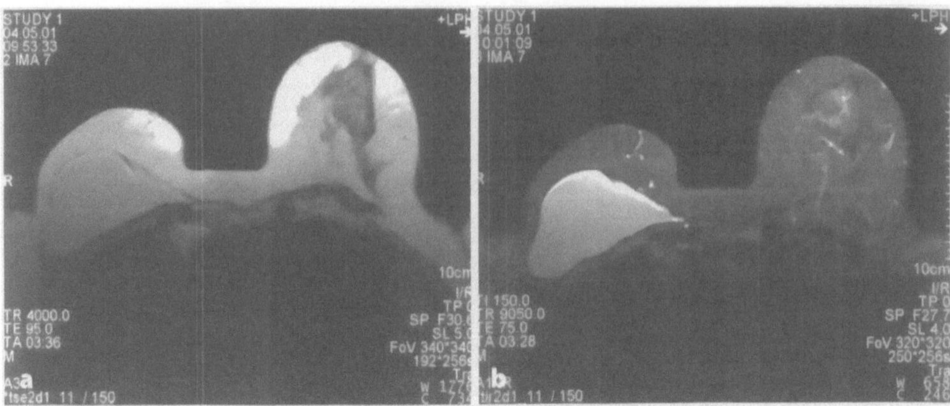

Abb. 12.2a,b. MR-Mammographie transversal bei Zustand nach Ablatio mammae rechts unter Mitnahme des Pektoralismuskels und Implantation einer Silikonprothese. **a** T2-Wichtung, **b** TIRM-Sequenz mit Fettgewebssuppression

Transversale und koronare Schichtführung

abgebildet werden. Es wird entweder eine transversale oder eine koronare Schichtführung gewählt, wobei sich letztere besser zur Unterdrückung von Artefakten eignet, die durch die Pulsation des Herzens hervorgerufen werden.

Untersuchungsprotokolle

Die Untersuchungsprotokolle sind weitgehend standardisiert. Es werden mit maximal 4 mm, besser mit 2 mm Schichtdicke in 2D- oder 3D-Technik kontinuierliche Schnitte erstellt, sodass das gesamte Organ einschließlich des axillären Ausläufers lückenlos erfasst wird. Das räumliche Auflösungsvermögen erlaubt die Darstellung von Tumoren mit mehr als 3 mm Durchmesser.

Differenzierung einzelner Gewebsstrukturen

Durch die Anwendung geeigneter Sequenzen kann eine Differenzierung der einzelnen Gewebsstrukturen vorgenommen werden, zystische und solide Strukturen können sehr gut unterschieden werden. Manche Untersucher verwenden auch Sequenzen mit einer Fettgewebsunterdrückung (Abb. 12.2).

Gadolinium-DTPA

Ein wesentlicher Teil der Untersuchung besteht in der Darstellung des Verhaltens eines paramagnetischen Kontrastmittels in der Mamma (dynamische Untersuchung). Dazu wird zunächst eine T1-gewichtete Sequenz angefertigt, sodann werden 0,1–0,2 mmol (entsprechend 0,2–0,4 ml) Gadolinium-DTPA pro kg Körpergewicht intravenös appliziert. Die Injektion sollte nach Möglichkeit maschinell erfolgen, damit reproduzierbare Ergebnisse bei der dynamischen Auswertung erzielt werden. Im Anschluss an die Kontrastmittelapplikation werden ca. 25 ml 0,9% NaCl injiziert, damit das Kontrastmittel vollständig und zügig in den Kreislauf gelangt. Im Allgemeinen wird eine Injektionsgeschwindigkeit von 2 ml/s gewählt.

Dynamische Untersuchung mit Gradientenechosequenzen

Nach einer Wartezeit von 20 s wird fortlaufend in derselben Position der Patientin mit der gleichen Sequenz für die Dauer von etwa 7 min untersucht. Voraussetzung zur Erfassung der dynamischen Parameter ist eine Sequenz mit einer Akquisitionszeit von weniger als 90 s, damit die Dynamik des Kontrastmittels erfasst werden kann. Es wird somit nach der Kontrastmittelgabe 5-mal mit der gleichen Sequenz wie bei der Nativserie untersucht. Für diesen Teil der Untersuchung können ausschließlich Gradientenechosequenzen verwendet werden (Abb. 12.3).

In Tumoren reichert sich das Kontrastmittel schneller als in dem umgebenden Gewebe an, sodass sie gut erkennbar werden. Da die MR-Mammographie digitale Daten liefert, können diese auch im Rechner verarbeitet werden. Wenn man von den nach 90, 180, 270, 360 und 450 s erstellten Bildern das Nativbild subtrahiert, so stellt sich in dem gerechneten Bild ausschließlich die mit Kontrastmittel angereicherte Läsion dar. Weiterhin kann man durch ein entsprechendes Rechnerprogramm leicht Zeit-Signal-Intensitätskurven ermitteln. Aus dem Kurvenverlauf können Hinweise gewonnen werden, ob es sich um eine gutartige oder eine maligne Struktur handelt (Abb. 12.4).

Subtraktionsbilder

Zeit-Signal-Intensitätskurven

Nachteilig wirkt sich aus, dass viele gutartige Strukturen das Kontrastmittel aufnehmen, die MR-Mammographie liefert daher auch falsch-positive Ergebnisse. Auch das normale, funktionsfähige Drüsengewebe reichert Kontrastmittel an, wobei sich das Verhalten im Rahmen des Menstruationszyklus ändert. Frauen mit einem intakten Zyklus sollten daher nach Möglichkeit zwischen dem 7. und 17. Zyklustag untersucht werden. Eine hormonelle Substitutionsbehandlung in der Peri- oder Postmenopause beeinflusst in starkem Maße die Kontrastmitteldynamik, die Medikation sollte daher, wenn eben möglich, 3–6 Monate vor der Untersuchung abgesetzt werden.

Untersuchungszeitpunkt

Absetzen einer Hormonsubstitutionstherapie

Die Untersuchung dauert für die Patientin etwa 20 min. Unbedingte Voraussetzung ist eine stabile Lage in diesem Zeitraum, was mit den Patientinnen vorher eingehend besprochen werden muss. Vor allem Bewegungsartefakte im Verlauf des dynamischen Teils machen sich sehr störend bemerkbar und die rechnerische Auswertung in vielen Fällen unmöglich.

Untersuchungsdauer

Als Kontraindikation gelten ein Herzschrittmacher oder bewegliche Metallteile im Körper, die sich nicht entfernen lassen. Auch eine Klaustrophobie kann die Untersuchung verhindern; manchmal gelingt es durch intensive Hinwendung zur Patientin diese zur Lagerung im Magneten zu veranlassen. Allergische Reaktionen dem paramagnetischen Kontrastmittel gegenüber sind sehr selten und in der Mehrzahl der Fälle nicht behandlungsbedürftig.

Kontraindikationen

Die MR-Mammographie ist eine sehr aufwendige und auch kostspielige Untersuchung, sie eignet sich daher nur für Fragestellungen, die mit den übrigen Methoden nicht zu beantworten sind. Hier sind in erster Linie postoperative Zustände zu nennen,

Indikationen

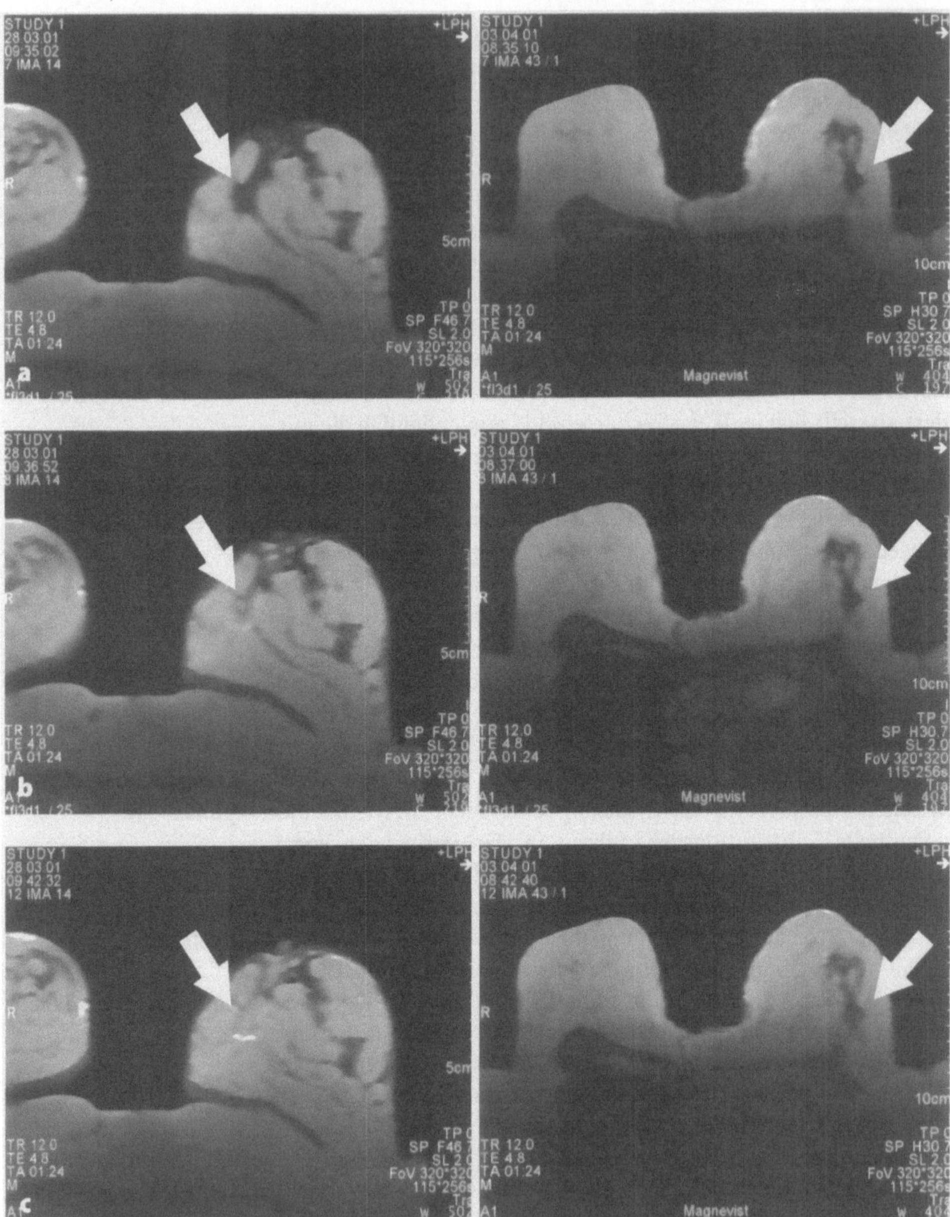

Abb. 12.3a–d. Operationsnarbe und Karzinom können im Röntgenbild nicht, in der MR-Mammographie jedoch sicher differenziert werden. T1-gewichtete Bilder nativ und nach Kontrastmittelapplikation. *Rechts:* Operationsnarbe ohne KM-Anreicherung (*Pfeil*), *links:* invasives Karzinom mit früher und starker KM-Anreicherung (*Pfeil*). **a** Nativbild, **b** 0–90 s nach KM-Applikation, **c** 360–450 s nach KM-Applikation, **d** Mammographie in cc-Projektion (*Pfeil*)

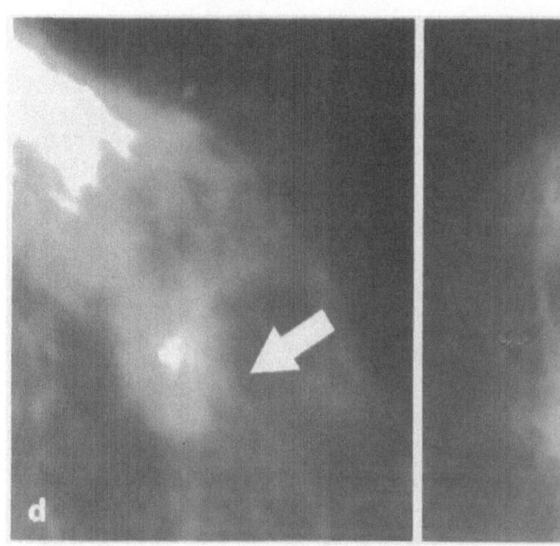

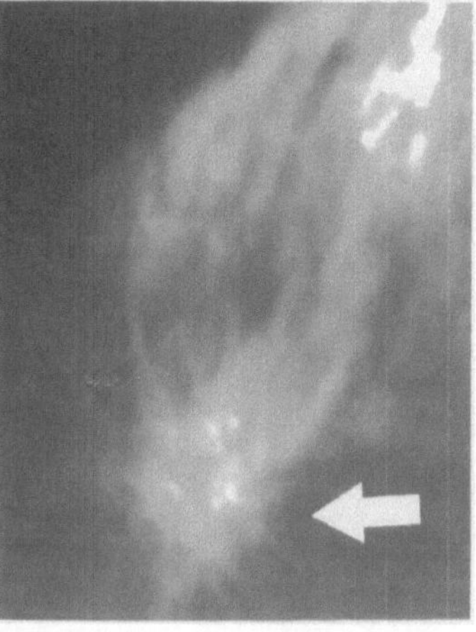

Abb. 12.3d.
links: invasives Karzinom
rechts: Operationsnarbe

sei es nach Implantation von Prothesen oder nach brusterhaltend behandelten Karzinomen. Bei der Rezidivdiagnostik muss bis etwa ein halbes Jahr nach der Operation und Bestrahlung gewartet werden, bis man eine aussagekräftige Untersuchung vornehmen kann. Weitere Indikationen sind mammographisch schlecht zu beurteilende Brüste, insbesondere bei Frauen mit einem erhöhten Brustkrebsrisiko.

Nachteile der MR-Mammographie

Die MR-Mammographie eignet sich nicht zur weiteren Differenzierung von verdächtigen Mikroverkalkungen; in diesen Fällen muss eine Entscheidung über das weitere Vorgehen (Abklärung mittels perkutaner oder offener Biopsie, Verlaufskontrolle) allein anhand der Mammographie getroffen werden. Es ist davon auszugehen, dass Tumoren mit einem Durchmesser von weniger als 3 mm mit der MR-Mammographie nicht detektiert werden können, da die kleinen Tumoren noch keine eigene Gefäßversorgung besitzen, die zu einer Anreicherung des Kontrastmittels führen würde.

Vorbereitung und Lagerung der Patientin

Für die MR-Mammographie benötigen die Patientinnen keine spezielle Vorbereitung vor dem Betreten des Institutes. Es müssen zunächst, möglichst anhand von Fragebögen, Kontraindikationen für die MR-Untersuchung einschließlich der Anwendung des paramagnetischen Kontrastmittels erfragt werden. Sodann sollte der Patientin ausführlich der gesamte Untersuchungsverlauf erklärt werden. Sie sollte darauf hingewiesen werden, dass keine gesundheitliche Schädigung durch die Untersuchung zu befürchten ist. Bei klaustrophoben Frauen hat es sich bewährt, sie bei einem Vorgespräch in den Untersuchungsraum zu führen und sie zur Probe auf dem Untersuchungstisch zu positionieren.

Lediglich die seltenen, zumeist leichten Kontrastmittelnebenwirkungen müssen erwähnt werden. Es können auch durchaus

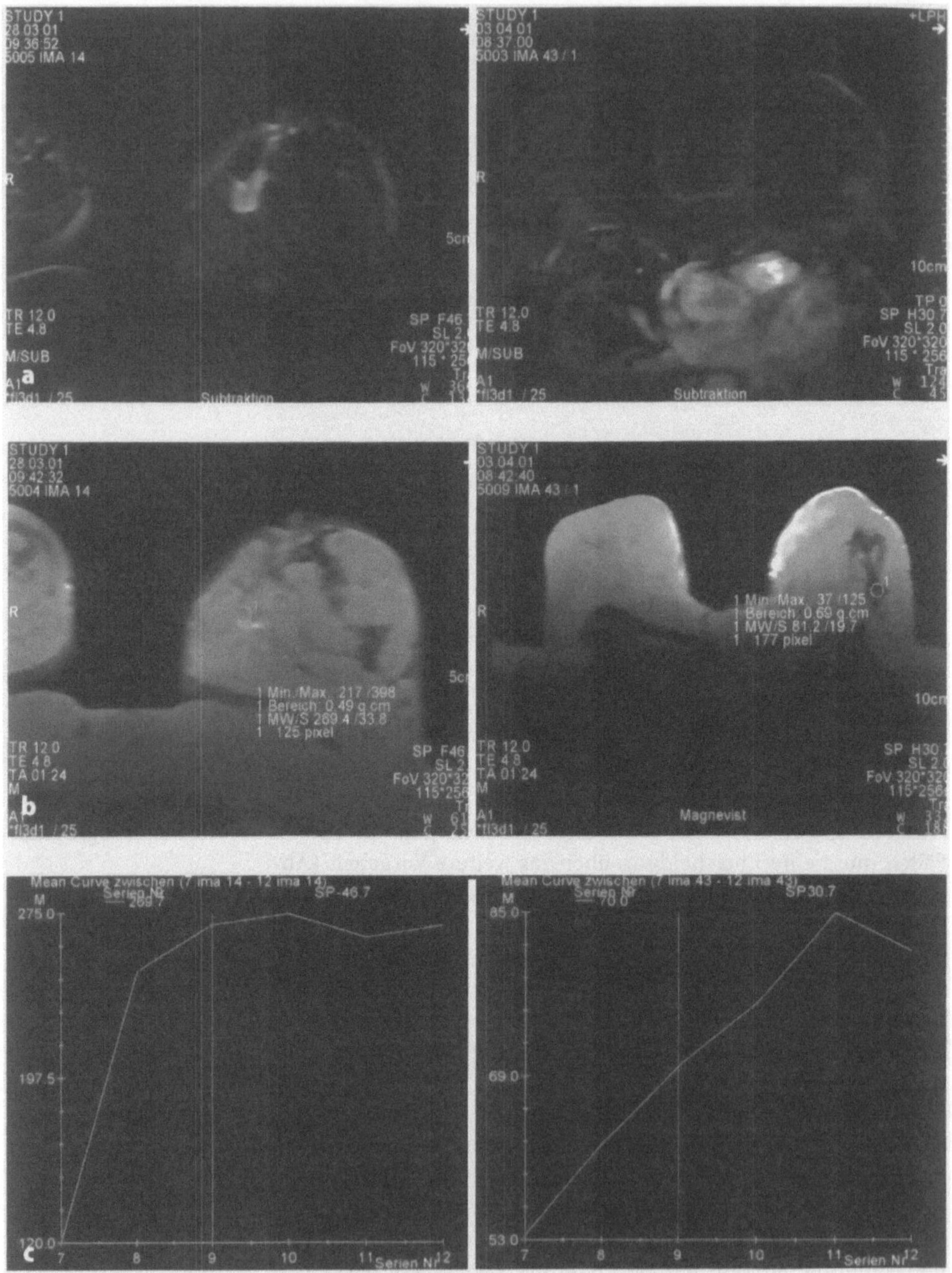

Abb. 12.4a–c. Subtraktionsbilder und Zeit-Signal-Intensitätskurven der Patientinnen aus Abb. 12.3. **a** Subtraktionsbilder 0–90 s nach KM minus Nativaufnahme; **b** „regions of interest" (ROI); in dem eingezeichneten *Kreis* wurde die Kontrastmittelintensität gemessen, die Werte sind in der Kurve **c** wiedergegeben; **c** Zeit-Signal-Intensitätskurven, invasives Karzinom (*links*), Narbe (*rechts*)

Tabelle 12.1. Vor- und Nachteile der MR-Mammographie

Vorteile	Nachteile
Morphologie und Kontrastmitteldynamik werden erfasst	Mikrokalk kann nicht erkannt werden
Ergänzung von Mammographie und Sonographie	Intravenöse Injektion von Gadolinium erforderlich
Hoher Informationsgehalt bei Patientinnen mit brusterhaltend operiertem Mammakarzinom, nach Implantation von Prothesen und sonstigen plastischen Operationen	Für klaustrophobe Patientinnen und Schrittmacherträgerinnen nicht geeignet
Biopsie möglich	Geringe Verfügbarkeit
Keine Exposition mit ionisierenden Strahlen	Hohe Kosten Für Screening ungeeignet

Patientinnen untersucht werden, die in der Vorgeschichte eine Reaktion auf ein jodhaltiges Kontrastmittel aufweisen.

Verweilkanüle

Vor dem Betreten des Untersuchungsraumes wird der Arzt nach Möglichkeit eine Verweilkanüle in die Ellenbeuge legen, über die das Kontrastmittel maschinell injiziert werden kann. Die sichere Platzierung der Kanüle ist eine der wichtigsten Voraussetzungen für das Gelingen der Untersuchung. Der Patientin wird wegen der lauten Geräusche der Gradientenspulen ein Ohrenschutz angelegt. Im Untersuchungsraum wird sie in Bauchlage gebracht, die Mammae hängen in den Vertiefungen der Spule. Einige Spulen besitzen eine Vorrichtung zur seitlichen Kompression der Mammae, um Bewegungsartefakte zu vermeiden. Die Arme werden locker neben dem Körper positioniert. Der Kopf muss bequem gelagert sein, vor allem darf die Atmung nicht behindert werden.

Schutz des Gehörs

Nachsorge

Nach der Untersuchung wird die Verweilkanüle entfernt und der Arzt führt ein abschließendes Gespräch. Weitere Maßnahmen zur Nachsorge sind nicht erforderlich.

Stellenwert der MR-Mammographie

Die MR-Mammographie wird auch in Zukunft die Mammographie nicht ersetzen können, da sie nicht in der Lage ist, Verkalkungen zu analysieren und damit die Frühstadien des Mammakarzinoms zu erkennen. Sie kann aber dennoch eine große diagnostische Hilfe bei Frauen sein, die mit der Röntgenmammographie und der Sonographie nur unvollständig zu untersuchen sind. Die MR-Mammographie steht daher im zweiten Glied der Untersuchungsmethoden, ist aber für bestimmte Fragestellungen aus dem Spektrum der diagnostischen Methoden bereits nicht mehr wegzudenken.

MR-gesteuerte Biopsie

Eine Erweiterung der Anwendung der MR-Mammographie wird durch die Möglichkeit der MR-gesteuerten Biopsie eintreten. Entsprechende Vorrichtungen unter Anwendung der Vakuumbiopsie sind zurzeit in der klinischen Erprobung. Die Zahl der offenen Biopsien wird bei ausgereifter Technik noch weiter rückläufig sein.

Vor-und Nachteile der MR-Mammographie sind in Tabelle 12.1 zusammengestellt.

13 Digitale Techniken

H. OTTO

Der Unterschied zwischen analog und digital ist heute allgemein bekannt und am Beispiel einer Armbanduhr gut zu verdeutlichen. Eine digitale Uhr zeigt die Zeit in einzelnen Ziffern an, eine analoge Uhr besitzt Zeiger, die man jeweils einem bestimmten Zahlenwert der Zeitskala zuordnen muss.

Unterschied analog – digital

Bei der Mammographie bewirkt das Gewebe der Mamma eine unterschiedliche Schwächung der Röntgenstrahlung, die die Brust durchdringt. Diese unterschiedlich geschwächte Strahlung erzeugt im Röntgenbild eine bestimmte Schwärzung des Röntgenfilmes, es entsteht ein analoges Bild, das ein Abbild der verschiedenen Strukturen der Brust repräsentiert.

Stellt man diese unterschiedlichen Schwärzungen im Röntgenbild entlang einer Linie (Abb. 13,1a) in Zahlenwerten dar und ordnet sie einem Koordinatensystem zu, so entsteht eine Kurve (Abb. 13.1b). Man kann nun jedem Punkt auf der Kurve einen Wert auf der auf der y-Achse (Bildsignal) und der x-Achse (Position) zuordnen. Die Zuordnung eines Signals (hier die durch das Brustdrüsengewebe geschwächte Röntgenstrahlung und dadurch erzeugte unterschiedliche Schwärzung des Filmes) entspricht einer Digitalisierung, es entsteht eine Ziffernfolge (digitales Bildsignal in Abb. 13.1 c) anstelle eines analogen Signals. Der Nachteil besteht darin, dass in der Praxis nur eine endliche Anzahl von Punkten der analogen Kurve in digitale Werte umgewandelt werden kann, es entsteht ein treppenförmiger Verlauf der Kurve (Abb. 13.1c). Dagegen ergibt sich aber ein wesentlicher Vorteil dadurch, dass Ziffern im Computer gespeichert und bearbeitet werden können; die Information kann jederzeit abgerufen und auf einem Monitor dargestellt werden.

Koordinatensystem

Digitalisierung

Vorteile und Nachteile

Um ein Röntgenbild zu beschreiben, genügt es allerdings nicht, eine eindimensionale Kurve wie in Abb. 13.1b,c aufzuzeichnen, es muss ein zweidimensionales Bild entstehen, entsprechend der Fläche eines Filmes (Abb. 13.1d). Die Abstände, in denen man digitalisiert, stellen sich dann flächenhaft in kleinen Quadraten dar. Diese Quadrate bezeichnet man als Pixel („picture element"), die ganze Fläche des entstehenden Feldes entspricht der Matrix.

Pixel
Matrix

Es ist selbstverständlich, dass bei einer Digitalisierung das ursprüngliche Bild umso genauer dargestellt wird, je kleiner die

Abb. 13.1a-d.
Prinzip der Digitalisierung eines Röntgenbildes der Mamma.
a Schematische Darstellung eines cc-Mammographiefilmes mit einem Format von 18×24 cm. Die Linie *A-B* entspricht den in **b** und **c** dargestellten digitalen Kurven.
b Auflösung der Information entlang der Linie *A-B* entsprechend dem Bildsignal (optische Dichte des Röntgenfilms) auf der y-Achse und der räumlichen Zuordnung (Position) auf der x-Achse.
c Die Kurve in **b** wird digitalisiert, d.h. einzelnen Zahlenwerten auf der y- und x-Achse zugeordnet.
d Darstellung der gesamten Information von **a** in einem zweidimensionalen System von 3600×4800 Pixeln. Das vollständige Raster ergibt die Matrix

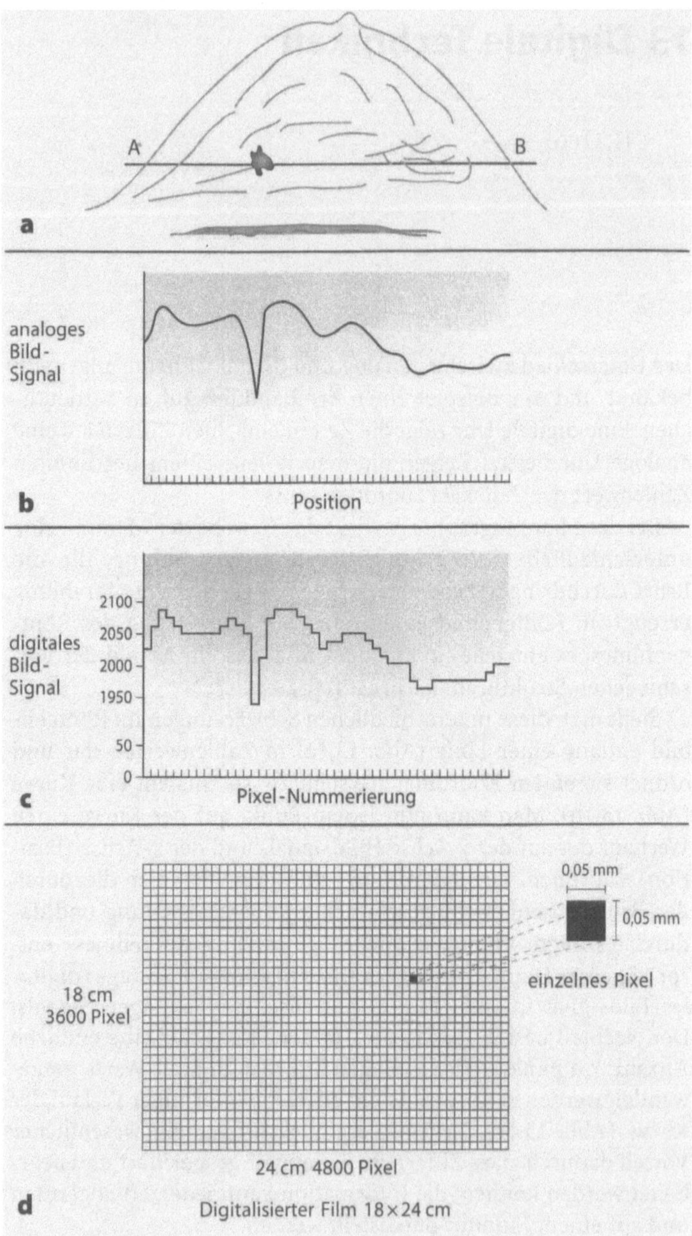

Pixel sind. Zerlegt man eine Mammographie mit einem Format von 18×24 cm in Pixel mit einer Kantenlänge von 0,05 mm, so entsteht eine Matrix mit 3600×4800 also 17.280.000 Pixeln. Jedes Pixel entspricht einem Zahlenwert der Schwärzung des Röntgenbildes an dieser Stelle (im dezimalen System). Um die feinen Abstufungen in der Schwärzung eines Filmes in Zahlen auszudrücken, bedarf es einer sehr großen Anzahl von Ziffern. Die z. B.

Tabelle 13.1. Dezimales und binäres System

Dezimal	Binär
0	0
1	1
2	10
3	11
4	100
5	101
6	110
7	111
8	1000
usw.	

in einer Computertomographie enthaltenen Graustufen werden mit 65.536 unterschiedlichen Werten in den Rohdaten abgespeichert.

Graustufen

Bekanntermaßen arbeitet der Computer nicht im Dezimal-, sondern im binären System, wo ihm nur die Ziffern 1 und 0 zur Verfügung stehen (Tabelle 13.1). Will man die Zahl 65.536 im binären System darstellen, so benötigt man eine Ziffernfolge von 16 einzelnen Ziffern (0 oder 1). Eine Ziffer bezeichnet man als ein bit („binary digit"), 8 bit entsprechen einem byte. Eine Matrix, die 65.536 Grautöne darstellen kann, besitzt eine Speichertiefe von 16 bit oder 2 byte (Abb. 13.2). Als Speichertiefe bezeichnet man die Anzahl der bits, die zur Beschreibung des Zahlenwertes eines Grautons im binären System erforderlich ist. Multipliziert man die oben beschriebenen 17.280 000 Pixel mit 16, so erhält man

Binäres System

Bit

Byte

Speichertiefe

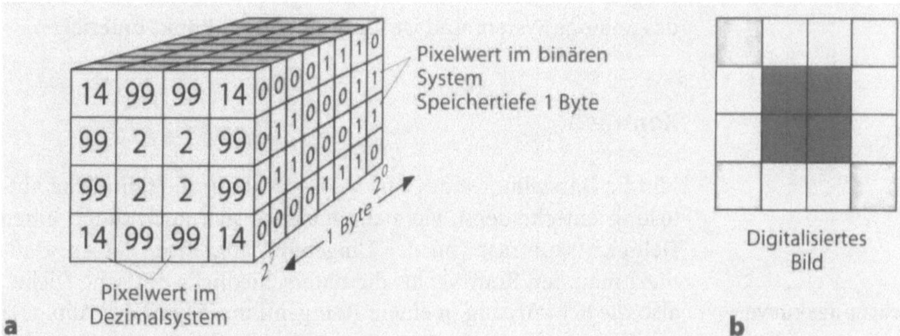

Abb. 13.2a,b. Speicherung im binären System. **a** Die verschiedenen Graustufen besitzen einen Zahlenwert im dezimalen System. Die dazugehörigen binären Zahlenwerte können im Computer abgespeichert werden. Die Anzahl der bits entspricht der Speichertiefe, hier 8 bit=1 byte. **b** Vollständiges digitalisiertes Bild

275.480 000 bit oder ca. 35 Megabyte, die zur Beschreibung eines Mammographiefilmes notwendig sind.

Es ist ersichtlich, dass für die Digitalisierung eines Mammographiebildes eine sehr große Datenmenge verarbeitet werden muss, sodass sie durch die Anzahl der Pixel einerseits und die Speichertiefe, also die Anzahl der Graustufen, andererseits limitiert ist.

Vergleich analog – digital

Problematik der Abbildung

Grundsätzlich ergeben sich in der gesamten Röntgendiagnostik drei Probleme bei der Abbildung von Strukturen:
- die räumliche Auflösung,
- der Kontrast,
- das Rauschen.

An die Optimierung dieser Faktoren werden in der Mammographie besonders hohe Anforderungen gestellt.

Räumliche Auflösung

Linienpaare

Die räumliche Auflösung eines Mammographiefilmes wird im Allgemeinen durch die Anzahl von Linienpaaren eines Phantoms beschrieben, die noch gerade eben differenziert werden können. In dem o.a. Beispiel einer Pixelgröße von 0,05 mm Kantenlänge würde eine Auflösung von 10 Linienpaaren pro mm resultieren, eine analoge Mammographie besitzt heute eine Auflösung von mindestens 8, bei Objekten mit einem hohen Kontrast sogar 20 Lp/mm (s. Kap. 5, Bildgüte in der Mammographie). Die Realisierung eines Detektors mit einer Pixelgröße von 0,05 mm stößt an die Grenzen des heute technisch Möglichen. Die digitale Mammographie besitzt zurzeit eine geringere räumliche Auflösung als das analoge System und ist somit in diesem Punkt unterlegen.

Kontrast

Schwärzungskurve

Für die Darstellung eines Objekts ist nicht nur die räumliche Auflösung entscheidend, vielmehr muss es sich auch durch einen Helligkeitskontrast von der Umgebung abgrenzen lassen. Definiert man den Kontrast als die unterschiedliche optische Dichte, also die Schwärzung in einem Röntgenfilm, so wird aus Abb. 13.3 erkennbar, dass die Kontrastauflösung des konventionellen analogen Röntgenfilmes aufgrund seiner Schwärzungskurve limitiert ist.

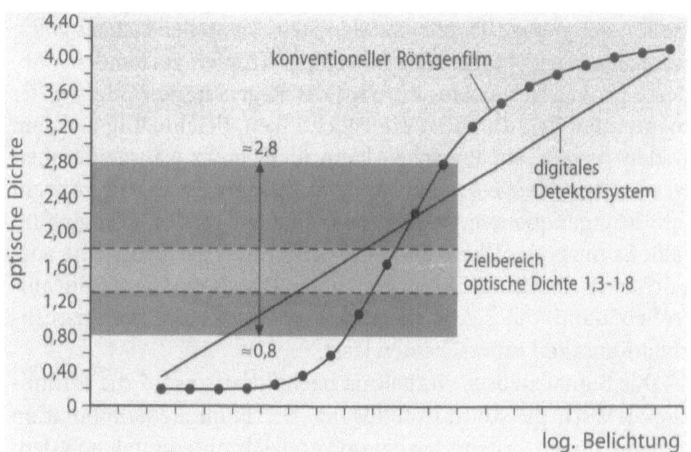

Abb. 13.3. Gradationskurven für konventionelle Mammographiefilme und digitale Detektorsysteme. Digitale Systeme besitzen eine lineare Beziehung von Belichtung (hier logarithmisch dargestellt) und optischer Dichte (Schwärzung). Fehlbelichtungen sind kaum möglich, Bildumfang und Objektumfang sind größer

Eine exakte Zuordnung von Belichtung und optischer Dichte (Schwärzung) ist nur in dem geraden Anteil der Schwärzungskurve in Abb. 13.3 gegeben; daher muss auch die Belichtung so abgestimmt sein, dass die interessierenden Strukturen der Mamma in dem geraden Teil der Schwärzungskurve liegen.

Heutige digitale Mammographiesysteme besitzen Speichertiefen von bis zu 16 bit und können somit ca. 65.000 Graustufen erfassen. Die Zuordnung von Signal und Graustufe ist linear (s. Abb. 13.3), was einen größeren Kontrastumfang und Belichtungsspielraum bedeutet; bei der digitalen Mammographie sind Fehlbelichtungen nahezu unmöglich. Darüber hinaus kann die fertige Matrix, die als Ziffernfolge im Computer vorliegt, durch verschiedene Rechenoperationen (Faltung) so aufgearbeitet werden, dass die Kontrastauflösung noch gesteigert wird.

Hohe Kontrastauflösung

Die Kontrastauflösung ist bei der Wahrnehmung von wichtigen Details in der Brust von entscheidender Bedeutung. Da die natürlichen im Brustdrüsengewebe vorhandenen Kontraste sehr gering sind, ergeben sich durch die hohe Kontrastauflösung Vorteile für die digitalen Systeme gegenüber dem konventionellen Röntgenfilm.

Signal-Rausch-Verhältnis

Quantenrauschen

Die in einem Röntgenbild enthaltene Information kann als Ausdruck des Verhältnisses zwischen einem Signal und dem umgebenden Quantenrauschen betrachtet werden (Signal-Rausch-Verhältnis).

Das Quantenrauschen kann mit einem Regenschauer verglichen werden, der auf einen Gehweg fällt. Zu Beginn des Schauers treffen nur wenige Tropfen auf den Stein, sie stellen sich als völlig unregelmäßiges Muster dar, je weniger Tropfen vorhanden sind, desto grober ist das Muster. Wird der Regen stärker oder wartet man einige Zeit ab, so ist die Feuchtigkeit gleichmäßig auf dem Boden verteilt, ein Rauschen kann nicht mehr wahrgenommen werden. Die Menge des Regens ist mit der Dosis, also der Anzahl der Röntgenquanten, vergleichbar, die auf einen Röntgenfilm fällt. Es muss zur Darstellung der Strukturen der Brust eine ausreichende Anzahl von Röntgenquanten (Dosis) auf dem Film auftreffen, damit ein Signal zustande kommt, das sich vom natürlichen Rauschen unterscheiden lässt.

Röntgenquanten

Das Signal-Rausch-Verhältnis beeinflusst sowohl die räumliche als auch die Kontrastauflösung. Die Filmfolienkombination eines analogen Systems besitzt im Vergleich zum digitalen System ein schlechteres Signal-Rausch-Verhältnis, da zusätzlich zum Quantenrauschen noch das Folienrauschen hinzugerechnet werden muss. Die digitalen Systeme können durch entsprechende Rechenoperationen das Signal besser aus dem Quantenrauschen herauslesen, sodass sich hieraus Vorteile ergeben. Prinzipiell kann auch die Strahlendosis, die zur Erlangung eines ausreichenden Signals im Verhältnis zum Rauschen führt, bei der digitalen Mammographie reduziert werden.

Vergleich digitales System – analoges System

Weitere Vorteile der digitalen Mammographie

Da die Information bei der digitalen Mammographie in Form von Zahlen vorliegt, kann diese auch im Computer verarbeitet und zur Erstellung der Diagnose verwendet werden (*C*omputer *A*ided *D*iagnosis: CAD). Es wird heute versucht, auffällige Strukturen im Röntgenbild rechnergestützt zu detektieren, zu analysieren und darüber hinaus zwischen benignen und malignen Läsionen zu differenzieren.

Computer Aided Diagnosis: CAD

Die zahlenmäßig gespeicherte Information einer Mammographie kann über Datenleitungen an jeden beliebigen Ort überspielt werden (Telemammographie). Dies kann z. B. für eine Doppelbefundung („second reading“: Beurteilung der Mammographie durch einen zweiten Untersucher), wie sie heute für die Screeningmammographie gefordert wird, von Bedeutung sein. Auch eine konsiliarische Beurteilung einer schwierig zu interpretierenden Untersuchung wird möglich.

Telemammographie

Die Archivierung und der spätere Zugriff auf digitale Daten ist im Prinzip einfacher und rationeller als bei Röntgenfilmen. Zurzeit existieren jedoch diesbezüglich noch ungelöste technische und rechtliche Probleme, die die Archivierung einer Hardcopy (s. S. 175) notwendig machen.

Archivierung

Aufbau gegenwärtiger digitaler Systeme

Prinzip

In einem digitalen System wird eine Röntgenröhre eingesetzt, wie sie auch für die heute übliche analoge Untersuchung verwendet wird, insofern wird sich ein digitales Gerät äußerlich kaum von einem konventionellen Gerät unterscheiden (Abb. 13.4 a,b).

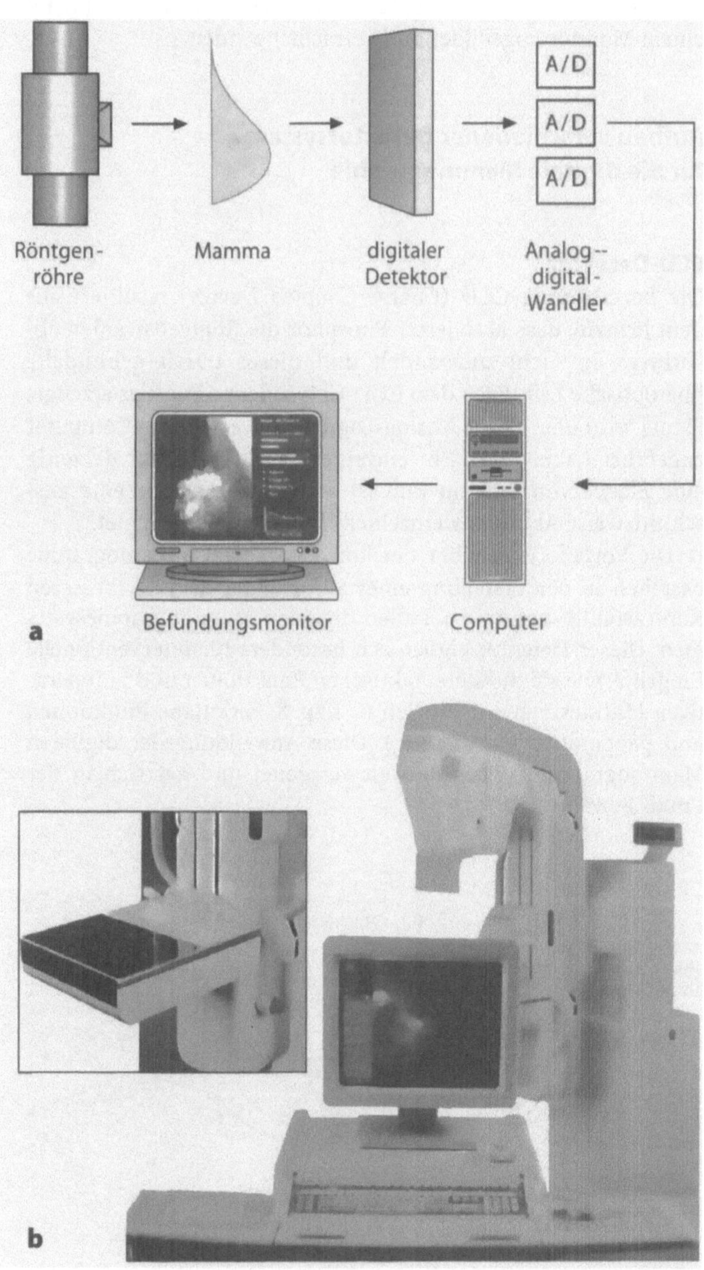

Abb. 13.4a,b. Darstellung digitaler Mammographiesysteme. **a** Halbschematisches Bild einer digitalen Mammographieeinheit. **b** Mammographiegerät mit Full-Field-Technik (Fa. General Electric)

Anstelle der Filmfolienkombination wird der Detektor eingesetzt, der unterschiedliche Konstruktionsmerkmale aufweisen kann. Eine wichtige Voraussetzung ist, dass der Detektor eine Positionierung der Patientin erlauben muss, wie sie bei der konventionellen Mammographie üblich ist.

Die im Detektor empfangenen Signalwerte werden durch einen Analog-Digital-Konverter in ein binäres Signal umgewandelt und dem Computer zugeführt. Diese Daten können dann auf einem Monitor abgebildet und betrachtet werden.

Aufbau verschiedener Detektorsysteme für die digitale Mammographie

CCD-Detektor

Definition

Die Bezeichnung CCD (Charge-Coupled Device) resultiert aus dem Prinzip, dass aktivierter Phosphor die Röntgenstrahlen absorbiert, in Licht umwandelt und dieses durch gebündelte fiberoptische Leitungen dem CCD-Chip zuleitet. Das hier erzeugte Signal wird über einen Analog-Digital-Konverter dem Computer zugeführt (Abb. 13.5). Ein einzelner Detektor besitzt derzeitig eine Fläche von 5×5 cm und ist somit lediglich für eine ausschnittsweise Abbildung einzelner Mammaareale geeignet.

Vorteile

Die Vorteile gegenüber der konventionellen Mammographie bestehen in der Erstellung eines Sofortbildes und der besseren Kontrastauflösung wie bei allen digitalen Mammographiesystemen. Dieser Detektor eignet sich besonders für interventionelle Eingriffe, wie sie die stereotaktischen Punktionen und präoperativen Markierungen darstellen (s. Kap. 8, Perkutane Punktionen und päoperative Markierung). Diese Anwendung der digitalen Mammographie ist bereits weit verbreitet und hat sich in der Praxis bewährt.

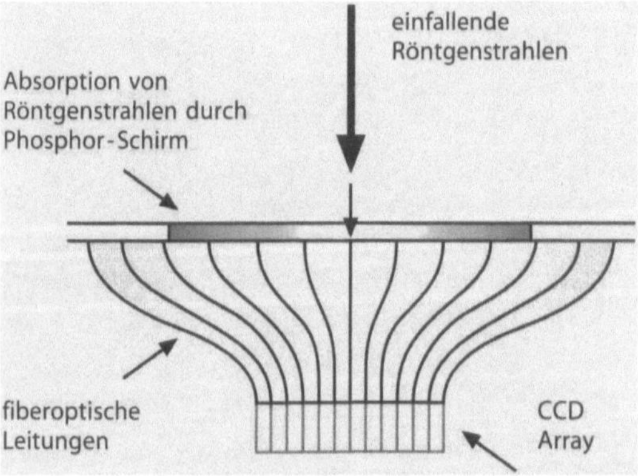

Abb. 13.5. Prinzip des CCD-Detektors (*CCD* Charge Coupled Device). Erläuterungen s. Text

Speicherfolien

Funktion der Speicherfolien

Speicherfolien besitzen phosphorhaltiges Material, das durch Röntgenstrahlen stimulierbar ist. Entsprechend der Absorption der Röntgenstrahlen kommt es zu Ladungsverschiebungen in den Phosphorkristallen. Dadurch entsteht ein latentes Bild, das durch einen Laserstrahl ausgelesen und in sichtbares Licht umgewandelt werden kann. Dieses Licht wird durch Photomultiplier erfasst und das entstehende Signal durch einen Analog-Digital-Konverter in einen binären Wert umgewandelt, der dann dem Computer zugeführt wird. Die Speicherfolie kann nach der Auslesung wieder verwendet werden. Die Systeme können in jedem herkömmlichen Mammographiesystem Verwendung finden, da sich ihre Abmessungen nicht von einer Kassette mit einer Filmfolienkombination unterscheiden.

Photomultiplier

Ähnliche Systeme sind in der Thorax- und Skelettdiagnostik weit verbreitet, für die Mammographie ist das begrenzte räumliche Auflösungsvermögen limitierend. Es ist in dieser Richtung jedoch mit weiteren technischen Verbesserungen zu rechnen. In der Entwicklung sind Speicherfolien mit modifizierter chemischer Zusammensetzung und Molekülstruktur bei höherer Packungsdichte. Die Systeme der Speicherfolien werden daher ihren Stellenwert in der digitalen Mammographie behaupten.

Full-Field-Systeme

Prinzip

Das Prinzip der Full-Field-Systeme beruht auf der Erfassung der Röntgenstrahlen durch viele kleine Detektorelemente, die jeweils einem Pixel entsprechen (Abb. 13.6). Unter verschiedenen Systemen hat sich eine Konstruktion durchgesetzt, die auf der Basis von amorphem Silizium beruht. Dieses Herzstück des Detektors, das Panel, ist eine integrierte Schaltung, ähnlich einem Mikroprozessorchip, aber in voller Größe von 19 x 23 cm. Die Strukturen werden durch mikroelektronische Technologieprozesse erzeugt. Jedes Element entspricht einem Pixel und die durch den Lichteinfall erzeugte Ladung in den Dioden produziert ein Signal, das den eingefallenen Röntgenquanten zuzuordnen ist. Die Umwandlung von Röntgenstrahlung in Licht erfolgt durch Caesium-Jodid-Kristalle.

Technische Probleme

Die technische Schwierigkeit besteht in der Komplexität des Systems. Eine große Zahl von einzelnen Elementen und eine Vielzahl von Schaltern und Leitungen müssen koordiniert und zu einem Bild zusammengeführt werden. Durch die Umwandlung von Röntgenquanten in Licht entsteht ein verstärktes Untergrundrauschen, das auch die Empfindlichkeit limitiert.

Es sind heute technisch reife Full-Field-Systeme erhältlich, die bereits in der Praxis eingesetzt werden. Sie haben ebenso wie die Speicherfolien den Vorteil, dass sie in einer Kassette untergebracht sind, die von den Abmessungen her in herkömmlichen Mammographieeinheiten Verwendung finden kann.

Abb. 13.6a,b.
Prinzip des Full-Field-Detektors.
a Prinzipieller Aufbau eines Full-Field-Detektors;
b Gegenüberstellung der Prinzipien des Full-Field-Detektors und des CCD-Detektors (*TFT* Ladungsweiterschaltung mittels Transistortechnik). Erläuterung s. Text

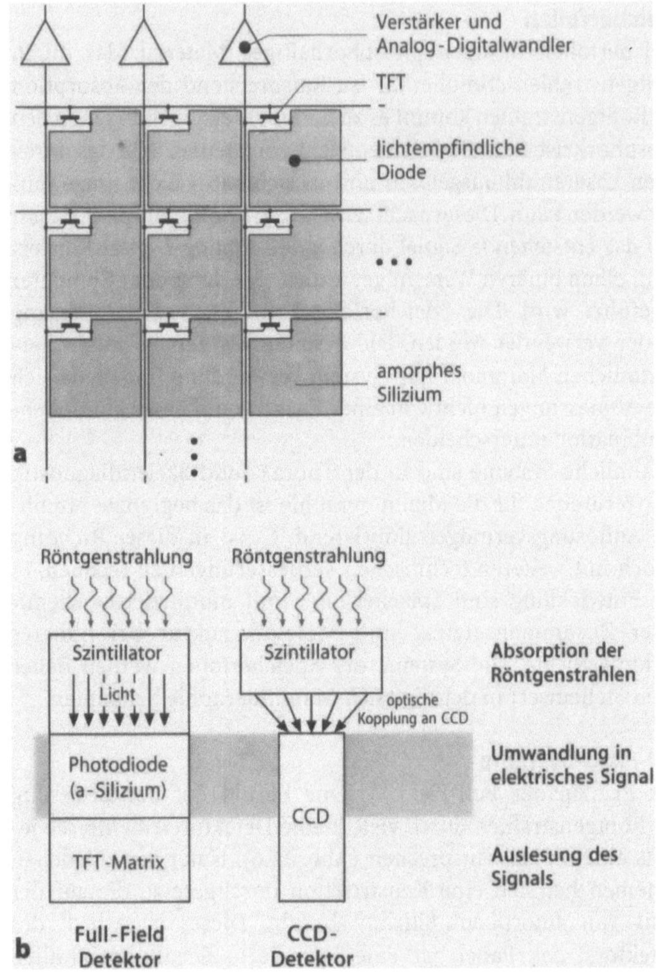

Scannende Systeme

Scannende Systeme benutzen einen gebündelten Röntgenstrahl ähnlich wie bei der Computertomographie. Dieser tastet die Brust zeilenförmig ab. Solche Systeme haben noch keine weite Verbreitung gefunden, sie werden in speziellen Systemen zur stereotaktischen Punktion eingesetzt.

Bildverarbeitung und Bilddarstellung in der digitalen Mammographie

Nachverarbeitung

Die digitalen Daten der Mammographie können im Computer verarbeitet werden. Es können Operationen wie Kontrastverstärkung, Kantenanhebung sowie Windowing und Levelling (wie bei der Computertomographie oder der Kernspintomographie) durchgeführt werden. Dabei muss man berücksichtigen, dass die rechnerische Bearbeitung die Primärinformation, die durch die Rohdaten gegeben ist, nicht erweitern kann, die Rechenoperationen erlauben allenfalls eine Verbesserung der Wahrnehmung durch die menschlichen Sinnesorgane.

Hardcopy

Die Bildbetrachtung kann entweder auf einem Bildschirm vorgenommen werden oder auf einem Film, seltener auf einem photoempfindlichen Papier erfolgen. In den letzteren Fällen spricht man von einer Hardcopy.

Monitorbetrachtung

Bei der Bildschirmbetrachtung geht ein Teil der Information verloren, die in den Rohdaten enthalten sind. Wird die Mammographie mit einer Speichertiefe von 16 bit, ca. 65.000 Graustufen entsprechend, aufgenommen, so kann der Bildschirm im Höchstfall 8 bit, entsprechend 256 Graustufen, wiedergeben. Es ist dabei zu berücksichtigen, dass das menschliche Auge ohnehin nicht mehr als 256 Graustufen unterscheiden kann.

Auch die räumliche Auflösung eines Monitors ist begrenzt. Wollte man eine dem Film entsprechende Auflösung von 10 Linienpaaren/mm erreichen, so wäre ein Bildschirm mit 4000×5000 Pixeln (4 k × 5 k) notwendig. Die heute kommerziell erhältlichen Bildschirme mit einer Auflösung von 2 k × 2 k sind sehr kostenaufwendig, eine noch höhere Auflösung lässt sich zwar zurzeit technisch, jedoch nicht wirtschaftlich realisieren.

Datenmenge bei der digitalen Mammographie

Eine Mammographie erfordert wie oben dargestellt etwa eine Datenmenge von 4×35=140 Megabyte (2 Mammae in jeweils 2 Projektionen). In der Praxis wird die Datenmenge durch den Vergleich zu Voruntersuchungen noch verdoppelt oder verdreifacht. Auch durch solche großen Datenmengen ist die Darstellung auf einem Monitor limitiert, sodass eine Betrachtung wie bei einem herkömmlichen Film nicht möglich wird.

Vor- und Nachteile

Dennoch besitzt die digitale Mammographie Vorteile, die es wahrscheinlich machen, dass sich diese Systeme in Zukunft gegenüber der konventionellen Mammographie durchsetzen werden (Tabelle 13.2). Diese Vorteile sind in erster Linie in der hohen Kontrastauflösung und dem geringeren Rauschen zu suchen, wodurch der Nachteil der niedrigeren Ortsauflösung ausgeglichen werden kann. Voraussetzung ist allerdings, dass die derzeit noch hohen Kosten für die digitalen Systeme reduziert werden.

Tabelle 13.2. Vor- und Nachteile der digitalen Mammographie

Vorteile	Nachteile
Hohe Kontrastauflösung	Geringes räumliches Auflösungsvermögen
Großer Objektumfang	Sehr große Datenmengen
Sofortbild	Limitierte Auflösung des Monitors
Nachbearbeitung möglich	Technisch aufwendig
Computergestützte Auswertung (CAD)	Hoher Preis
Telemammographie	
Digitale Archivierung	

14 Benigne und maligne Veränderungen im Mammogramm

H. OTTO

Das Röntgenbild der normalen Brust

Dem anatomischen Bild der Brust entsprechend kann man verschiedene Gewebe im Röntgenbild differenzieren (Abb. 14.1). Der Hautsaum stellt sich als lineare, gleichmäßig dicke, helle Schicht dar und begrenzt das Organ nach außen. Die Mamille ist der Endpunkt des Milchgangsystems, im Normalfall ist sie tangential abgebildet und als prominentes, stark schattengebendes Element im Zentrum der Zirkumferenz der Mamma sichtbar. Veränderun-

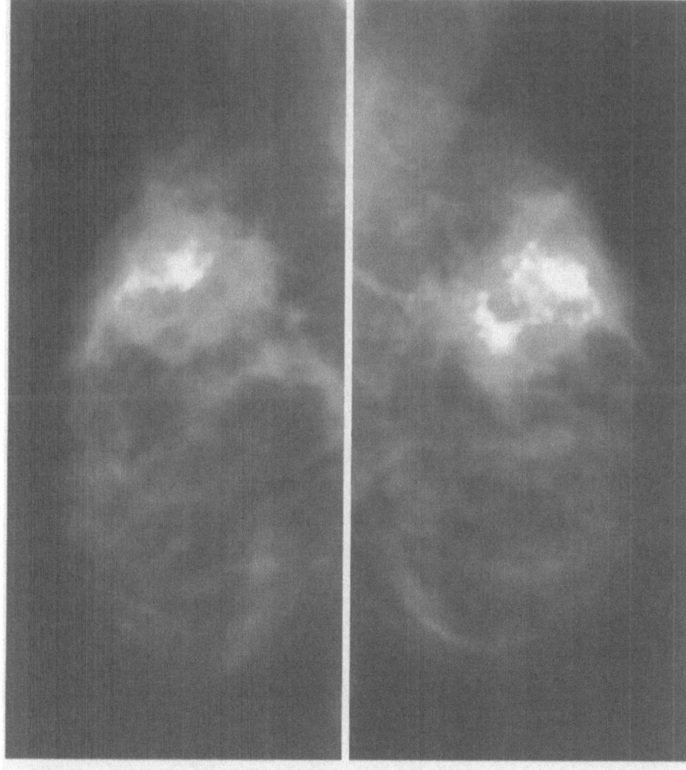

Abb. 14.1. mlo-Aufnahme beidseits. Adulte Mammae mit gut ausgebildetem Drüsenkörper und symmetrischer Fibrose in den oberen Quadranten

gen der Mamille kommen eine erhebliche diagnostische Bedeutung zu. An die Haut grenzt das subkutane Fettgewebe und bildet einen Kontrast gegenüber dem schattengebenden Drüsengewebe und der Haut. Es ist gleichmäßig und harmonisch strukturiert und wird von bindegewebigen Strängen, den Cooper-Ligamenten, durchzogen, die dem Stützapparat des Drüsengewebes zuzuordnen sind (s. Kap. 2, Anatomie und Physiologie der Brustdrüse).

Aufbau der normalen Brust

Cooper-Ligamente

Das Drüsengewebe breitet sich in einem dreiecksförmigen Areal aus, dessen Spitze der Mamille und dessen Basis der Thoraxwand zugewandt ist. Es besitzt einen milchglasartigen Aspekt und ist durchzogen von den zarten, hellen Streifen des Stützgewebes. Gegenüber der Thoraxwand ist das Drüsengewebe durch einen weiteren Fettgewebssaum, das präpektorale Fett, abgegrenzt. Den Rippen ist zumindest in den lateralen und kranialen Anteilen der Brust die Pektoralismuskulatur vorgelagert, deren Faszie im Röntgenbild nicht, im Ultraschallbild dagegen gut wahrnehmbar ist. Im axillären Ausläufer kommen normalerweise – mit steigendem Lebensalter immer häufiger – Lymphknoten vor, die manchmal bei der Differenzialdiagnose gegenüber gutartigen und bösartigen Neoplasien Schwierigkeiten bereiten.

Pektoralismuskulatur

Lymphknoten

Das Verhältnis von Drüsen- und Fettgewebe ist großen individuellen, zyklus- und lebensalterabhängigen Schwankungen unterworfen. So kann bei der geschlechtsreifen Frau das Drüsengewebe so stark entwickelt sein, dass das Fettgewebe vollständig fehlt, wodurch auch die mammographische Beurteilbarkeit reduziert wird. Auch der Ernährungszustand geht mit in das Verhältnis von Fett- und Drüsengewebe ein. Normalerweise ist bei Frauen bis zum 35. Lebensjahr durch das vorherrschende Drüsengewebe die Mamma wenig strahlentransparent, sodass der Informationsgehalt in Bezug auf pathologische Veränderungen gering ist, die Sonographie ist hier überlegen (s. Kap. 11, Abb. 11.3). Daher wird eine so genannte Basismammographie frühestens mit dem 35. Lebensjahr ausgeführt.

Zyklus- und lebensalterabhängige Veränderungen

Basismammographie

Die Milchgänge sind in der normalen, geschlechtsreifen Brust nicht sichtbar, da sie sich in ihrer Dichte nicht von dem umgebenden Parenchym unterscheiden. Wenn sie dennoch, vorwiegend im retromamillären Raum sichtbar werden, so muss das nicht unbedingt als pathologisch betrachtet werden, man spricht dann von einem „prominent duct pattern".

Prominent duct pattern

Der Wandel der Brust in den verschiedenen Lebensabschnitten

Schwangerschaft und Laktationsperiode

Da die Brustdrüse ausschließlich die Funktion der Ernährung des Säuglings besitzt, ändert sich ihre Morphologie mit den verschiedenen Funktionszuständen und damit auch mit dem Lebensalter.

Die Mamma in der Schwangerschaft und Laktationsperiode

In der Schwangerschaft und der Laktationsperiode (Stillzeit) kommt es zu einer Proliferation des Drüsengewebes und zur Produktion von Kolostrum (Milch). Dadurch wird die Strahlentransparenz deutlich reduziert. Darüber hinaus vergrößert sich das Volumen, die Brust wird auch weniger komprimierbar, sodass der Streustrahlenanteil erheblich ansteigt und daher diagnostisch verwertbare Informationen in dieser Periode nicht zu erwarten sind.

Involution

Involutionsmamma

Mit steigendem Lebensalter nimmt die Reproduktionsfähigkeit der Frau kontinuierlich ab, daher kommt es auch zu einer schrittweisen Reduktion des Drüsengewebes, das durch Fettgewebe ersetzt wird. Wenn dieser Prozess abgeschlossen ist, besteht die gesamte Mamma neben den kutanen Anteilen ausschließlich aus Fettgewebe, das von zarten Bindegewebsstrukturen durchzogen wird, die als Reste des Stützgewebes aufzufassen sind (Abb. 14.2). Wenn dieser Zustand der Fettgewebsinvolution vorliegt, so spricht man auch von einer „leeren" Brust, da eine gute Strahlentransparenz gegeben ist, in der sich pathologische Formationen gut differenzieren lassen. In dieser Phase besitzt die Mammographie eine besonders hohe Aussagekraft.

Plasmazellmastitis

In manchen Fällen kommt es durch Abschilferungen von den Milchgangsepithelien zur Ablagerung von zellulären Fragmenten im Milchgang, was zu einer entzündungsähnlichen Reaktion führt. Dadurch verdickt sich die Wand des Ganges, das Lumen kann erweitert werden und schließlich kommt es zur Verkalkung der intraluminären Strukturen. Diese irreführenderweise als „Plasmazellmastitis" bezeichneten Strukturen ergeben im Mammogramm ein charakteristisches Bild mit linearen Bindegewebsstrukturen und lanzettförmigen Verkalkungen, die nahezu ausschließlich im Senium vorkommen und als benigne Transformation aufgefasst werden müssen (s. Abb. 14.17).

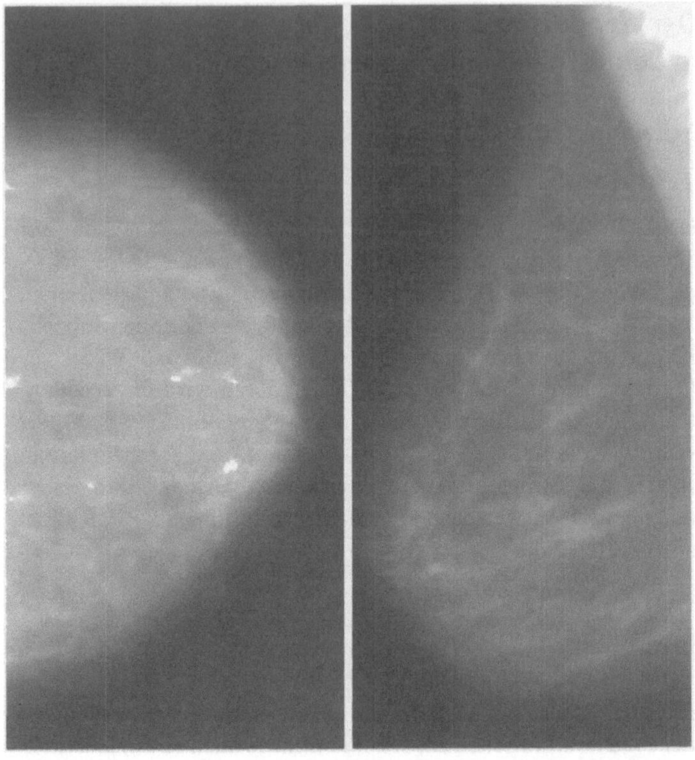

Abb. 14.2. mlo- und cc-Aufnahme. Involutionsmammae mit vollständiger Fettgewebsdurchsetzung des Drüsenkörpers und regelmäßiger Struktur des Grundgerüstes

Mastopathie

Klassifikation nach Wolfe

Zwischen der Brust der geschlechtsreifen Frau und der Involution gibt es Übergangsformen, die variantenreich sind, sodass das mammographische Bild der adulten Frau außerordentlich different ist und kaum ein Bild dem anderen gleicht. Es wurde versucht, diese verschiedensten Erscheinungsformen der Mammographie zu klassifizieren, wobei die Klassifikation nach Wolfe am weitesten verbreitet ist; es hat sich jedoch die Annahme, dass einzelne der aufgestellten Klassen mit einem erhöhten Karzinomrisiko behaftet sind, nicht verifizieren lassen. Allerdings ist es offensichtlich, dass in einer dichten, bindegewebsreichen Brust pathologische Fremdstrukturen in Form von Knoten oder sternförmigen Gebilden schlechter detektierbar sind als in einer involvierten, gut strahlentransparenten Brust.

Definition Mastopathie

Die Veränderungen im Rahmen der fortschreitenden Involution werden im deutschsprachigen Raum unter dem Begriff Mastopathie zusammengefasst. Dabei fehlt dieser Terminologie eine einheitliche Definition, was auch dadurch um Ausdruck kommt, dass eine Reihe von Synonyma, wie „chronische Mastitis, Dysplasie, zystische Mastitis, Mazoplasie", existiert. Die im englischen Sprachraum übliche Bezeichnung „benign breast changes", BBC, trifft die Bedeutung dieser Läsionen sicherlich am besten, da sie impliziert, dass es sich um eine gutartige Entität handelt, die nicht im Sinne einer prämalignen oder gar malignen Neoplasie aufzufassen ist. Charakteristisch für die Mastopathie ist das Nebeneinander von proliferativen und regressiven Veränderungen der Milchgänge und des umgebenden Bindegewebes.

"benign breast changes"

Adenose und sklerosierende Adenose

Morphologisch spielen sich die Veränderungen überwiegend an den Milchgängen und deren Endstücken ab, den so genannten terminalen duktulolobulären Einheiten (TDLE, s. Kap. 2, Anatomie und Physiologie der Brustdrüse). Am häufigsten ist die periduktale Kollagenose, wobei sich Kollagen in die die Milchgänge umgebenden Bindegewebsstrukturen einlagert. Es ergibt sich das Bild von klein- bis mittelknotigen Veränderungen im Brustparenchym, die aufgrund der periduktalen Anordnung ein regelmäßiges und harmonisches Muster ergeben und zu graduellen Veränderungen der Strahlentransparenz führen; bei starker Ausprägung spricht man von einer Schrotkornbrust (Morbus Schimmelbusch; Abb. 14.3).

Terminale duktulolobuläre Einheit (TDLE)

Schrotkornbrust

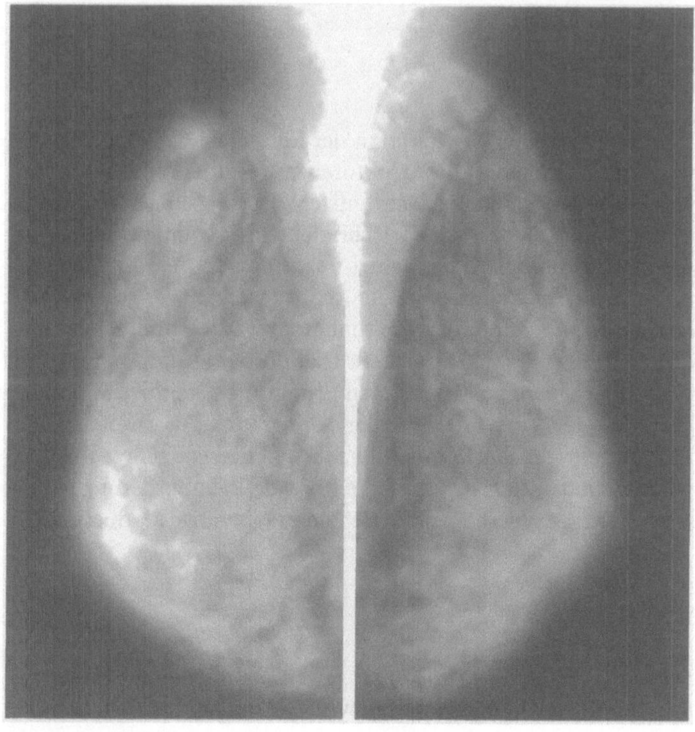

Abb. 14.3. mlo-Aufnahme beidseits. Ausgeprägte kleinknotige Mastopathie, zum Teil konfluierend, symmetrisch ausgeprägt (M. Schimmelbusch)

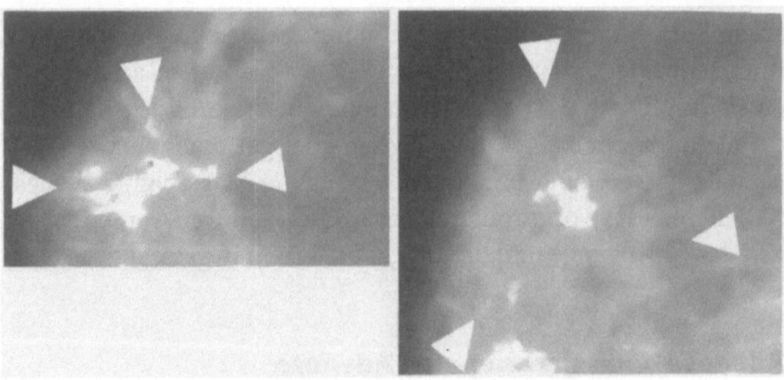

Abb. 14.4. mlo- und cc-Aufnahme. Radiäre Narbe, nur diskrete Architekturstörung (*Pfeilköpfe*) ohne Tumorkernschatten

Adenose

Sklerosierende Adenose

Radiäre Narbe

Wenn die epithelialen Zellen, die die Läppchen umgeben, proliferieren, entstehen mehr homogene Verschattungen des Parenchyms (Drüsengewebe), an denen sich auch im weiteren Verlauf die Zellen des Stromas (Grundgewebe) beteiligen, man spricht von einer Adenose. Überwiegt der Bindegewebsanteil in diesem proliferierenden Gewebe, so handelt es sich um eine sklerosierende Adenose. Auch diese Formationen dürfen nicht als prämaligne oder maligne aufgefasst werden, im Gegensatz zu anderen Strukturen, die sich aus solchen Bindegewebsproliferationen ergeben. Die radiäre Narbe stellt ebenfalls eine benigne Bindegewebsform dar, sie kann mammographisch häufig nicht von einem Karzinom unterschieden werden (Abb. 14.4).

Zysten

Differentialdiagnose zystisch – solide

Kommt es zu einer Proliferation der Epithelien der TDLE, so erweitern sich zunächst die Strukturen, es resultiert eine Sekretion von Flüssigkeit und eine Zyste entsteht. Dies ist ein sehr häufiges Ereignis im Rahmen der fortschreitenden Involution, sodass es nicht als pathologisch betrachtet werden darf. Diese Zysten können mikroskopisch klein bleiben, jedoch auch ein so großes Ausmaß annehmen, dass sie symptomatisch werden und die Patientinnen beunruhigen. Die sichere Diagnose und die Abgrenzung gegenüber einem soliden Knoten gelingt nicht mit der Mammographie, wohl aber mit Hilfe der Sonographie; in Zweifelsfällen kann die ultraschallgeführte Feinnadelpunktion endgültige Klarheit schaffen und auch gleichzeitig die störende Raumforderung beseitigen (s. Kap. 8, Perkutane Biopsie und präoperative Markierung).

Verkalkungen

Da es sich bei den Umbauvorgängen im Rahmen einer Mastopathie um intra- oder periduktale Veränderungen handelt, kommt es auch zur Produktion und Ablagerung von Kalksalzen. Diese Kalzifikationen kommen ebenfalls sehr häufig bei einem in Rückbildung begriffenen Drüsenkörper vor. Die hohe Ordnungszahl des Kalziums im Vergleich zu den organischen Substanzen führt zu einer sehr guten Strahlenabsorption, sodass die Verkalkungen im Mammogramm von einer Größe ab 0,1 mm gut sichtbar sind. Da Verkalkungen auch sehr häufig Zeichen eines malignen Geschehens sind, kommt ihrer Deutung im Röntgenbild ein sehr hoher Stellenwert zu. Verkalkungen im Rahmen einer Mastopathie sind im Allgemeinen diffus angeordnet, monomorph strukturiert und in beiden Mammae gleichmäßig verteilt. Die Kalziummoleküle können auch in flüssiger Form, der so genannten Kalkmilch, in den erweiterten Drüsenlichtungen vorliegen. Dann sind sie im seitlichen Röntgenbild durch ihren charakteristischen horizontalen Spiegel, dem so genannten Teetassenphänomen, zu identifizieren (s. unten).

Verkalkungen ab 0,1 mm sichtbar

Teetassenphänomen

Pathologische Läsionen im Mammogramm

Ebenso wie die normalen Strukturen der weiblichen Brust, bieten auch die benignen und malignen pathologischen Veränderungen ein außerordentlich vielgestaltiges Bild. Eine der wichtigsten Aufgaben der Mammographie ist die Differenzierung bösartiger von gutartigen Läsionen, da letztere häufig keiner Behandlung bedürfen, nachdem eine sichere Diagnose gestellt ist. Vereinfachend kann man die pathologischen Strukturen in zwei große Kategorien, die Verdichtungen und Verkalkungen einteilen, wobei sich dann eine Reihe von Untergruppierungen bilden lässt.

Differenzierung zwischen bösartigen und gutartigen Läsionen

Umschriebene Verdichtungen

Scharf abgrenzbare, umschriebene benigne Verdichtungen

Tabelle 14.1 zeigt, dass die überwiegende Zahl der scharf abgrenzbaren, umschriebenen Veränderungen, die im Allgemeinen als Knoten bezeichnet werden, gutartiger Natur sind. Allerdings ist röntgenologisch allein bei einer derartigen Läsion das Vorliegen einer malignen Neoplasie nicht auszuschließen. Daher ist zu fordern, dass Knoten mittels Ultraschall, Nadelbiopsie oder gegebenenfalls auch durch eine offene Biopsie abgeklärt werden müssen. Wenn gewisse röntgenologische Kriterien erfüllt sind, so ist es in bestimmten Fällen auch erlaubt, eine solche Veränderung zu belassen und den Verlauf kurzfristig zu kontrollieren; im

Scharf abgrenzbare Verschattungen

Tabelle 14.1. Umschriebene Verdichtungen im Mammogramm

Scharf abgrenzbare Verdichtungen	
Benigne	**Maligne**
Zyste	Medulläres Karzinom
Fibroadenom	Muzinöses Karzinom
Phylloider Tumor	Papilläres Karzinom
Papillom	Phylloider Tumor
Lymphknoten	Metastase
Hamartom	Malignes Lymphom
Lipom	
Sehr selten: Leiomyom, Neurilemmom, Chondrom, Osteom, Angiom	
Unscharf abgrenzbare Verdichtungen	
Benigne	**Maligne**
Hämatom	Duktales Karzinom
Abszess	
Granularzelltumor (Myeloblastom)	

"Probably benign lesion"

angloamerikanischen Schrifttum werden diese Strukturen unter dem Begriff der „probably benign lesion" zusammengefasst (BI-RADS Kategorie 3, s. Anhang). Neben der Randbegrenzung spielen dabei die Form der Veränderung (oval, rund, gelappt, unregelmäßig), die Binnenstruktur (homogen, verkalkend, septiert) sowie die Gestalt der Umgebung (Halo-Phänomen s. unten) eine Rolle.

■ Zysten

Unkomplizierte Zysten

Die Milchgangszysten sind benigne Formationen, die sehr häufig im Rahmen der Mastopathie vorkommen, sie können daher nicht als pathologisch bezeichnet werden. Voraussetzung ist allerdings, dass es sich um unkomplizierte Zysten handelt. Diese sind durch eine regelmäßige äußere Struktur und das Fehlen jeglicher Binnenstrukturen gekennzeichnet.

Makrozystische Mastopathie

Zysten stellen sich im Röntgenbild als runde bis ovaläre Struktur dar, die sich gut gegenüber dem benachbarten Gewebe demarkieren lassen, wobei sie in seltenen Fällen eine so große Ausdehnung besitzen, dass sie den gesamten Raum des Parenchyms einnehmen, man spricht dann von einer makrozystischen Mastopathie (Abb. 14.5). Zysten kommen überwiegend multipel und in beiden Mammae vor, wobei diese Symmetrie jedoch nicht immer gegeben ist.

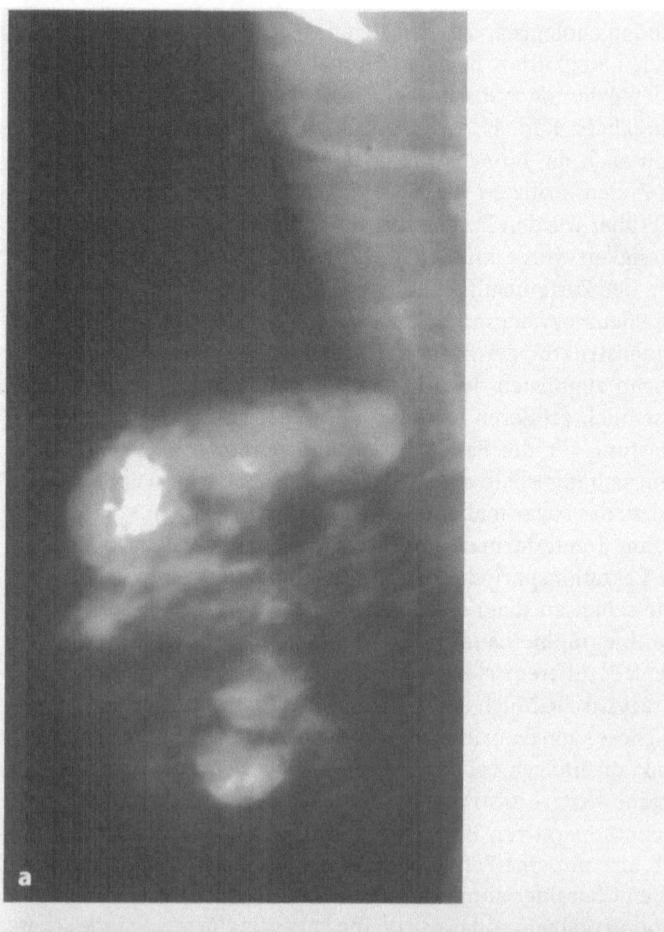

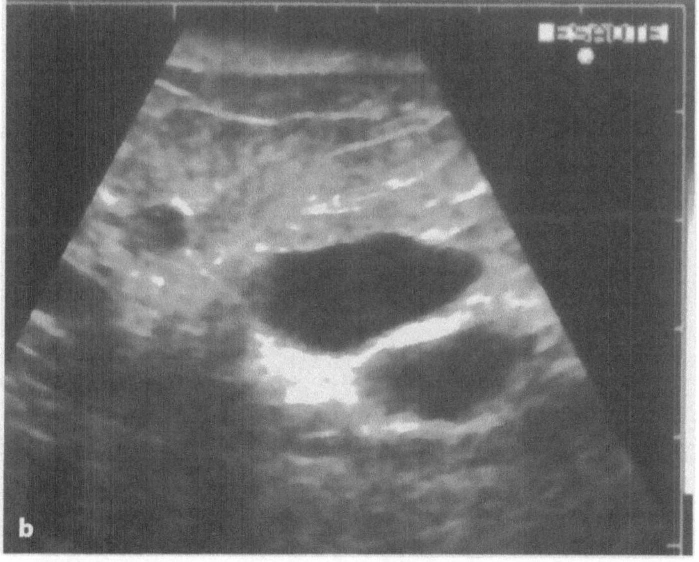

Abb. 14.5 a,b. mlo-Aufnahme. Ausgeprägte makrozystische Mastopathie. Die Zysten können im Röntgenbild nicht von soliden Tumoren differenziert werden, im Sonogramm gelingt die eindeutige Darstellung des liquiden Inhaltes der Strukturen

Röntgenologisch ist der liquide Charakter nicht von einer soliden Struktur, z. B. einem Fibroadenom zu unterscheiden, zur Differenzierung zystisch – solide ist heute die Sonographie unentbehrlich (s. Kap. 11, Mammasonographie). Mit dieser Methode kann auch die Binnenstruktur und die innere Wandbegrenzung der Zysten verifiziert werden.

Binnenstruktur der Zysten

Früher wurden Zysten mittels Feinnadelpunktion entleert, die Flüssigkeit wurde mikroskopisch analysiert und Luft in das Lumen der Zyste insuffliert. Die anschließende Röntgenaufnahme, das Pneumozystogramm, konnte ebenfalls eine Aussage über die Binnenstruktur der Zyste treffen. Diese Methode ist heute weitgehend zugunsten der Sonographie verlassen, da sie mit einem wesentlich größeren Aufwand und einer zusätzlichen Strahlenbelastung für die Patientin verbunden war. In seltenen Fällen kann sich innerhalb einer Zyste ein intrazystisches Papillom ausbilden, das sogar malignen Charakter besitzen kann.

Pneumozystogramm

intrazystisches Papillom

Galaktozele

Eine Sonderform der Zyste stellt die Galaktozele dar, die sich in der Laktationsperiode ausbilden kann. Röntgenologisch wird sie sehr selten zu diagnostizieren sein, da in dieser Situation eine Mammographie kaum indiziert ist. Sonographisch können sich ebenfalls differenzialdiagnostische Schwierigkeiten ergeben, da die intrazystische Milch evtl. einen soliden Charakter vortäuscht; die Diagnose kann dann immer durch sonographisch gezielte Feinnadelpunktion erfolgen, bei der das typische Kolostrum gewonnen wird.

Ölzyste

Eine weitere zystische Formation, die Ölzyste, kann sich nach offenen operativen Eingriffen ausbilden (Abb. 14.6). Es handelt sich hier um eine Fettgewebsnekrose, die einen typischen rundlichen Charakter annimmt. Im weiteren Verlauf kann die Zystenwand verkalken, sodass sich eine zarte ringförmige stark schattengebende Struktur ausbildet, die zusammen mit der Anamnese

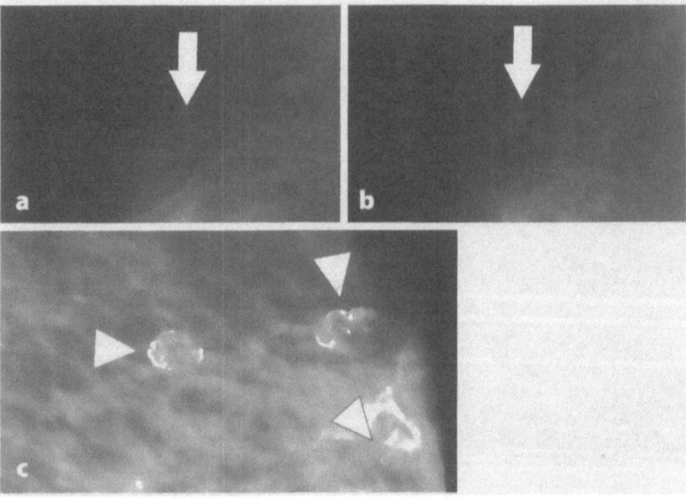

Abb. 14.6.
a,b. Entwicklung einer Ölzyste nach Operation eines gutartigen Prozesses im Verlauf eines Jahres *(Pfeile)*.
c Mehrere Fettgewebsnekrosen unter dem Bild von Ölzysten nach Operation eines Mammakarzinoms *(Pfeilköpfe)*

als pathognomonisch angesehen wird, sodass die Diagnose allein röntgenologisch gestellt werden kann. Bei einer Feinnadelpunktion lässt sich eine ölige Flüssigkeit extrahieren, die aus regressiv verändertem Fettgewebe besteht und zur Nomenklatur dieser Läsion geführt hat.

■ Fibroadenome

Fibroadenome sind Knoten, die sich aus dem Drüsenparenchym entwickeln. Sie sind eine Erscheinung überwiegend bei juvenilen Patientinnen und können, wie auch die Zysten, multipel vorkommen. Sie sind in diesem Lebensalter fast immer benigne, sollen sich aber in einem geringen Prozentsatz im weiteren Verlauf maligne transformieren können. Morphologisch sind die juvenilen Fibroadenome durch eine rundliche oder ovaläre Form und eine glatte Kontur gekennzeichnet, sie können bis zu mehreren Zentimetern groß sein und werden dann palpabel. Die Knoten sind dann gegenüber der Haut und dem Drüsengewebe sehr gut verschieblich, was auf die fehlenden bindegewebigen Verwachsungen zu den benachbarten Strukturen zurückzuführen ist.

Juvenile Fibroadenome

Röntgenologisch kann man häufig einen schmalen, gut strahlentransparenten, regelmäßigen Saum um die Zirkumferenz des Knotens beobachten, das so genannte Halo-Phänomen. Dieses soll aus komprimierten Fettgewebsstrukturen bestehen und die Benignität anzeigen; wahrscheinlich handelt sich aber um ein rein optisches Phänomen ohne morphologisches Korrelat (Mach-Effekt, benannt nach dem Physiker und Philosophen E. Mach). Daher ist es erklärlich, dass auch bei malignen Läsionen ein Halo-Phänomen vorkommen kann.

Halo-Phänomen

Im weiteren Verlauf können die Fibroadenome Kalkeinlagerungen enthalten (Abb. 14.7). Sie können dann auch eine gelapp-

Kalkeinlagerungen

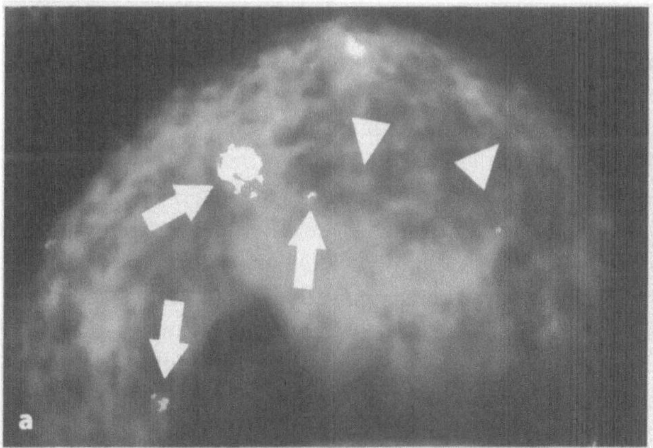

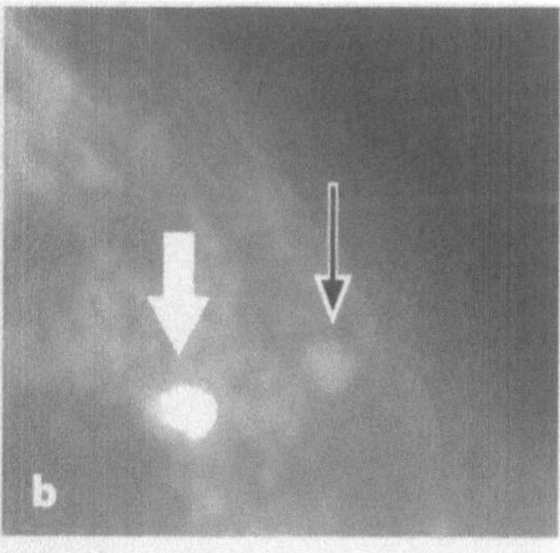

Abb. 14.7. a cc-Aufnahme. Mehrere verkalkte Fibroadenome (*weiße Pfeile*). Gleichzeitig multiple intraduktale lanzettförmige Verkalkungen im Sinne einer Plasmazellmastitis (*Pfeilköpfe*). b Nebeneinander ein Fibroadenom (*schwarzer Pfeil*) und ein duktales, invasives Karzinom (*weißer Pfeil*). Histologisch gesichert

te Kontur aufweisen, wobei die Abgrenzung immer völlig scharf gestaltet ist. In diesen Fällen kann der Knoten allein durch seine Röntgenmorphologie eindeutig klassifiziert werden.

Ansonsten ist auch bei jugendlichen Patientinnen immer die zytologische oder histologische Abklärung durch eine Feinnadel- oder Stanzbiopsie zu fordern, da morphologisch nahezu identische Läsionen existieren, die malignen Charakter besitzen (s. Abb. 14.11).

■ Papillome

Papillome entwickeln sich aus dem Epithel der Milchgänge, sie sind somit intraduktal angeordnet. Es sind drei verschiedene Arten zu unterscheiden, die auch eine differente prognostische Bedeutung besitzen:

Verschiedene Arten der Papillome

- solitäre Papillome,
- multiple Papillome,
- juvenile Papillomatose.

Solitäre Papillome

Mamillensekretion

Die solitären Papillome sind zumeist in den großen Milchgängen in der Nähe der Mamille lokalisiert, sie sind die häufigste Ursache für eine blutig tingierte Mamillensekretion. Auch wenn sie pathologisch anatomisch einen epithelialen Überzug besitzen und somit scharf abgrenzbar sind, sind sie im mammographischen Nativbild selten zu sehen, da sie sich von den umgebenden dichten Bindegewebsstrukturen kaum abheben; ansonsten besitzen sie die gleiche Röntgensymptomatik wie ein Fibroadenom.

Galaktographie

Solitäre mamillennahe Papillome können bei bestehender Mamillensekretion mit Hilfe der Galaktographie dargestellt, werden, man findet dabei die typischen Kontrastmittelaussparungen innerhalb der kontrastierten Milchgänge (s. Kap. 9, Galaktographie). Eine Galaktographie ist bei einer einseitig spontan sezernierenden Mamille aus einem Milchgang indiziert, insbesondere dann, wenn eine blutige Sekretion vorliegt.

Intrazystisches Papillom

Eine Sonderform stellt das intrazystische Papillom dar (s. oben), das überwiegend sonographisch diagnostiziert wird; röntgenologisch ist die Differenzierung gegenüber unkomplizierten Zysten und Fibroadenomen nicht möglich.

Multiple Papillome

Multiple Papillome (Abb. 14.8) sind in der Regel kleiner, sie sind überwiegend in den peripheren Milchgängen gelegen, auch ein beidseitiges Auftreten ist nicht selten. Röntgenmorphologisch präsentieren sie sich als multiple kleinste, scharf abgrenzbare Knötchen, die auch stippchenartige Verkalkungen aufweisen können. Nach lokaler Exzision besteht die Neigung zu Lokalrezidiven. Multiple Papillome sind darüber hinaus ein Symptom für ein erhöhtes Karzinomrisiko der betreffenden Patientin im Verlauf ihres weiteren Lebens.

Juvenile Papillome

Die juvenile Papillomatose wird als eigenständiges Krankheitsbild beschrieben. Die Knoten imponieren klinisch wie Fibro-

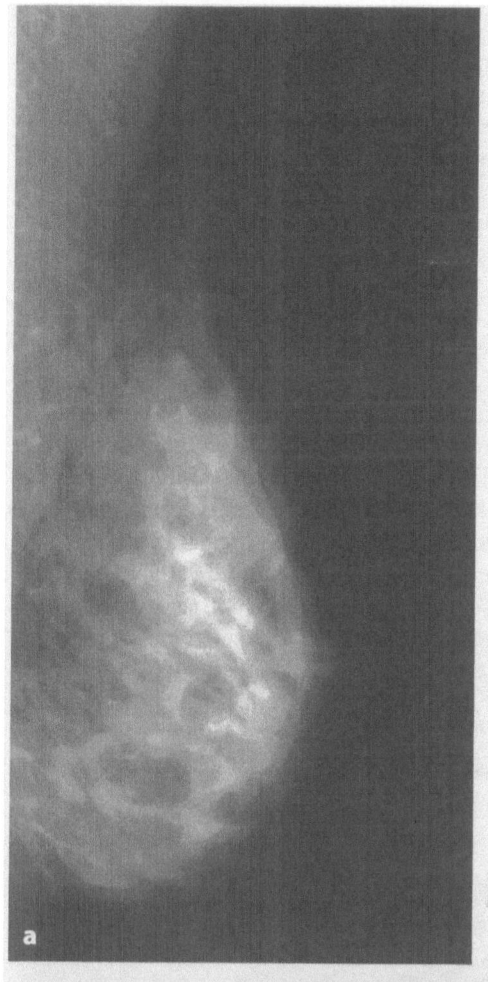

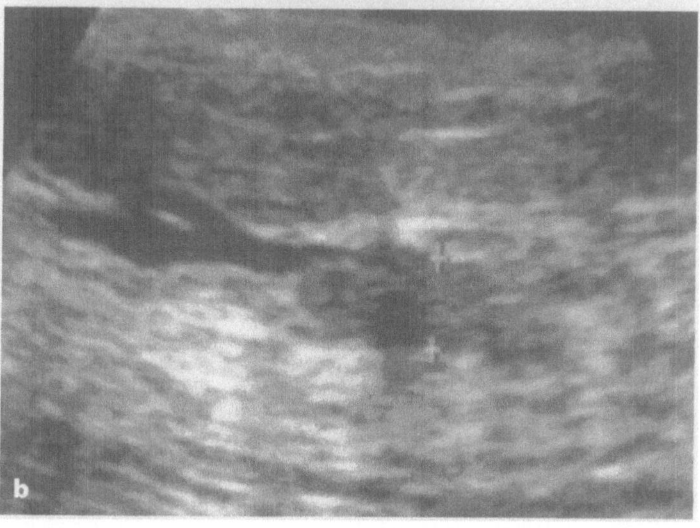

Abb. 14.8 a,b. Multiple Papillome. In der Vorgeschichte während der Stillzeit blutige Sekretion aus der Mamille, zum Zeitpunkt der Aufnahme keine Mamillensekretion. In der mlo-Aufnahme sind die Papillome nicht zu identifizieren, sie können dagegen im Sonogramm in ihrer Beziehung zum Milchgang gut dargestellt werden, Querausdehnung 3,7 mm. Histologisch durch Stanzbiopsie gesichert

adenome; aufgrund der disseminierten Erscheinungsform wird die Erkrankung auch „Swiss cheese disease" genannt. Über den röntgenologischen Aspekt gibt es nur wenige Beobachtungen, da die jungen Patientinnen selten einer Mammographie unterzogen werden – die Diagnose erfolgt zumeist mittels Sonographie. Die Erkrankung tritt in etwa einem Drittel der Fälle bei Frauen auf, deren Mütter eine Brustkrebsanamnese haben, weiterhin sollen die Trägerinnen selbst in 15% der Fälle Malignome und in weiteren 15% prämaligne Veränderungen entwickeln.

■ **Sonstige gutartige umschriebene Tumoren mit glatter Abgrenzung**

Fibroadenolipom

Ein seltener Tumor, der sich überwiegend bei Frauen ab dem 35. Lebensjahr manifestiert, ist das Hamartom, auch Fibroadenolipom genannt. Das röntgenologische Bild ist so charakteristisch, dass der Knoten allein aufgrund des Röntgenbildes eindeutig klassifiziert werden kann. Der Tumor ist zumeist oval und wird von einer durchgehenden bindegewebigen Membran abgegrenzt, er verdrängt zwar das umliegende Drüsen- und Fettgewebe, zeigt aber keinerlei Invasionstendenz. Der Knoten selbst bietet ein buntes Bild aus Binde-, Drüsen- und Fettgewebe, man spricht treffenderweise von dem Aspekt einer „Bauernwurst". Hamartome bedürfen keiner Behandlung und auch keiner kurzfristigen Kontrolle, lediglich für den Fall, dass eine Patientin durch die Raumforderung belästigt wird, kann die lokale Exzision empfohlen werden.

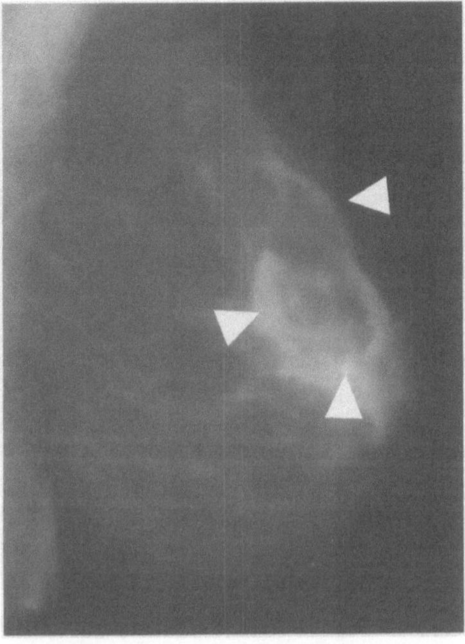

Abb. 14.9. mlo-Aufnahme. Typisches Lipom (*Pfeilköpfe*). Der Tumor bedarf keiner Behandlung, eine Sicherung durch eine Biopsie ist nicht notwendig

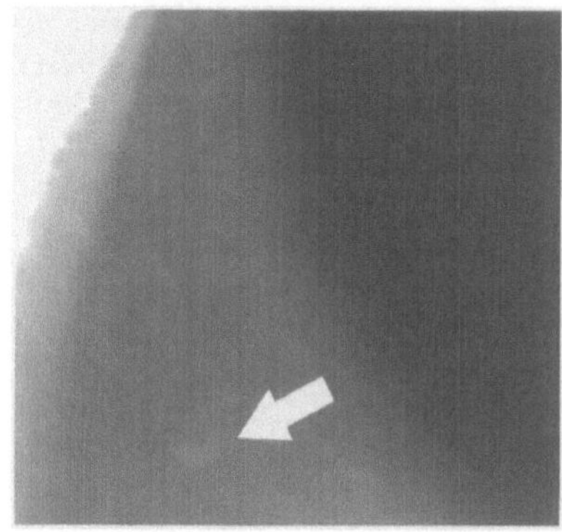

Abb. 14.10. Intramammäre Lymphknoten (*weißer Pfeil*). Erkennbar an ihrer Form, Lage und der fehlenden Veränderung im Verlauf

Lipom

Die für das Hamartom angegebenen Kriterien treffen auch für das reine Lipom zu, das ebenfalls eindeutig im Röntgenbild differenziert werden kann. Diese Knoten werden häufig klinisch detektiert; wenn sie nicht stören, bedürfen sie keiner Therapie. Das Röntgenbild ist geprägt von homogenem Fettgewebe, das das umgebende Gewebe verdrängt, aber nicht infiltriert (Abb. 14.9).

Lymphknoten

Lymphknoten kommen regelhaft in der normalen Brust vor, sie sind im präpektoralen Fettgewebe gelegen und können dort röntgenologisch gut erkannt werden (Abb. 14.10). Wenn sie diese typische Lokalisation aufweisen und eine Größe von ca. 0,5 cm nicht überschreiten, sind sie als normal zu betrachten, allerdings ist rein morphologisch die Differenzierung gegenüber einem metastatisch befallenen Lymphknoten nicht möglich.

Axillalymphknoten

Axillalymphknoten projizieren sich auf die Pektoralismuskulatur, sie sind vielgestaltig und besitzen häufig eine zentrale Aufhellung als Hinweis auf eine regressive Verfettung.

Scharf abgrenzbare maligne Knoten

Jeder scharf abgrenzbare Knoten kann eine maligne Genese besitzen, der röntgenologische Aspekt unterscheidet sich nicht von den gutartigen Tumoren (s. Tabelle 14.1). Auch sonographisch ist häufig eine Differenzierung nicht möglich.

Abklärung umschriebener Knoten

Daraus ergibt sich die Forderung, dass jeder umschriebene Knoten zytologisch durch Feinnadelpunktion oder histologisch durch Stanzbiopsie, ggf. auch durch offene Biopsie nach vorheriger röntgenologischer oder sonographischer Markierung, abgeklärt werden muss.

Medulläres Karzinom

Der häufigste umschrieben wachsende bösartige Tumor ist das medulläre Karzinom. Es wird auch als „circumscribed carcinoma“ bezeichnet und kann einen dem Fibroadenom völlig identischen Aspekt bieten (Abb. 14.11). Der Tumor verkalkt nicht, kann aber eine zentrale Nekrose aufweisen, die dann sonographisch detektierbar wird. Das medulläre Karzinom hat eine im Vergleich zu anderen Krebsformen gute Prognose, die rechtzeitige Erkennung ist daher von besonderer Bedeutung.

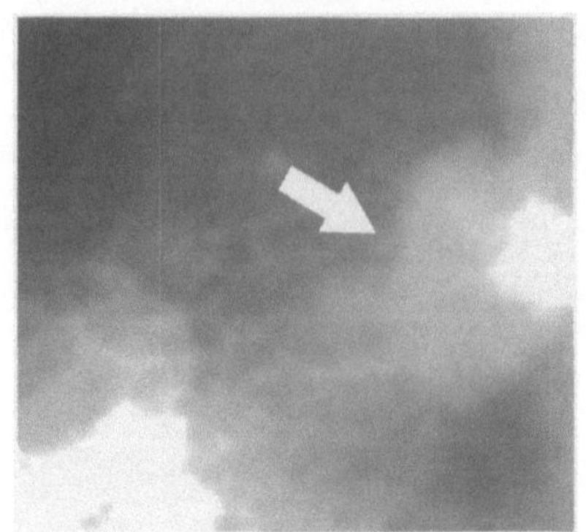

Abb. 14.11. Medulläres Karzinom (*Pfeil*), durch Operation histologisch gesichert, mlo-Aufnahme. Aufgrund der thoraxwandnahen Lage nicht vollständig abgebildet

Muzinöses Karzinom

Seltener ist das muzinöse Karzinom, es macht weniger als 5% aller Mammakarzinome aus, kann aber ebenfalls scharf abgegrenzt sein und zeigt häufig bei Vergrößerungsaufnahmen Randunschärfen, die dann diagnostisch weiterführend sind. Auch papilläre Karzinome können als scharf abgrenzbare Knoten imponieren; sie wachsen bevorzugt in Mamillennähe und können sich auch intrazystisch entwickeln. Pathologisch-anatomisch ist eine nichtinvasive von einer invasiven Form zu unterscheiden. Auch die invasive Form hat eine exzellente Prognose.

Papilläres Karzinom

Phylloider Tumor

Der phylloide Tumor (früher Cystosarkoma phylloides) ist prinzipiell benigne. Klinisch ist er aber von einem rapiden Größenwachstum gekennzeichnet, sodass er immer durch offene Biopsie entfernt werden muss. Manche Formen neigen zu lokalen Rezidiven und zu einer distanten Metastasierung, womit durchaus die Kriterien der Malignität gegeben sind. Röntgenmorphologisch ist der phylloide Tumor nicht von einem Fibroadenom abzugrenzen, allein seine Größe, die mehr als 10 cm erreichen kann, gibt eventuelle Hinweise auf die vorliegende Entität.

Metastasen

Bei multiplen umschriebenen Knoten muss auch an Metastasen eines sonstigen Primärtumors gedacht werden. Im Rahmen von malignen lymphatischen Systemerkrankungen können multiple Lymphome in der Mamma auftreten. Die bekannte Grunderkrankung führt dann zu der korrekten Diagnose, die allein röntgenologisch nicht zu stellen ist.

Lymphome

Unscharfe umschriebene Verdichtungen

Hämatom

Hämatome stellen sich im Röntgenbild als unscharf begrenzte Verdichtungen dar, die sich von dem umgebenden Gewebe durch ihre homogene Struktur abgrenzen lassen. Sie sind eher in der Nähe des Hautsaumes gelegen, können jedoch auch im Zentrum der Mamma im Drüsengewebe platziert sein. Im Vergleich zu neoplastischen Veränderungen bieten sie kein pathognomonisches Bild, sodass sie von diesen rein morphologisch nicht differenziert werden können. Führend bei der Diagnostik ist die

Trauma

anamnestische Angabe eines Traumas, häufig sind auch die oberflächliche Hämatomverfärbung und eine Druckdolenz hinweisend. Man darf sich allerdings von diesen Symptomen nicht täuschen lassen, sehr häufig wird von Patientinnen ein Trauma für die Entdeckung einer palpablen Verdichtung verantwortlich gemacht, die sich dann als Karzinom erweist. Insofern ist immer die Abklärung einer solchen Verdichtung mittels Feinnadel- oder Stanzbiopsie anzustreben.

Abszess

Auch bei den Abszessen sind die Anamnese und die klinische Untersuchung wichtig für die Differentialdiagnose. In der Regel wird sich äußerlich eine Entzündung von Teilen oder der gesamten Mamma darstellen, die auf die zugrunde liegende Natur der entdeckten Läsion hinweist. In diesen Fällen ist die Feinnadelaspiration besonders hilfreich, da sie einerseits flüssige Anteile aus der Mamma entleert und andererseits Material für eine bakteriologische Untersuchung liefert, die eine gezielte Therapie ermöglicht.

Granularzelltumor

Der Granularzelltumor (syn. Myeloblastom) ist eine ganz seltene benigne Entität, er braucht in differentialdiagnostische Überlegungen nicht einbezogen zu werden; eine solche Verdichtung kann nur durch eine histologische Untersuchung verifiziert werden.

Bei jeder knotenförmigen, unscharf abgrenzbaren Verdichtung ist zunächst der Verdacht auf ein Malignom zu äußern, da sich bösartige Neoplasien sehr häufig in dieser Form manifestieren. Dabei sind in erster Linie die duktalen Karzinome in Betracht zu ziehen. Die Kontur dieser Knoten nimmt neben Unschärfe auch eine polyzyklische Begrenzung an, die zentralen Anteile zeigen eine große Dichte, auch Verkalkungen kommen in etwa 30% der Fälle vor (Abb. 14.12). Darüber hinaus kann es zu Verziehungen der umgebenden Bindegewebsformationen

Duktales Karzinom

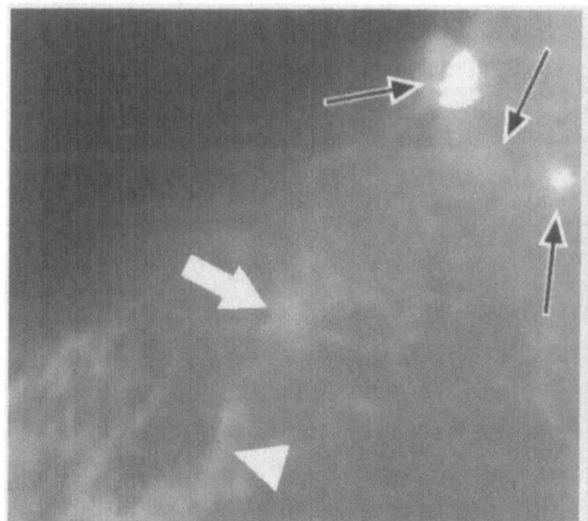
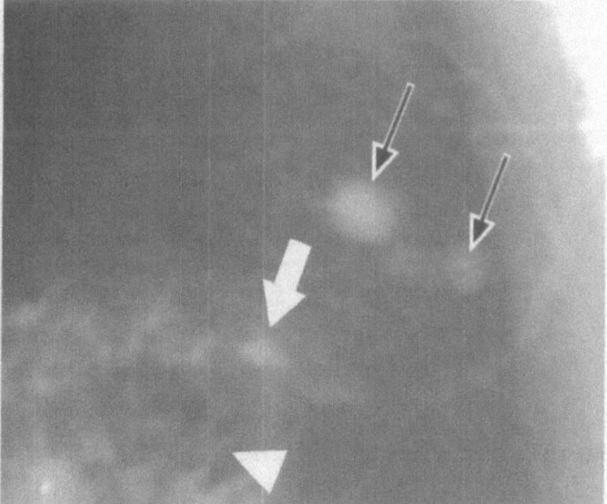

Abb. 14.12. mlo- und cc-Aufnahme. Kleines unscharf abgrenzbares duktales invasives Karzinom (*weißer Pfeil*) mit intramammären Lymphknoten (*schwarze Pfeile*). Das Karzinom dehnt sich intraduktal in Richtung zur Mamille aus (*weißer Pfeilkopf*). Histologisch durch Operation gesichert

kommen, die einen wichtigen Hinweis auf die Dignität des Knotens liefern. Insgesamt sind maligne knotenförmig wachsende Strukturen sehr vielgestaltig, sodass sie jede in Frage kommende benigne Veränderung imitieren können.

Diffuse Verdichtungen

Diffuse Verdichtungen, die sich herdförmig von dem umgebenden Drüsengewebe abgrenzen lassen, kommen sehr häufig im Rahmen der Mastopathie vor, sie können große Teile der Mamma einnehmen und sonstige Strukturen überdecken. Die verminderte Strahlentransparenz kann einerseits durch einen gesteigerten Flüssigkeitsgehalt und andererseits durch eine Vermehrung der Bindegewegsstrukturen hervorgerufen werden. Im retromamillären Raum können den Verdichtungen ektatische Milchgangsstrukturen zugrunde liegen. Wenn diese Verdichtungen symmetrisch in Bezug auf die Gegenseite und harmonisch in Bezug auf die gesamte Architektur des Drüsengewebes vorkommen, können sie als benigne eingestuft werden und müssen nicht näher differenziert werden.

Kriterien der diffusen Verdichtungen

Schwierigkeiten treten bei der Interpretation von diffusen Verdichtungen auf, wenn sie
- asymmetrisch vorkommen (in 3% aller Mammographien),
- in einer sonst gut strahlentransparenten Brust an untypischer Stelle liegen und
- im Vergleich zu Vorbefunden neu auftreten.

In diesen Fällen kann durchaus ein maligner neoplastischer Prozess vorliegen, sodass die Entscheidung über das weitere Vorgehen gefällt werden muss. Da bei der Mehrzahl dieser Patienten benigne Formationen zugrunde liegen, ist nicht sofort eine offene Biopsie erforderlich, vielmehr muss das gesamte Repertoire der bildgebenden Diagnostik sowie die histologische Abklärung mittels Stanzbiopsie eingesetzt werden. Maligne Veränderungen sind lediglich in 3% der Fälle zu erwarten, andererseits stellen die oben genannten Veränderungen in 9% der Fälle das einzige Symptom eines ausschließlich mammographisch diagnostizierten Karzinoms dar.

Sternförmige Verdichtungen

Sternförmige Figuren im Mammogramm sind immer ein Zeichen für pathologische Umformungsprozesse des Bindegewebes (Tabelle 14.2). Eine Ausnahme liegt vor, falls durch eine entsprechende Anordnung der Cooper-Ligamente im Summationsbild durch Überprojektion eine Sternfigur entsteht. Diese Situation kann durch die Anfertigung einer Aufnahme in einer zusätzlichen Projektionsebene oder besser durch eine Kompressionsauf-

Summationseffekte

Tabelle 14.2. Sternförmige Verdichtungen im Mammogramm

Benigne	Maligne
Projektionseffekt	Szirrhös wachsendes Karzinom
Operationsnarbe	„Distortion“
Radiäre Narbe	

nahme mit einem Zieltubus erkannt und entsprechend bewertet werden (s. Kap. 6, Einstelltechnik in der Mammographie).

Narben

Sternförmige Veränderungen werden immer dann verursacht, wenn durch äußere Maßnahmen wie Operationen, Traumen oder entzündliche Prozesse die Architektur des Brustdrüsengewebes gestört wird (Abb. 14.13). Fast immer gehen diese Narben auch mit Veränderungen der Kutis einher. Daher ist der klinische Untersuchungsbefund für jede Interpretation eines Mammogrammes von großer Bedeutung. Es ist dabei zu berücksichtigen, dass jede operative Maßnahme zu einer Beeinträchtigung der Beurteilbarkeit einer Mammographie führt; auch unter diesem Gesichtspunkt muss die Indikation zu einer offenen Biopsie sorgfältig und mit größtem Verantwortungsbewusstsein gestellt werden. Die Differenzialdiagnose zwischen einer Operationsnarbe nach brusterhaltend operiertem Mammakarzinom und einem Tumorrezidiv kann außerordentlich schwierig und mit dem Röntgenbild allein unmöglich sein. In diesem Fall besitzt die MR-Mammographie eine besondere Bedeutung. Mit dieser Methode kann die Diagnose gestellt werden, da Operationsnarben keine Kontrastmittelanreicherung aufweisen, die andererseits nahezu in allen Rezidivtumoren vorkommt (s. Kap. 12, MR-Mammographie).

Differenzialdiagnose Operationsnarbe – Tumorrezidiv

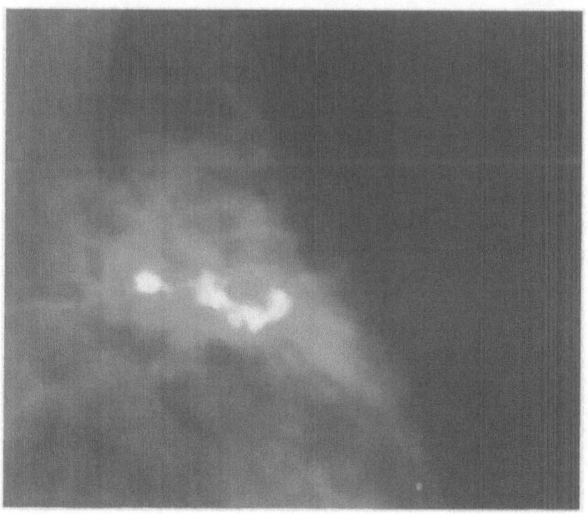

Abb. 14.13. mlo-Aufnahme. Operationsnarbe. Sternförmige Verdichtung in den oberen Quadranten unter dem Bild eines Karzinoms; die Benignität konnte anhand des Verlaufs gesichert werden, der Befund stellte sich bereits in der 1. postoperativen Aufnahme dar

Radiäre Narbe

Die radiäre Narbe (s. oben) stellt sich im Röntgenbild in einer charakteristischen Sternfigur dar, die sich in allen Aufnahmeprojektionen reproduzieren lässt. Typischerweise fehlt ein homogenes Zentrum, allerdings kann dies auch bei einem Karzinom der Fall sein. Radiäre Narben werden als Präkanzerosen betrachtet; das tubuläre Karzinom soll sich aus einer solchen Formation heraus entwickeln. Auch ein duktales In-situ-Karzinom kann in einer radiären Narbe enthalten sein. Daraus ergibt sich die Forderung, dass eine radiäre Narbe operativ entfernt werden muss. Eine solche Maßnahme ist Diagnose und Therapie zugleich; bei vollständiger Extirpation ist mit einem Rezidiv nicht zu rechnen.

Präkanzerosen

Ein radiärer Strukturumbau kann einziges Kriterium eines duktal oder lobulär wachsenden Karzinoms sein, insofern muss eine solche Störung der Architektur immer wahrgenommen und entsprechend bewertet werden. Maligne Tumoren mit einem sternförmigen Wachstum besitzen allerdings in der Regel einen zentralen Verdichtungsherd, der den eigentlichen Tumor darstellt (Abb. 14.14). Die spikulaeartigen Ausläufer entsprechen einer Bindegewebsformation und enthalten meist keine malignen Zellen. Diese Bindegewebsstrukturen sind für den Palpationsbefund verantwortlich, den ein solcher Tumor dann hervorruft, wenn er eine ausreichende Größe erreicht hat und in den oberflächennahen Anteilen der Mamma gelegen ist. Es erklärt sich damit das Phänomen, dass der klinische Tastbefund normalerweise größer ist als es der mikroskopisch festgestellten Tumorgröße entspricht.

Spikulae

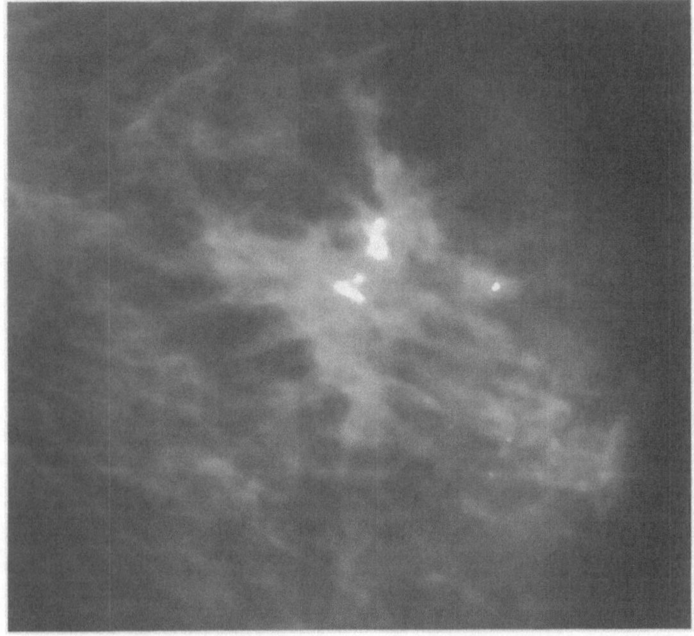

Abb. 14.14. mlo-Aufnahme. Invasives duktales Karzinom mit typischer spikulaeartiger Ausbreitung. Der Tumor breitet sich in Richtung zur Mamille aus, diese ist retrahiert

Verkalkungen

Kalzium besitzt aufgrund seiner im Vergleich zu organischen Strukturen hohen Ordnungszahl eine hohe Absorption von Röntgenstrahlen und führt daher auch zu einem sehr guten Kontrast im Röntgenbild. Brustdrüsengewebe produziert aus vielfältigen Ursachen heraus Kalzifikationen in einer hohen morphologischen Vielfalt. Daher sind Verkalkungen im Mammogramm ein außerordentlich wichtiges Symptom, das der subtilen Analyse bedarf, da es in vielen Fällen weitreichende therapeutische Konsequenzen nach sich zieht.

Ausdehnung der Verkalkungen

Die einzelnen Partikel haben eine Ausdehnung bis zu mehreren Zentimetern und können die gesamte Mamma miteinbeziehen, auf der anderen Seite besitzen sie mikroskopische Dimensionen. Die Diagnostik von Kalzifikationen stellt daher hohe Anforderungen an die Aufnahmequalität und die Aufmerksamkeit des Untersuchers, der optimale Bedingungen (spezieller Leuchtkasten, abgedunkelter Raum) vorfinden und auch optische Sehhilfen zur genauen morphologischen Differenzierung benutzen muss. Ziel der Analyse der Verkalkungen ist die Differenzierung zwischen benigne, d.h. es sind keine weiteren diagnostischen und therapeutischen Maßnahmen erforderlich, oder maligne mit der Konsequenz weiterführender diagnostischer und ggf. auch therapeutischer Maßnahmen.

Hohe Anforderungen an Aufnahmequalität

Benigne Verkalkungen

Verkalkungen im Hautniveau

Zu Beginn der Analyse muss die Lokalisation der Kalzifikationen evaluiert werde. Sind die Kalkpartikel im Hautniveau gelegen, so handelt es sich um gutartige Prozesse (Tabelle 14.3). Die tangentiale Betrachtung des Hautsaumes erlaubt die eindeutige Zuordnung zur Kutis. Sehr häufig sind Verkalkungen der Talgdrüsen, die eine typische ovaläre Konfiguration mit hoher Strahlentransparenz im Zentrum annehmen, und verkalkende Hautwarzen. Dermatika und Kosmetika können kalkdichte Substanzen enthalten, auch hier ist die Betrachtung des Hautsaumes hinweisend. Im Zweifelsfall muss die Aufnahme nach Reinigung der Haut wiederholt werden. Ebenfalls im Hautniveau gelegen sind verkalkende Narben nach Operationen oder Traumen. Durch bindegewebige Umbauvorgänge im darunter liegenden Drüsengewebe können sie Formen annehmen, die nicht von einem malignen Tumor zu differenzieren sind.

Gefäßverkalkungen

Arterienverkalkungen sind auch bei jüngeren Patientinnen nicht selten, sie korrelieren nicht mit einer systemischen Arteriosklerose (Abb. 14.15). Morphologisch sind sie durch ihren Verlauf auch außerhalb des Parenchyms und durch die parallele Anordnung der Kalkpartikel charakterisiert und in der Regel gut zu differenzieren. Verkalkungen sind die einzige Möglichkeit, Arterien

Tabelle 14.3. Benigne Verkalkungen im Mammogramm

Morphologie Verteilungsmuster	Vorkommen
Ovalär, monomorph im Hautniveau	Verkalkte Talgdrüsen
Parallel, linienförmig	Arterien
Grobschollig, umschrieben, „Popcorn, Hirschgeweih“	Fibroadenome Papillome
Grobschollig ausgedehnt	Fettgewebsnekrosen nach plastischen Operationen
Nadelförmig, bizarr im Narbengewebe	nach Operationen
Kreisförmig, eierschalenartig	Ölzyste
Lanzettförmig, intraduktal	Plasmazellmastitis
„Teetassenphänomen“	Kalkmilchzysten, Mastopathie
Rundlich, monomorph im Fettgewebe	Liponecrosis microcystica calcificata
Punktförmig, einzeln stehend, disseminiert	Mastopathie
Ovalär, monomorph, rosettenförmig, umschrieben	„Blunt duct adenosis“
Monomorph, feingranulär, gruppiert	Mastopathie, DD zum Malignom nicht möglich

von Venen zu unterscheiden. Die Gefäße können dann an Bedeutung gewinnen, wenn sie in untypischer Weise in eine Verdichtungsfigur hineinziehen, was als Malignitätskriterium gewertet werden kann.

Fettgewebsnekrosen

Fettgewebsnekrosen können zu ausgedehnten Kalkeinlagerungen führen, ein Beispiel dafür ist der Zustand nach Augmentationsplastik, wozu früher körpereigenes Fettgewebe verwendet wurde. Nach operativen Eingriffen kommt es häufig zu einer Verflüssigung von Fettgewebe, den sog. Ölzysten. Deren Wandung kann verkalken, wodurch sich ein ringförmiges oder eierschalenförmiges Muster ergibt, das im Zusammenhang mit der Anamnese die Diagnose erlaubt. Auch Nahtmaterial kann durch Kalkeinlagerungen im Mammogramm sichtbar werden; neben ringförmigen Strukturen erkennt man dann auch den Knoten und die freien Enden des Fadens (Abb. 14.16).

Liponecrosis microcystica calcificata

Die Liponecrosis microcystica calcificata ist ein regelmäßiger Befund im Mammogramm älterer Frauen. Durch die rundlich-ovaläre Konfiguration und die homogene Binnenstruktur sind diese Erscheinungen immer richtig einzuordnen.

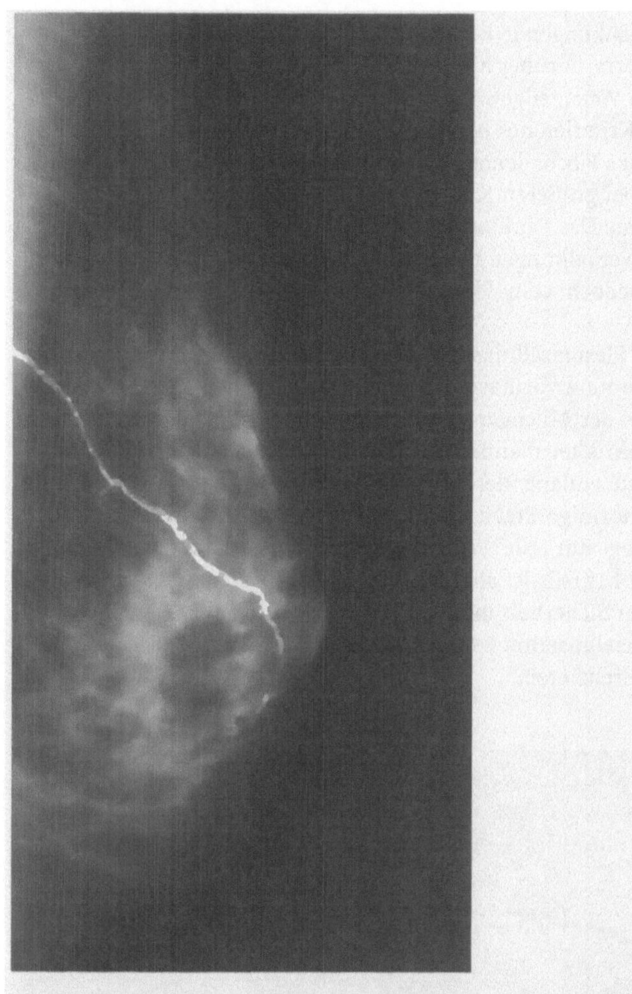

Abb. 14.15.
mlo-Aufnahme. Ausgedehnte Gefäßverkalkungen bei einer 45-jährigen Patientin

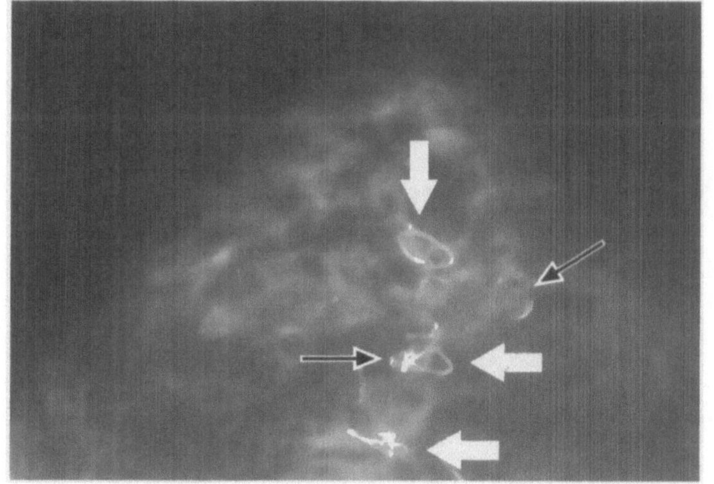

Abb. 14.16.
Zustand nach Operation eines Mammakarzinoms. Verkalktes Nahtmaterial (*weiße Pfeile*), Ölzysten (*schwarze Pfeile*)

Verkalkungen in benignen Knoten besitzen eine charakteristische Form, darüber hinaus sind sie dadurch gekennzeichnet, dass sie von Weichteilgewebe umgeben werden, das die röntgenologischen Kriterien des benignen Tumors erfüllt.

Verkalkungen bei Fibroadenomen und Papillomen

Am häufigsten verkalkt das Fibroadenom, das ein sog. „Popcornmuster" aufweisen kann, bei größeren Knoten kann ein „Hirschgeweihmuster" vorkommen. Das Papillom ist durch mehr monomorphe, stippchenartige Verkalkungen in rundlicher Anordnung charakterisiert, es kann jedoch vom Fibroadenom manchmal nicht differenziert werden.

Plasmazellmastitis

Die Plasmazellmastitis ist kein entzündlicher Prozess, wie die Bezeichnung vortäuscht, sondern stellt vielmehr einen Umbauprozess der Milchgangsstrukturen dar, der sich überwiegend in höherem Alter manifestiert. Die hierbei entstehenden Kalkpartikel sind entlang der Milchgänge angeordnet und bilden eine lanzettförmige Struktur. Die regelmäßige Anordnung mit Ausrichtung auf die Mamille führt zur korrekten Diagnose (Abb. 14.17). Es ist allerdings in machen Fällen nicht mit ausreichender Sicherheit möglich, die Verkalkungen im Rahmen einer Plasmazellmastitis von den linearen Kalzifikationen eines DCIS zu differenzieren.

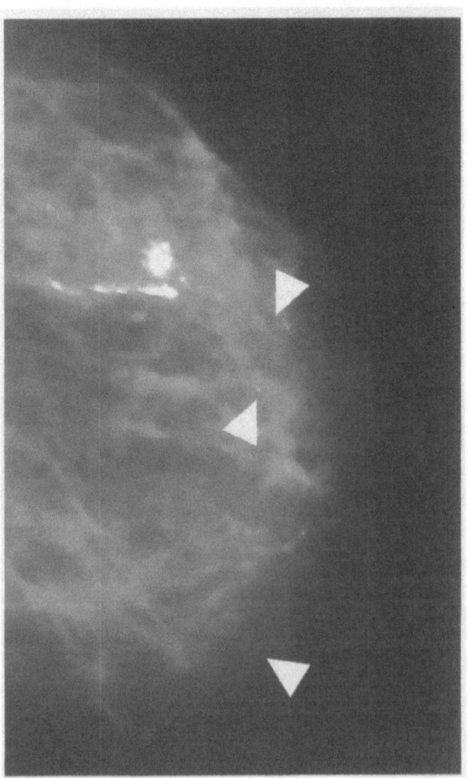

Abb. 14.17. Involutionsmamma mit feinen lanzettförmigen intraduktalen Verkalkungen (*Pfeilköpfe*), einer Plasmazellmastitis entsprechend

Verkalkungen bei Mastopathie

Zu den eindeutig gutartigen Verkalkungen im Rahmen einer Mastopathie gehören die Kalkmilchzysten, wobei es sich um verkalkte Mikrozysten handelt, deren flüssiger Inhalt das röntgenologische Bild charakterisiert. Im streng seitlichen Bild erkennt man halbmondförmige, kalkdichte Elemente, deren horizontale Begrenzung darauf zurückzuführen ist, dass das flüssige Material zu einer der Schwerkraft folgenden Spiegelbildung führt (sog. Teetassenphänomen; Abb. 14.18). Entsprechend sind im kraniokaudalen Bild diese Strukturen rundlich mit guter Strahlentransparenz abgebildet.

Kalkmilchzysten

Teetassenphänomen

Im Rahmen der sklerosierenden Adenose kommt es zu einer Proliferation des interlobären Bindegewebes, was raumfordernd wirken und die verkalkten Mikrozysten verdrängen und deformieren kann, dadurch können Verkalkungsmuster entstehen, die von malignen Formationen nicht zu differenzieren sind.

Proliferation des interlobären Bindegewebes

Disseminierte, monomorphe, einzeln stehende, punktförmige Kalkpartikel kommen ebenfalls im Rahmen der Mastopathie regelmäßig vor; durch ihre Symmetrie in den einzelnen Quadranten und in beiden Mammae sind sie gut von den malignen Ver-

Kalkpartikel

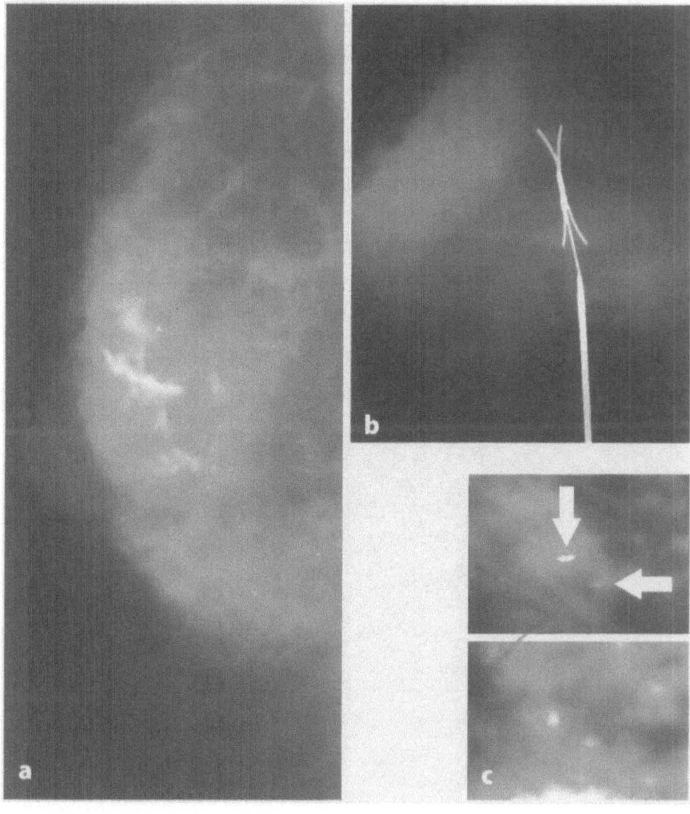

Abb. 14.18a–c. Ausgedehnte zystische Mastopathie mit multiplen verkalkten Mikrozysten, histologisch gesichert. **a** mlo-Aufnahme; **b** Präparatradiographie. **c** Kalkmilchcysten. Teetassenphänomen in ml-Aufnahme (*oben, Pfeile*) in cc-Aufnahme rundliche kalkdichte Herde (*unten*)

kalkungen zu differenzieren. Allerdings müssen sie genauestens mit einer Sehhilfe analysiert werden, damit malignomtypische Gruppierungen nicht übersehen werden; die Übergänge können fließend sein und somit die Beurteilung erschweren.

Gruppierte Verkalkungen

Gruppiert angeordnete Verkalkungen sind an sich immer malignomverdächtig, allerdings kommen sie auch im Rahmen einer gutartigen Mastopathie vor; sie sind dann klein, völlig gleichförmig, zumeist rundlich und sehr dicht gelagert.

"blunt duct adenosis"

Eine typisch benigne Verkalkungsform findet sich im Rahmen der „blunt duct adenosis". Diese Partikel liegen eng auf einem ovalären, rosettenförmigen Areal zusammen und besitzen eine monomorph rundliche bis ovaläre Struktur.

Maligne Verkalkungen

Verkalkungen in invasiv wachsenden Karzinomen

Verkalkungen in invasiv wachsenden Karzinomen sind durch ihre polymorphe Struktur, ihre unregelmäßige Kontur mit bizarren Formen und ihre unterschiedliche Größe gekennzeichnet (Abb. 14.19, Tabelle 14.4). Nimmt die Anzahl der einzelnen Partikel unter Lupenbetrachtung zu, so ist dies ebenfalls als Malignitätskriterium zu werten. Dabei ist ein begleitender Weichteilschatten gerade bei kleinen Tumoren häufig nicht zu beobachten, sodass die Verkalkungen das einzige zur Diagnose führende Symptom darstellen. Naturgemäß können Kalzifikationen auch in knotigen Läsionen vorkommen, die eine malignomtypische Struktur besitzen, wodurch die Diagnose zusätzlich gesichert wird.

Verteilungsmuster

Neben der Morphologie der einzelnen Partikel ist das Verteilungsmuster von großer Bedeutung für die differentialdiagnostische Abgrenzung. Die gruppierte Lage in einem anatomisch vorgegebenen Segment ist ein entscheidendes Kriterium für die Malignität. Dabei ist eine Dreiecks-, Trapez-, Schmetterlings-

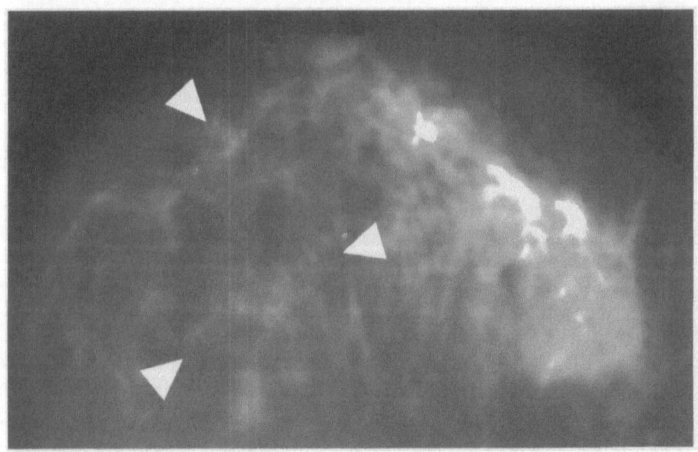

Abb. 14.19. Ausgedehntes verkalkendes, multifokales, intraduktal wachsendes Karzinom, das histologisch noch nicht die Basalmembran überschritten hatte (DCIS *Pfeilköpfe*). Angedeuteter Weichteilschatten um die Verkalkungen

Tabelle 14.4. Maligne Verkalkungen im Mammogramm

Morphologie Verteilungsmuster	Vorkommen
Polymorphe Struktur	Invasive Karzinome
Unregelmäßige Kontur	
Unterschiedliche Größe	
Bei Lupenbetrachtung zunehmend	
Linienförmig	Duktales Carcinoma in situ
Y-förmig	
Kommaförmig	
Segmental	Duktales Carcinoma in situ und invasives Karzinom
Dreiecksförmig	
Trapezförmig	
Keulenförmig	
Schmetterlingsförmig	
Seitenasymmetrie	
Im Verlauf zunehmend	

oder Keulenform nahezu als pathognomonisch anzusehen, wobei sich die Formation bei der Betrachtung in zwei Ebenen allerdings ändern kann. Eine Seitensymmetrie ist bei malignen Verkalkungen fast nie gegeben; das isolierte Vorkommen in einer Brust ist immer verdächtig.

Auf die besondere Bedeutung des intraduktal gelegenen Mikrokalkes für die Frühdiagnose des Mammakarzinoms im Röntgenbild wird ausführlich in Kap. 15 hingewiesen.

Intraduktale Verkalkungen

Alle intraduktal gelegenen Verkalkungen mit Ausnahme der Verkalkungen bei der Plasmazellmastitis sind malignomverdächtig und müssen zumindest durch Stanz- oder Saugbiopsie abgeklärt werden. Beweisend für die intraduktale Lage sind lineare, in der Richtung der Milchgänge angeordnete Partikel („Gänsemarschformation“), y-förmige Strukturen oder Partikel in Form einer 1 oder eines Komma, aus denen man den Verlauf der Milchgänge rekonstruieren kann.

Gänsemarschformation

Dynamik der Verkalkungen

Außer der Morphologie und dem Verteilungsmuster ist auch die Dynamik der Verkalkungen für die Diagnose wichtig. Ergeben sich bei einer Verlaufsuntersuchung neu aufgetretene Kalzifikationen, so sind diese immer als verdächtig anzusehen. Insofern ist die regelmäßige mammographische Untersuchung, beispielsweise im Rahmen von Screeningprogrammen, von hohem Wert.

Röntgenuntersuchung

Hohe Ansprüche an Untersuchungstechnik

Die Röntgenuntersuchung kann in Bezug auf Detektion und Analyse von Verkalkungen von keinem anderen Verfahren ersetzt werden. Die Darstellung von Mikroverkalkungen stellt hohe Ansprüche an die Untersuchungstechnik: Optimale Bedingungen bezüglich des Röntgengerätes, der Filmfolienkombination, der Entwicklungs- und Umgebungsbedingungen bei der Bildbetrachtung sind unerlässliche Voraussetzungen für eine verlässliche Diagnose (s. Kap. 5, Bildgüte und Qualitätssicherung in der Mammographie). Dennoch ist es nicht immer möglich, eine sichere Differenzierung zwischen benignen und malignen Formationen zu treffen, zumal gerade bei den Verkalkungen die Übergänge fließend sind. Die Beurteilung mit den sich daraus ergebenden therapeutischen Konsequenzen gehört mit zu den verantwortungsvollsten Tätigkeiten des radiologisch tätigen Arztes.

15 Frühdiagnose des Mammakarzinoms

H. OTTO

Definition

Der Begriff *Frühdiagnose* wird bei Frauen mit Brustkrebs sehr häufig gebraucht, ohne dass er genauer definiert ist. Pathologisch-anatomisch liegt ein Frühstadium eines Karzinoms dann vor, wenn die Basalmembran eines Organs von den Tumorzellen noch nicht durchbrochen ist - es wird dann der Begriff Carcinoma in situ gebraucht.

Carcinoma in situ

Frühdiagnose im klinischen Sinne bedeutet eine so rechtzeitige Entdeckung des Tumors, dass eine erfolgreiche und endgültige Behandlung möglich ist. Durch die frühzeitige Behandlung wird erreicht, dass die Lebenserwartung durch die Erkrankung nicht limitiert wird. Nach dem heutigen Stand der therapeutischen Möglichkeiten kann nur dann eine Heilung des Mammakarzinom erwartet werden, wenn der Tumor auf die Brust beschränkt und eine generalisierte Metastasierung noch nicht eingetreten ist. Trotz aller therapeutischen Fortschritte in den vergangenen Jahren ist davon auszugehen, dass eine definitive Heilung nach Eintritt einer klinisch nachweisbaren Metastasierung nicht mehr erfolgen kann.

Lebenserwartung

Biologisches Verhalten des Mammakarzinoms

Die besondere Problematik des Mammakarzimoms besteht darin, dass bereits sehr frühzeitig eine Metastasierung in die Körperperipherie auftreten kann. Ziel aller diagnostischen Maßnahmen muss es sein, den Tumor vor einer Streuung in den Körper zu erkennen.

Bildung von Metastasen

Die verschiedenen beim Mammakarzinom vorkommenden Möglichkeiten in Bezug auf den Diagnosezeitpunkt und dessen Auswirkung auf den Verlauf der Erkrankung sind in Abb. 15.1 wiedergegeben. Ein Tumor entsteht aus einer einzigen Zelle und wächst bis zu einer gewissen Größe heran, die bereits eine Diagnose erlaubt, wenn die Patientin regelmäßig z. B. in einem

Krankheitsverlauf beim Mammakarzinom

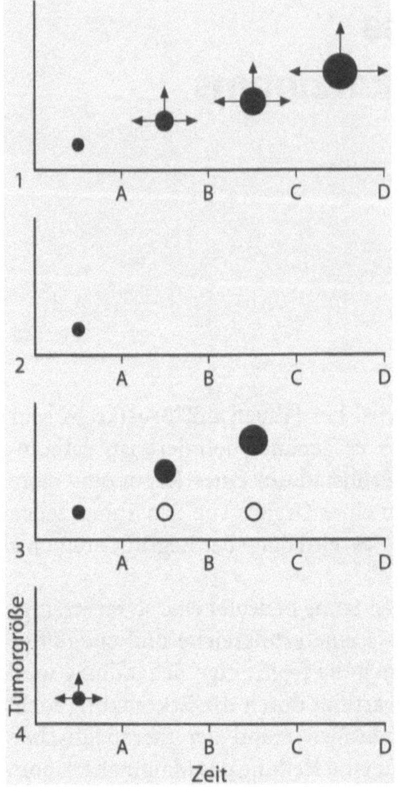

Abb. 15.1. Biologisches Verhalten des Mammakarzinoms in Abhängigkeit von der Zeit. *A* Zeitpunkt der Diagnose beim Mammographiescreening; *B* klinische Diagnose bei regelmäßiger Vorsorgeuntersuchung; *C* Auftreten von klinischen Symptomen; *D* Tod. Erläuterung s. Text

Screeningprogramm mammographisch untersucht würde (Punkt A in Abb. 15.1). Zu diesem Zeitpunkt ist bereits eine Gefäßeinsprossung (Angioneogenese) in den Tumor erfolgt und damit ist eine Metastasierung möglich geworden, bevor der Tumor durch regelmäßige klinische Vorsorgeuntersuchungen entdeckt wird (Kurve 1 in Abb. 15.1). Erfolgt eine Diagnose in Punkt B, so kann auch durch eine noch so radikale operative Entfernung des Tumors eine Heilung nicht herbeigeführt werden; die Patientin wird früher oder später ihrem Tumorleiden erliegen.

Angioneogenese

Gewinn durch Frühdiagnose

Die ideale Situation ist in Kurve 2 in Abb. 15.1 dargestellt: Der Tumor wird durch ein Screeningprogramm entdeckt, bevor er Metastasen in den Körper gestreut hat.

Das biologische Verhalten des Mammakarzinom ist jedoch so unterschiedlich, dass auch die in Kurve 3 Abb. 15.1 wiedergegebene Möglichkeit besteht. Der Tumor wächst kontinuierlich, ohne dass eine Metastasierung eintritt. Daher kann auch beim Auftreten von klinischen Symptomen (Punkt C in Abb. 15.1) eine Heilung durch eine Tumorexstirpation eintreten. Es kann sogar vorkommen, dass der Tumor ab einer gewissen Größe nicht weiter wächst und somit die Lebenserwartung der Patientin nicht beeinträchtigt (offene Kreise in Kurve 3 der Abb. 15.1).

Leider tritt auch die in Kurve 4 der Abb. 15.1 dargestellte Situation auf, dass der Tumor bereits Metastasen in den Körper abgesetzt hat, bevor er mit einer Screeninguntersuchung diagnostiziert werden kann. Aus diesem Grunde wird heute bei der Mehrzahl der Patientinnen zusätzlich zu der lokalen Sanierung durch Operation und Strahlentherapie eine adjuvante zytotoxische (Chemotherapie) oder hormonell basierte Therapie (Antihormone, hormonelle Beeinflussung der Hypophysenfunktion) eingesetzt.

Probleme der Screeninguntersuchungen

Die Problematik von Screeninguntersuchungen besteht darin, dass bei einer Frau, bei der ein bereits metastasierter Tumor durch ein Screening entdeckt wird, zwar die Diagnose von Punkt C nach Punkt A der Abb. 15.1 vorverlegt werden kann, dass sie allerdings möglicherweise keinen Gewinn davon hat. Vielmehr muss sie im Gegenteil mit dem Bewusstsein, an Krebs erkrankt zu sein, länger leben als im Vergleich zu der Situation, wenn der Tumor erst bei C diagnostiziert worden wäre; die Frühdiagnose hätte in dieser Situation eher eine negative Auswirkung.

Wachstum des Mammakarzinoms

Verdopplungszeit des Tumorwachstums

Der Zeitpunkt einer Metastasierung des Karzinoms in die Körperperipherie ist ein für den Krankheitsverlauf wichtiges Ereignis. Eine solche Streuung soll bereits bei einer Tumorgröße von ca. 0,6 mm mit einer Wahrscheinlichkeit von 10% möglich sein (Abb. 15.2). Als Verdopplungszeit bezeichnet man den zeitlichen Abschnitt, in dem ein Tumor seine Zellzahl verdoppelt. Legt man eine durchschnittliche Verdopplungszeit des Mammakarzinoms

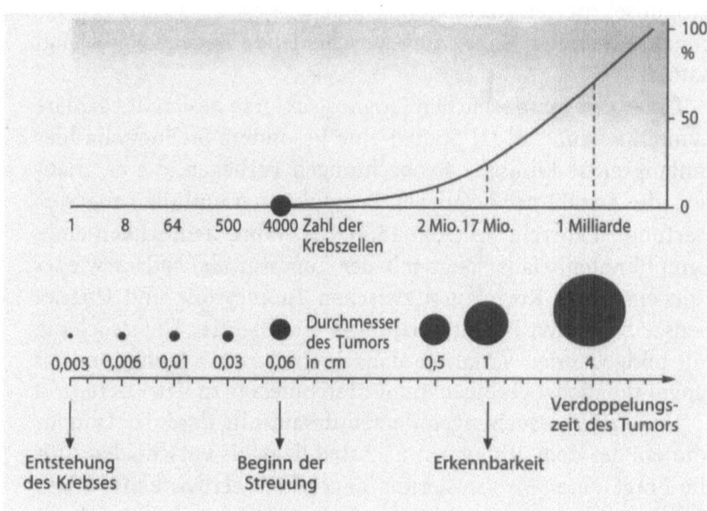

Abb. 15.2. Anzahl der Zellen und Durchmesser eines Mammakarzinoms im Verhältnis zu der Verdopplungszeit des Tumors. Die Erkennbarkeit mit bildgebenden Verfahren liegt etwa bei 1 cm, dazu benötigt der Tumor 24 Verdopplungszeiten, einem Zeitraum von ca. 14 Jahren entsprechend. Eine Streuung in den Körper kann bereits bei 0,06 cm vorkommen

von 212 Tagen zugrunde, so benötigt ein Tumor von 2 mm Durchmesser etwa 4 Jahre, um bis zu einer klinisch erkennbaren Größe von 2 cm Durchmesser zu wachsen. Insgesamt sind dann ca. 20 Jahre seit dem Entstehen des Tumors aus seinem Einzellenstadium heraus vergangen. Somit steht für die Frühdiagnostik prinzipiell ein Zeitraum von mehreren Jahren zur Verfügung.

Es muss allerdings berücksichtigt werden, dass beim Mammakarzinom eine erhebliche Variabilität bezüglich der Schnelligkeit und Aggressivität des Wachstums sowie des Zeitpunkts der Dissemination der einzelnen Tumoren vorliegt; so wurden Tumorverdopplungszeiten zwischen 44 und 1869 Tagen festgestellt.

Die TNM-Klassifikation

International gültige Einteilung

Die exakte Beschreibung eines Tumors ist für die Therapie, Nachsorge, für wissenschaftliche Untersuchungen und für die Abschätzung der Prognose von Bedeutung, sie wird anhand einer international gültigen Einteilung, der TNM-Klassifikation, vorgenommen (s. Anhang). Dabei steht der Buchstabe T für Tumorgröße, N für Lymphknotenstatus (Nodal) und M für Metastasen. Bei der Klassifikation nach dem TNM-System wird ein Tumor mit einem Durchmesser von weniger als 2 cm dem Stadium T1 zugeordnet. Ein Tumor dieser Größe wird teilweise noch als Frühkarzinom bezeichnet, obwohl bekannt ist, dass in 25% dieser Fälle bereits eine Metastasierung eingetreten ist, die zu einer Verkürzung der Lebenserwartung führt.

Prognosekriterien

Als wichtigste Indikatoren für eine Metastasierung und damit für die Prognose gelten heute die in Tabelle 15.1 dargestellten Kriterien. Es werden größte Anstrengungen unternommen, weitere Prognosekriterien zu etablieren, ohne dass die zusätzlich angegebenen Parameter bisher eine entscheidende Bedeutung erlangt hätten.

Axillärer Lymphknotenbefall

Unter den gebräuchlichen Prognosefaktoren besitzt der axilläre Lymphknotenbefall (N-Status) eine besondere Stellung, da hier umfangreiche klinische Beobachtungen vorliegen, die es erlauben, die Anzahl der befallenen Lymphknoten und die Lebenserwartung zu korrelieren (Abb. 15.3). Die Wahrscheinlichkeit eines Lymphknotenbefalls steigt mit der Tumorgröße, sodass wiederum eine enge Korrelation zwischen Tumorgröße und Überlebenszeit gegeben ist. Insofern muss man bei der Untersuchung mit bildgebenden Verfahren danach streben, ein Malignom mit einem möglichst geringen Tumordurchmesser zu detektieren.

Neuere Untersuchungen deuten darauf hin, dass der Lymphknoten, der dem Tumor am nächsten liegt, als entscheidend für die Frage einer Metastasierung angesehen werden kann. Wenn

Tabelle 15.1. Prognosefaktoren. Diese sind für die Abschätzung des Risikos und damit für die Wahl der adjuvanten Behandlung nach einer Operation von Bedeutung

Etablierte Prognosefaktoren		
pT	Tumordurchmesser	Maximalwert am pathologischen Präparat, angegeben in cm
pN	Lymphknotenstatus	Anzahl der befallenen axillären Lymphknoten (Angabe der Anzahl der untersuchten Lymphknoten erforderlich), Beziehung zur Umgebung (Kapseldurchbruch) – wichtigstes Prognosekriterium
G	Grading	Malignitätsgrad aufgrund der Gewebedifferenzierung, der Zellkernveränderungen und der Mitoserate
	Hormonrezeptorstatus	Östrogenrezeptor (ER), Progesteronrezeptor (PR)
	Alter der Patientin	Bei Frauen unter 35 Jahren ist die Prognose tendenziell schlechter als bei postmenopausalen Frauen
Neue Prognosefaktoren mit bestätigter Wertigkeit		
	tumorassoziierte Proteasen	Urokinaseplasminogenaktivator (UPA) und Plasminogenaktivator (PAI)
	Tumorzellnachweis im Knochenmark	Nachweis einer Mikrometastasierung im Knochenmark mittels Stanzbiopsie aus den Beckenkämmen
	Faktoren der Proliferation	S-Phase, Ki67 (MIB 1), TLI ("Thymidine labeling index"), eine Standardisierung der Bestimmungsmethoden steht noch aus
	Angiogenesefaktoren	Immunhistochemischer Nachweis der Gefäßdichte, Bedeutung z.Z. noch unklar
	Her2 neu	Nachweis Voraussetzung für die Behandlung mit Trastuzumab (Herceptin®) (Immuntherapeutikum)

dieser sog. Sentinellymphknoten (Wächter-Lymphknoten) nicht befallen ist, so muss möglicherweise mit einer Metastasierung in die Körperperipherie nicht gerechnet werden, was erhebliche Konsequenzen bezüglich einer adjuvanten Behandlung nach sich zieht (s. Kap. 2, Anatomie und Physiologie der Brustdrüse). Sollte sich diese Regel bestätigen, könnte auf eine operative Ausräumung der Achsellymphknoten verzichtet und damit der Eingriff für die Patientin schonender gestaltet werden. Auch das im Anschluss an Operationen und Bestrahlungen der Achselhöhle gefürchtete Lymphödem des Armes wäre nicht mehr zu beobachten.

Sentinellymphknoten

Lymphödem des Armes

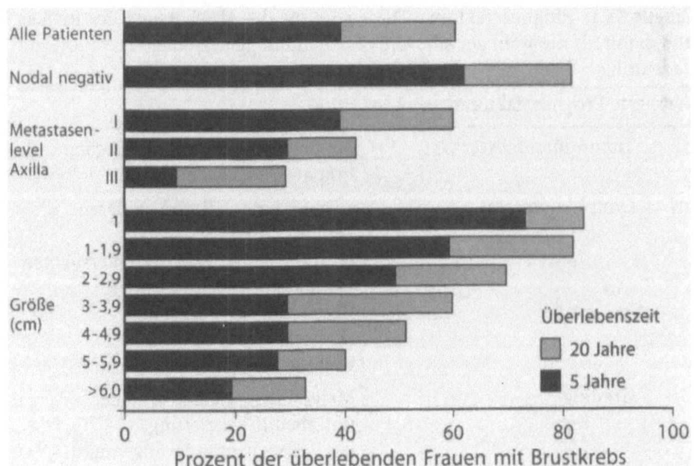

Abb. 15.3. Abhängigkeit von Tumorgröße, Lymphknotenbefall und Überlebenszeit der Patientinnen mit Brustkrebs. Beispiele: ca. 61% aller Frauen mit Brustkrebs überleben 5 Jahre, 40% 20 Jahre. Bei einer Tumorgröße <1 cm überleben etwa 85% 5 Jahre und 73% 20 Jahre. Bei Metastasen in Level III der Axilla, also in der Spitze der Achselhöhle, überleben nur 30% 5 Jahre und 10% 20 Jahre

Pathologisch-anatomische Kennzeichen des Mammakarzinoms

Für die pathomorphologische Beurteilung besitzt ebenso wie für den klinischen Verlauf die Erkenntnis Gültigkeit, dass es „das Mammakarzinom" nicht gibt, vielmehr sind mannigfaltige Formen möglich, da alle Gewebsanteile der Brustdrüse in der Lage sind, maligne zu transformieren. Insofern hat das Mammakarzinom vielfältige morphologische Kennzeichen, die bei der Bildgebung berücksichtigt werden müssen.

Vorstufen des Mammakarzinoms

Terminale duktulolobuläre Einheit (TDLE)

Duktales Carcinoma in situ (DCIS)

Lobulares Carcinoma in situ (LCIS)

Duktale Hyperplasie

Atypische duktale Hyperplasie

Die Mehrzahl der Karzinome entwickelt sich aus der terminalen duktulolobulären Einheit (TDLE, s. Abb. 15.4 und Kap. 2, Anatomie und Physiologie der Brustdrüse), das sind die Endabschnitte der sich verzweigenden Milchgänge und deren Übergang in die Drüsenlichtungen. In den Frühstadien können somit das duktale Carcinoma in situ (DCIS) und das Carcinoma lobulare in situ (CLIS) differenziert werden, wobei die aus den Milchgängen entstandenen, also die duktalen Karzinome, bei weitem überwiegen.

Eine maligne Transformation betrifft überwiegend die Epithelien der Milchgänge, wobei eine graduelle Entwicklung von einer duktalen Hyperplasie (DH) über die atypische duktale Hyperplasie (ADH) zum duktalen Carcinoma in situ (DCIS) führt (Abb. 15.5 und 15.6).

Eine DH ist eine benigne Transformation des Gangepithels; sie muss sich nicht in ein Karzinom entwickeln (Tabelle 15.2). Sie ist

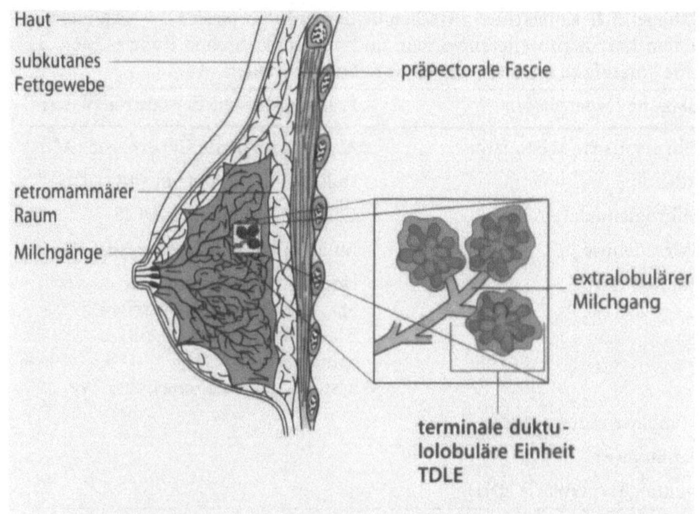

Abb. 15.4. Darstellung der terminalen duktulolobulären Einheit, in der sich die Mehrzahl der Karzinome entwickelt

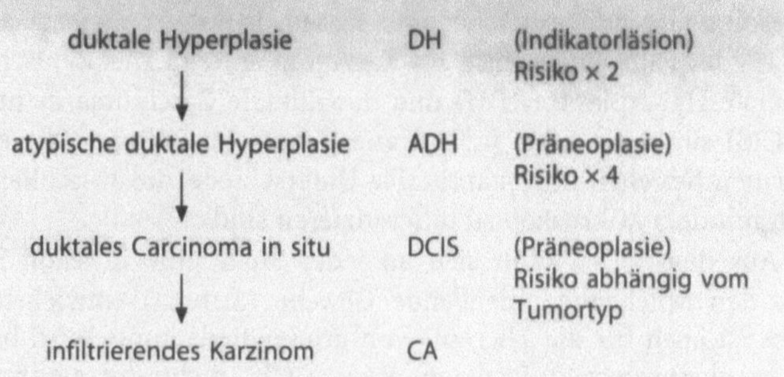

Abb. 15.5. Schematische Darstellung der Entwicklung einer duktalen Hyperplasie in ein invasives Karzinom. Die Vorstufen gelten als Indikatorläsionen oder Präneoplasien

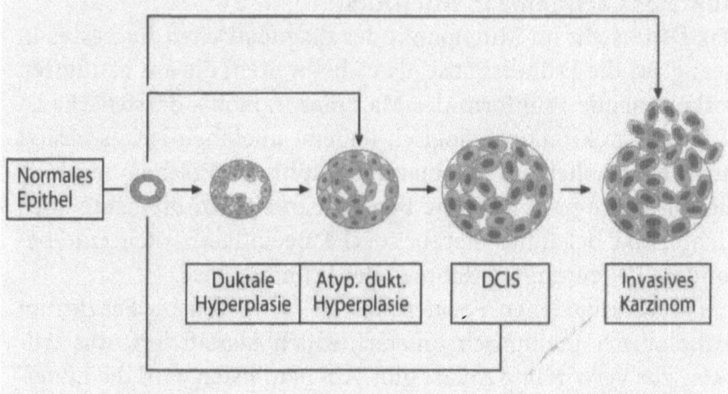

Abb. 15.6. Halbschematische Darstellung der Entstehung eines invasiven Karzinoms aus dem einfachen Epithel eines Drüsenausführungsganges

Tabelle 15.2. Unterschied zwischen benignen Hyperplasien, die sich nicht zu einem Karzinom weiterentwickeln und präneoplastischen Hyperplasien, die eine Vorstufe zu einem invasiven Karzinom darstellen

Benigne Hyperplasien	Präneoplastische duktale Neoplasien
Fibrozystische Mastopathie	Atypische duktale Hyperplasie (ADH)
Adenose	Duktales Carcinoma in situ (DCIS)
Mikroglanduläre Adenose	Gering differenziertes DCIS
Skleradenose	Intermediär differenziertes DCIS
Radiäre Narbe	Hoch differenziertes DCIS Spezielle Formen (sehr selten): Klarzelltyp, Siegelringzelltyp, spindelzelliger Typ, zystisch hypersekretorischer Typ
Komplexe radiäre Narbe	
Papillom(e)	
Duktale Hyperplasie (DH)	

allerdings als Indikatorläsion aufzufassen, da mit der Hyperplasie in 4% der Fälle gleichzeitig ein Karzinom auftritt. Die atypische duktale Hyperplasie (ADH) und das duktale Carcinoma in situ (DCIS) sind eine echte prämaligne Neoplasie. Zwischen diesen Formen bestehen nur quantitative Unterschiede, die ausschließlich mit dem Mikroskop zu differenzieren sind.

Entwicklung des DCIS zum invasiven Karzinom

Aus dem DCIS kann sich an jeder Stelle eine Invasion in das den Milchgang umgebende Gewebe (Stroma) entwickeln. Dies ist auch für die Therapie von großer Bedeutung. Wird bei einer chirurgischen Exzision eines DCIS nicht die gesamte Läsion erfasst, so entwickelt sich in 30–60% der Fälle innerhalb von 10 Jahren an dieser Stelle ein invasives Karzinom.

Duktales Carcinoma in situ (DCIS)

Häufigste Frühform des Mammakarzinoms

Das DCIS steht im Mittelpunkt des diagnostischen Interesses in Bezug auf die Frühdiagnose, da es bei weitem die am häufigsten vorkommende Frühform des Mammakarzinoms darstellt. Es ist nicht nur mikromorphologisch äußerst uneinheitlich, es besitzt auch im Hinblick auf das mammographische Erscheinungsbild, die unsichere prognostische Beurteilbarkeit und die heute noch nicht exakt bekannte therapeutische Beeinflussbarkeit eine besondere Bedeutung im Rahmen der Frühdiagnose.

Klassifikation des DCIS

Die verschiedenen Formen des DCIS werden im Schrifttum pathologisch-anatomisch unterschiedlich klassifiziert, was teilweise zur Verwirrung Anlass gibt. Am häufigsten wird die Einteilung in eine gering differenzierte, intermediäre und hoch differenzierte Form gebraucht (s. Tabelle 15.2). Für die mammographische Diagnostik ist eine Unterteilung des DCIS in eine Komedoform und eine Nichtkomedoform eher von Bedeutung.

Komedo- und Nichtkomedoform

Die Komedoform ist als aggressiver zu betrachten, die Nichtkomedoform führt seltener und später zu einer Infiltration. Sie kann in einen mikropapillären und einen kribriformen Typ unterteilt werden. Selbst für den Pathologen ist es manchmal schwierig oder sogar unmöglich, den kribriformen Typ von einer intraduktalen Hyperplasie oder einer atypischen duktalen Hyperplasie zu differenzieren, woraus die Schwierigkeit einer makromorphologischen Differenzierung deutlich wird.

Van-Nuys-Index

Für klinische Belange hat sich die Einteilung nach dem Van-Nuys-Index bewährt (s. Anhang). Dieser berücksichtigt die Größe der Läsion, den freien Abstand des malignen Herdes zum Schnittrand und das Grading des Tumors. Jedem dieser Faktoren wird ein Punktwert (Score) zugeordnet, die Summe dieser Einzelwerte ist ein Anhaltspunkt für die einzuschlagende Therapie. Vor allem muss die Entscheidung getroffen werden, ob eine brusterhaltende Operation mit oder ohne Strahlentherapie möglich oder eine totale Entfernung der Brustdrüse (Mastektomie) erforderlich ist.

Verkalkungen beim DCIS

Allen Formen des DCIS gemeinsam ist die Potenz, Kalzifikationen zu bilden, die mit der Mammographie erkennbar werden können und somit die Detektion der prämalignen Läsionen erlauben. Während die gut differenzierten und die intermediären Formen in unterschiedlicher Form das Lumen der Milchgänge aufweiten und sich multizentrisch entwickeln, bleibt die schlecht differenzierte Form zumeist lokalisiert und führt durch Nekrosenbildung zu einer mehr unregelmäßigen Konfiguration des Milchganges mit den entsprechenden Verkalkungen. Nur in seltenen Fällen produziert das DCIS Knoten ohne Kalzifikationen, die dann klinisch oder mammographisch auffällig werden. Für das mammographische Bild ist die Verzerrung (Distortion) der normalen Brustarchitektur und die Asymmetrie der Verdichtung im Falle der beginnenden Infiltration von besonderer Bedeutung (s. Kap. 14, Benigne und maligne Veränderungen im Mammogramm).

Methoden zur Frühdiagnose des Mammakarzinoms

Was bedeutet Screening?

Definition

Der Begriff Screening beinhaltet, dass eine vermeintlich gesunde Bevölkerungsgruppe (Population) mit dem Ziel untersucht wird, die Mortalität durch eine spezielle Krankheit zu senken. Beim Mammakarzinom bedeutet also ein Screening, dass alle Frauen im brustkrebsgefährdeten Alter regelmäßig mit dem Ziel untersucht werden, eine Frühdiagnose für einen vorhandenen Krebs herbeizuführen.

Untersuchungsmethoden

Untersuchungsmethoden, die ein Screening in Bezug auf das Mammakarzinom erlauben, müssen folgende Bedingungen erfüllen, um das erklärte Ziel einer Senkung der Mortalität der betroffenen Frauen erreichen zu können:

- Die Stadien der Tumorentwicklung vor einer Metastasierung in die Körperperipherie müssen erfasst werden.
- Es muss eine möglichst lückenlose Erfassung der von der Erkrankung bedrohten Bevölkerungsgruppe erfolgen.
- Nutzen und potentielles Risiko der Untersuchung müssen in einem vertretbaren Verhältnis zueinander stehen, eine Steigerung der Morbidität (Auftreten von anderen Erkrankungen) und der Mortalität (Sterblichkeit) als Folge des Screenings darf nicht auftreten.
- Die Kosten müssen tragbar sein.

Selbstuntersuchung der Frau und die ärztliche Vorsorgeuntersuchung

Vorsorgeprogramme

In Deutschland wird am häufigsten die Selbstuntersuchung der Frau und die klinische Untersuchung durch den Frauen- oder Hausarzt angewandt. Seit 1971 enthält das von den gesetzlichen Krankenkassen finanzierte Vorsorgeprogramm die Inspektion und Palpation der Mammae durch den Arzt und die Anleitung zur Selbstuntersuchung. Rund 70% aller Mammakarzinome, die zur Behandlung kommen, werden von den Frauen selbst entdeckt. Die Ausdehnung eines Tumors, der von der Frau selbst identifiziert werden kann, ist in hohem Maße von der Größe und der Konsistenz der Brust abhängig. Untersuchungen am Phantom zeigen, dass in der Regel erst bei einem Tumordurchmesser von 2 cm ein Knoten als solcher von der Frau identifiziert wird. Allerdings ist bekannt, dass die Knoten, die von der Frau selbst entdeckt werden, im Durchschnitt kleiner sind, als diejenigen, die bei Routineuntersuchungen vom Arzt palpiert werden. In 64% der Fälle ist eine neu aufgetretene Verdichtung das führende Symptom, das die Patientin dazu führt, den Arzt aufzusuchen (s. Kap. 3, Tabellen 3.1 und 3.2). Die Symptome, die ärztlicherseits bei Patientinnen mit einem Mammakarzinom gefunden werden, sind häufig Zeichen einer bereits fortgeschrittenen Erkrankung, sodass sie zur Frühdiagnose nicht herangezogen werden können.

Mammographie als Screeningverfahren

Röntgenmammographie

Die Röntgenmammographie ist als einziges Verfahren anzusehen, welches den oben angegebenen Anforderungen an ein flächendeckendes Screening entpricht. Es sind keine Studien bekannt, in denen mit einer anderen Methode ein Screening erfolgreich durchgeführt wurde. Die Sonographie und die Magnetresonanzmammographie besitzen bei der weiterführenden Diagnostik dennoch durchaus ihren Stellenwert.

Screeningprogramme

Über den Erfolg von Screeninguntersuchungen existiert eine Fülle von Daten, die aus den großen mammographischen Screeningprogrammen in den USA, Kanada, Schweden, Holland und England gewonnen wurden. Die Ergebnisse sind in Tabelle 15.3 zusammengefasst. Während auf der Basis älterer Studien der Schluss gezogen werden musste, dass ein sinnvolles Screening erst bei Frauen ab dem 50. Lebensjahr möglich sei, zeigen die neueren Daten, dass auch bei Frauen zwischen dem 40. und 50. Lebensjahr durch ein systematisches Screening eine Reduktion der Mortalität erreicht werden kann (s. Tabelle 15.3).

Screeningprogramme müssen mit großer Sorgfalt geplant und durchgeführt werden, da bei qualitativ schlechten Untersuchungen eher ein gegenteiliger Effekt mit einer Steigerung der Mortalität erreicht werden kann (s. Tabelle 15.3).

Qualitätsmerkmale

Als Qualitätsmerkmal ist zu fordern, dass bereits bei einem Screening von Frauen ab dem 40. Lebensjahr eine Vorverlegung der Karzinomdiagnose („lead time") von mehr als 3 Jahren erreicht wird, eine „lead time" von unter 2 Jahren sollte immer Anlass zu Korrekturen des Programmes geben.

Röntgensymptomatik des frühen Mammakarzinoms

Symptome des Frühkarzinoms

Die Symptome des frühen Karzinoms unterscheiden sich nicht von denen, die allgemein als Symptome für ein Neoplasie angesehen werden; eine spezielle Symptomatik, die ausschließlich auf frühe oder Vorstadien des Mammakarzinoms zutrifft, existiert nicht.

Die Die Röntgensymptomatik des Mammakarzinoms kann wie folgt eingeteilt werden:

- primäre, direkte Zeichen (Kardinalzeichen):
  - Knoten,
  - Mikroverkalkungen;
- indirekte Zeichen:
  - zunehmende Dichte,
  - lokale Störung der Architektur,
  - asymmetrische Dichte,
  - einzelne Milchgangserweiterung.

Tabelle 15.3. Ergebnisse der großen Screeningprogramme mit Langzeitnachbeobachtungen. Randomisierte, kontrollierte Mammographie-Screeningstudien

Studie	Nachbeobachtungszeit [Jahre]	Anzahl der Patientinnen im Screening	Reduktion der Mortalität [%] (95%Konfidenzintervall)[a]
Lebensalter 40 Jahre und höher			
Hip, NewYork (1963--1969)	18	30.131	23 (0,61-0,97)
Malmö (1976--1986)	12	20.695	29 (0,62-1,07)
Kopparberg (1977--1983)	13	38.562	32 (0,46-0,79)
Östergötland (1977--1983)	13	38.405	22 (0,60-1,01)
Edinburg (1979--1988)	10	23.226	26 (0,63-1,12)
Stockholm (1981--1985)	8	38.525	20 (0,54-1,37)
Gothenburg (1983--1988)	7	20.724	14 (0,54-1,37)
Lebensalter 40--49 Jahre			
Hip, NewYork (1963--1969)	18	14.432	23 (0,53-1,11)
Malmö (1976--1986)	12	3.658	49 (0,22-1,17)
Kopparberg (1977--1983)	12	9582	27 (0,37-1,41)
Östergötland (1977--1983)	12	10.262	-2 (0,52-1,99)
Edinburg (1979--1988)	11	5913	22 (0,46-1,51)
Stockholm (1981--1985)	8	14.375	-4 (0,53-2,05)
Gothenburg (1983--1988)	7	10.600	40 (0,34-1,08)
alle Studien			24 (0,62-0,95)

Die kanadischen Studien wurden wegen schwerwiegender Mängel nicht berücksichtigt.

a Minuswerte bedeuten Steigerung der Mortalität.

Kardinalzeichen

Die Kardinalzeichen sind nicht bei jedem manifesten Karzinom nachweisbar, die retrospektive Analyse von Röntgenbildern bei später entdeckten Karzinomen zeigen jedoch, dass viele Symptome vor oder begleitend zu der Entwicklung eines Karzinoms auftreten.

Für die prämalignen Formen gilt, dass das LCIS (lobuläres carcinoma in-situ) mammographisch kaum erkennbar ist; es wird lediglich als Zufallsbefund aus bei anderen Anlässen, z. B. bei kleinzystischen Mikroverkalkungen, erworbenen Operationspräparaten gefunden. Einschließlich der invasiven Formen macht es 2,8–6% aller Brustneoplasien aus.

Röntgensymptomatik des LCIS und des DCIS

Wichtigster Befund beim DCIS sind die Mikroverkalkungen, die in 72% der Fälle als alleiniger röntgenologischer Befund zu erheben sind. In weiteren 12% der Fälle kommen die Verkalkungen zusammen mit Veränderungen des Weichteilgewebes vor, nur in 10% der Fälle existieren Weichteilveränderungen allein. In 6% wird das DCIS röntgenologisch keinerlei Röntgensymptomatik verursachen und somit mammographisch nicht detektiert werden können.

Verkalkungen und Frühdiagnose

Über die Deutung der Verkalkungen bei der Mammographie existiert eine Fülle von Veröffentlichungen, woraus auch die Bedeutung dieses Symptoms für die Diagnose abgelesen werden kann.

Die röntgenologisch wahrnehmbaren Verkalkungen der Komedo form entsprechen eher der wahren Ausdehnung des Prozesses, wogegen die Nichtkomedoform häufig wesentlich ausgedehnter ist, als es nach den Verkalkungen zu vermuten ist.

Cluster

Ein weiteres Charakteristikum für intraduktale Kalzifikationen des DCIS ist die Lagerung in Gruppen (Clustern) sowie eine dreiecksförmige Anordnung, einem Läppchen entsprechend, wobei der maligne Kalk in der Regel einseitig vorkommt. Alle gruppierten einseitig und isoliert gelagerten Gruppen sollten mittels Stanz- oder offener Biopsie weiter abgeklärt werden, wenn sonst keine Verkalkungen in derselben oder der anderen Brust vorkommen.

Extensive intraduktale Komponente (EIC)

Mikroinvasion/ Multizentrizität

Der Ausdehnung der Verkalkungen kommt eine besondere Bedeutung insofern zu, als eine größere Wahrscheinlichkeit für eine Mikroinvasion oder Multizentrizität besteht, wenn der Prozess eine größere Ausdehnung als 25 mm besitzt. Von einer extensiven intraduktalen Komponente (EIC) spricht man dann, wenn der Tumor sich vorwiegend intraduktal mit kleinen Arealen der Invasion entwickelt oder wenn eine der beiden folgenden Bedingungen gegeben sind:

- Ein DCIS füllt zusätzlich zu einem infiltrierenden Karzinom vom Tumor nicht verlegte Milchgänge aus.
- Ein DCIS wird in der Nachbarschaft eines infiltrierenden Karzinoms nachgewiesen.

Die präoperativ mittels Mammographie nachgewiesene EIC ist von besonderer Bedeutung, da sich bei deren Persistenz in 25% der Fälle in den nächsten fünf Jahren ein Rezidiv entwickelt; allerdings kann bei vollständiger chirurgischer Exstirpation das Rezidivrisiko auf das normale Maß gesenkt werden.

Intervallkarzinome

Definition

Intervallkarzinomen sind Krebse, die während des Intervalls zwischen zwei Screeninguntersuchungen auftreten. Retrospektive Analysen belegen, dass ein Teil der Karzinome bereits beim ersten mammographischen Screening vorhanden und auch diagnostizierbar war. Dabei waren nicht ausschließlich die Verkalkungen für die unterbliebene Entdeckung verantwortlich.

Symptome

Bei der Röntgensymptomatik der Intervallkarzinome steht an erster Stelle mit 36% der Knoten mit Spikulae, wogegen die Kalzifikationen mit 31% erst an zweiter Stelle folgen. In 15% handelt es sich um diskrete, eher benigne imponierende Knoten, die übrigen übersehenen Veränderungen betrafen Kalzifikationen mit unspezifischer Verdichtung, Kalzifikationen mit Spikulae und unspezifische Verdichtungen allein mit jeweils 3–7% Häufigkeit. Die nichtentdeckten Läsionen sind mit überwiegender Mehrheit von 53% im oberen äußeren Quadranten lokalisiert, gefolgt von oben innen und retroareolär mit jeweils 11%. Diese Regionen bedürfen somit der besonderen Aufmerksamkeit des Untersuchers beim Screening.

mammographischer Nachweis der Veränderungen

In 40% der Fälle werden die Veränderungen ausschließlich in einer Ebene nachweisbar, sodass die manchmal erhobene Forderung zu Unrecht besteht, dass eine maligne Läsion immer in zwei Ebenen wahrnehmbar sein muss. Es ist in einer solchen Situation mit Hilfe von zusätzlichen Aufnahmen zu sichern, dass die wahrgenommene Läsion nicht einem Projektionseffekt entspricht (s. Kap. 6, Einstelltechnik in der Mammographie). Naturgemäß ergeben sich dann Probleme, wenn ein solcher Befund präoperativ mammographisch markiert werden muss.

Die Interpretation von Screeningmammographien erfordert eine besondere Ausbildung und Erfahrung, da schlechte und unzureichende Screeningprogramme mehr Schaden anrichten als ein nicht durchgeführtes Screening.

Recallrate

Die Recallrate stellt die Anzahl der Frauen dar, die zur weiteren Abklärung einer beim Screening entdeckten Läsion in ein Zentrum oder eine Klinik einbestellt werden. Die Recallrate darf nicht zu hoch sein, da sonst die Frauen verunsichert und die Kosten zu hoch werden. Andererseits ist die Anzahl der detektierten Karzinome auch abhängig von der Recallrate, sie sollte zwischen 10 und 12% betragen.

Andere Untersuchungsmethoden zur Frühdiagnose des Mammakarzinoms

Magnetresonanztomographie (MR-Mammographie)

MR-Mammographie und Screening

Außer der Mammographie kommen die MR-Mammographie, der Ultraschall und die Nadelbiopsie bei der Frühdiagnostik zur Anwendung. Diese Methoden sind allerdings als supplementär zu betrachten, sie werden im Rahmen des Screenings nur bei unklaren Fällen eingesetzt. Ihre Anwendung ist aber zwingend, damit nicht jede unklare Veränderung im Screeningmammogramm unmittelbar einer Abklärung mittels operativer Intervention unterzogen wird.

Tumorneoangiogenese

Es ist zurzeit noch strittig, ob die MR-Mammographie in der Lage ist, ein DCIS zu diagnostizieren. Theoretisch ist eine Darstellung bei der MR-Mammographie nicht zu erwarten, da die Methode im Wesentlichen auf der Tumorneoangiogenese (Einsprossung von Gefäßen in den Tumor) basiert. Es ist bekannt, dass das DCIS in den Frühstadien ohne eigene Blut- oder Lymphgefäße auskommt, da es sich allein durch Nahrungsaufnahme aus der Umgebung ernähren kann. Bei kleinen Fallzahlen wird allerdings über eine Detektionsrate 77% berichtet, wobei sich die intraduktalen Strukturen durch ein duktales regionales Enhancement oder eine diffuse periphere Anreicherung darstellten.

Zum gegenwärtigen Zeitpunkt ist festzustellen, dass sich die MR-Mammographie nicht zur Abklärung von verdächtigen Verkalkungen eignet. Auch die hohen Kosten der Untersuchung erlauben den Einsatz der Methode lediglich zur Beantwortung von speziellen Fragestellungen im Rahmen der Frühdiagnose.

Sonographie

Mammasonographie und Screening

Die Ultraschalluntersuchung entwickelt sich immer mehr zum Adjuvans der Mammographie. Sie besitzt eine besondere Bedeutung bei dichten Mammae, in denen nichtverkalkende fokale Läsionen mammographisch nicht oder nur bei fortgeschrittenen Prozessen zur Abbildung kommen. Die Sensitivität für die kombiniert mammographisch-sonographische Untersuchung wird mit 83%, die Spezifität mit 92% angegeben. Aufgrund der heute verwendeten Schallfrequenzen von 7,5 bis 13 Mhz ist die Sonographie in der Lage, auch Prozesse von weniger als 6 mm Ausdehnung zu detektieren, sodass sie diesbezüglich eine echte Frühdiagnose im Sinne der o. a. Definition erstellen kann.

Ausblick

Brustkrebsmortalität

Die jährliche Brustkrebsmortalität von 18.000 Frauen in Deutschland bei 46.000 Neuerkrankungen zeigt die Notwendigkeit einer Frühdiagnose auf. Die Screeningprogramme im Ausland haben die Reduktion der Mortalität durch regelmäßige Untersuchungen zweifelsfrei belegt. Die Möglichkeit der Frühdiagnose ist durch die relativ lange Entwicklungszeit und durch das Durchlaufen von Vorstufen gegeben. Sicherlich fehlen gerade auf diesem Gebiet noch wichtige Erkenntnisse. Auch die zukünftige Erarbeitung von Risikofaktoren wird die Möglichkeit erweitern, bestimmte Bevölkerungsgruppen gezielt regelmäßig zu untersuchen. Die weitere Entwicklung der apparativen Diagnostik bringt möglicherweise eine zusätzlichen Schub an neuen Erkenntnissen.

Zukünftige Entwicklungen

So wird die digitale Mammographie eine bessere Detektion der kleinsten Läsionen bei reduzierter Strahlenbelastung erlauben. Darüber hinaus wird die computergestützte Analyse (CAD) die Zahl der beim Screening nicht erkannten Läsionen verringern. Die MR-Mammographie wird durch speziell dafür konstruierte Geräte erweitert werden und dadurch diese Methode mit fehlendem invasiven Charakter einer größeren Anzahl von Patientinnen zugänglich machen.

Trotz der bisher bei der Früherkennung des Mammakarzinoms erzielten Erfolge sind weitere große Anstrengungen auf technischem und wissenschaftlichem Gebiet erforderlich, um die Spitzenstellung des Mammakarzinoms bei der tumorbedingten Mortalität der Frau abzubauen.

16 Anhang

Aktuelle weiterführende Literatur

Barth V (1994) Mammographie. Intensivkurs und Atlas für Fortgeschrittene. Enke, Stuttgart 1994

Für alle, die glauben, fit für mammographische Bildinterpretation zu sein, eine Herausforderung. Auch der Erfahrene wird von der Lektüre profitieren. Von großer Bedeutung ist die Abhandlung medikolegaler Aspekte.

Bassett LW, Jackson VP, Jahan R, Fu YS, Gold RH (1997) Diagnosis of diseases of the breast. Saunders, Philadelphia London Toronto

Englisch; aktuelles Buch mit sämtlichen Aspekten der Mammadiagnostik, hervorragenden Bilder und Schemazeichnungen.

Dronkers DJ, Hendriks JHCL, Holland J, Rosenbusch G (1999) Radiologische Mammadiagnostik. Thieme, Stuttgart New York

Beiträge von holländischen und deutschen Autoren, alle Aspekte der Mammographie einschließlich der Screeningprogramme werden beleuchtet. Ergänzende und weiterführende Untersuchungen sowie technische Voraussetzungen mit Einstelltechnik werden ebenfalls abgehandelt.

Fischer U (2000) Lehratlas der MR-Mammographie. Thieme, Stuttgart New York

Kompaktes Lehrbuch der MR-Mammographie, Beispiele mit histologischer Korrelation. Einführung eines für die Untersuchungsstrategie sehr hilfreichen Bewertungsscores. Wichtig für alle, die sich mit der MR-Mammographie befassen.

Friedrich M, Sickles EA (1997) Radiological diagnosis of breast diseases. Springer, Berlin Heidelberg New York Tokyo

Englisch. Deutsch-amerikanisches Gemeinschaftswerk, geschrieben von bekannten Experten. Alle Aspekte der modernen Mammadiagnostik einschließlich der interventionellen Verfahren und der Screeningmammographie werden berücksichtigt. Lesenswert auch das von Lanyi verfasste Kapitel über die Differenzialdiagnose der Mikroverkalkungen.

Heywang-Köbrunner SH, Schreer I (1996) Bildgebende Mammadiagnostik. Thieme, Stuttgart New York

Aus der RRR-Reihe (Referenz-Reihe Radiologische Diagnostik). Umfasst in sehr übersichtlicher und systematischer Form den gegenwärtigen Stand des Wissens, den jeder Arzt haben sollte, der sich mit Mammadiagnostik befasst; es ist als das Standardwerk der Mammadiagnostik zu bezeichnen.

Heywang-Köbrunner SH, Beck R (1996) Contrast-enhanced MRI of the breast, 2nd edn. Springer, Berlin Heidelberg New York Tokyo

Englisch; Magnetresonanzmammographie aus erster Hand. Sämtliche technischen Aspekte sowie Interpretation der Bildgebung und des dynamischen Ablaufes der Kontrastmittelapplikation werden grundlegend und didaktisch hervorragend beschrieben.

Kopans DB (1998) Breast imaging, 2nd edn. Lippincott-Raven, Philadelphia New York

Englisch; umfangreichstes Lehrbuch der gesamten Mammadiagnostik mit hervorragender Didaktik und exzellenten Bildbeispielen und Schemazeichnungen. Wer den Inhalt des Buches beherrscht, weiß alles über die Untersuchung der Mamma mit bildgebenden und minimal-invasiven Verfahren.

Madjar H (1999) Kursbuch der Mammasonographie. Lehratlas nach den Richtlinien der DEGUM und KBV. Thieme, Stuttgart New York

Einteilung in Grund-, Aufbau- und Abschlusskurs, dadurch auch für den Anfänger gut geeignet.

Sohn C, Blohmer J-U (1996) Mammasonographie. Ein systematisches Lehrbuch zur Technik und Befundinterpretation. Thieme, Stuttgart New York

Handliches Buch mit allen Aspekten der Sonographie einschließlich der interventionellen Maßnahmen. Auch die Farbdoppleruntersuchung wird berücksichtigt.

Tabar L, Dean PB (2001) Teaching atlas of mammography. Thieme, Stuttgart New York

Der Klassiker unter den mammographischen Lehrbüchern jetzt in der dritten Auflage. Für jeden, der Mammographien interpretiert, ein unentbehrlicher Helfer, sowohl für den Anfänger als auch für den Fortgeschrittenen zur Auffrischung seines Wissens.

Untch M, Konecny G, Sittek H, Kessler M, Reiser M, Hepp H (2000) Diagnostik und Therapie des Mammakarzinoms. State of the Art 2000. Zuckschwerdt, München Bern Wien New York

Münchner und internationale Autoren stellen in kurzen Beiträgen den gegenwärtigen Stand des Wissens bei Diagnostik und Therapie des Mammakarzinoms dar. Für einen schnellen Überblick über aktuelle wissenschaftliche Ergebnisse gut geeignet.

Wichtige Anschriften und Bezugsquellen

DIN-Normen

DIN 6868-2	Konstanzprüfung der Filmverarbeitung
DIN 6868-7	Konstanzprüfung für die Mammographie
DIN 6868-52	Abnahmeprüfung an Mammographieeinrichtungen
DIN 6868-152	Abnahmeprüfungen an Mammographieeinrichtungen (in Vorbereitung)
DIN EN 61223-3-2	Abnahmeprüfung Leistungsmerkmale zur Bildgebung von Mammographieeinrichtungen
DIN 6856-1	Anforderung für die Herstellung und den Betrieb von Betrachtungsgeräten zur Befundung von Durchsichtbildern in der medizinischen Diagnostik
DIN 6856-2	Betrachtungsgeräte und -bedingungen, qualitätssichernde Maßnahmen, Prüfverfahren, Messgeräte
DIN 6832-2	Röntgen- und Mammographiekassetten, Prüfung der Lichtdichtheit und Anpressung zwischen Röntgenfilm und Verstärkungsfolie(n)

Bezugsquelle: Beuth-Verlag GmbH, Burggrafenstr. 6, 1000 Berlin 30

Literatur Qualitätssicherung

Qualitätssicherung in der Mammographie (1997) Radiologe 37:617–620

Leitlinien der Bundesärztekammer zur Qualitätssicherung in der Röntgendiagnostik (1995) Überarbeitete und ergänzte Fassung. Deutsches Ärzteblatt 92B:691–1703

Röntgenverordnung (1987) Bundesanzeiger Verlagsges. mbH Köln

European guidelines for quality assurance in mammography screening, 2nd edn. http://drg.de („wichtige Informationen") oder http://uni-muenster.de (Schlagworte European Guidelines Mammography, 2nd edn)

EUREF Co-ordinating Office.
National Expert Training Centre for Breast Cancer Screening,
PO-Box 9101,
6500 HB Nijmwegen, The Netherlands

Prüfkörper, Phantome für Konstanzprüfung

Fa. Pehamed Geräte GmbH
Mühlstraße 38, 65843 Sulzbach

Fa. Wellhöfer Dosimetrie GmbH
Bahnhofstraße 5, 90592 Schwarzenbruck

Biopsiematerial, Markierungsdrähte, Galaktographiesets

Fa. Amedic
Turebärgsvägen 5, SE 191 47 Sollentuna, Sweden
Hochgeschwindigkeitsgerät, Biopsiematerial

Fa. BARD GmbH
Wachausstraße 6, 76227 Karlsruhe
Hochgeschwindigkeitsgerät, Markierungsdrähte, Biopsiematerial

Fa. Cook, Deutschland GmbH
Malmedyer Straße 10, 41066 Mönchengladbach
Markierungsdrähte, Biopsiematerial

Fa. Daum GmbH
Hagenower Straße 73, 19061 Schwerin
Biopsiematerial

Fa. Ethicon GmbH
Hummelsbüttler Steindamm 71, 22851 Norderstedt
Vakuumbiopsie

Fa. Guerbet GmbH, (E-Z-EM Produkte in Deutschland)
Otto-Vogler-Straße 11, 65843 Sulzbach
Kontrastmittel, Biopsiematerial

Fa. Peter Pflugbeil GmbH
Georg-Wimmer-Straße 21 85604 Zomeding
Biopsiematerial, Markierungsdrähte

Fa. Radimed GmbH
Lothringerstraße 36 44805 Bochum
Markierungsdrähte

Fa. Somatex, Medizinische Instrumente GmbH
Postfach 420620, 12066 Berlin
Biopsiematerial

Aufklärungsbögen

Perimed Compliance Verlag Dr. Straube GmbH
Weinstraße 70, 91058 Erlangen

BI-RADS-Klassifikation

Vom American College of Radiology (ACR) entwickeltes System (Breast Imaging Reporting and Data System) zur Standardisierung der Befundung der Mammographie. Das System ist in Deutschland ebenfalls weit verbreitet.

BI-RADS-Kategorie 0:	weitere Abklärung mit bildgebenden Verfahren erforderlich
BI-RADS-Kategorie 1:	negativ
BI-RADS-Kategorie 2:	benigner Befund
BI-RADS-Kategorie 3:	wahrscheinlich benigner Befund - kurzfristige Kontrolle ist angeraten (Anmerkung: kurzfristig bedeutet in einem halben bis einem Jahr)
BI-RADS-Kategorie 4:	verdächtige Abnormalität - Biopsie sollte erwogen werden
BI-RADS-Kategorie 5:	hoher Verdacht auf Malignität - entsprechende Maßnahmen sollten unternommen werden

TNM-Klassifikation

Tumor (pT)

pT X Primärtumor kann nicht beurteilt werden

pT 0 Kein Anhalt für Primärtumor

pTis Carcinoma in situ: intraduktales Karzinom oder Carcinoma in situ oder M. Paget der Mamille ohne nachweisbaren Tumor[a]

T1 Tumor 2 cm oder weniger in größter Ausdehnung

- pT1mic Mikroinvasion[b]
- pT1a 0,5 cm oder weniger in größter Ausdehnung
- pT1b Mehr als 0,5 cm, aber nicht mehr als 1 cm in größter Ausdehnung
- pT1c Mehr als 1 cm, aber nicht mehr als 2 cm in größter Ausdehnung

T2 Tumor mehr ab 2 cm, aber nicht mehr als 5 cm in größter Ausdehnung

pT3 Tumor mehr als 5 cm in größter Ausdehnung

pT4 Tumor jeder Größe mit direkter Ausdehnung auf Brustwand oder Haut

- pT4a Tumor jeder Größe mit direkter Ausdehnung auf Brustwand[c]
- pT4b Infiltration der Haut[d]
- pT4c Infiltration der Thoraxwandmuskulatur und der Haut
- pT4d Inflammatorisches Karzinom[e]

[a] Einschließlich M. Paget der Mamille; der M. Paget der Mamille kombiniert mit einem nachweisbaren Tumor wird entsprechend der Größe des Tumors klassifiziert;

[b] von 0,1 cm oder weniger in größter Ausdehnung;

[c] die Brustwand schließt die Rippen, die Interkostalmuskeln und den vorderen Serratusmuskel mit ein, nicht aber die Pektoralismuskulatur;

[d] d. h. Ödem (einschließlich Apfelsinenhaut), Ulzeration der Brusthaut oder kutanen Satellitenmetastasen der Haut der gleichen Brust;

[e] klinisch.

Fernmetastasen (pM)

Die pM-Kategorien entsprechen den M-Kategorien.

pM X	Vorliegen von Fernmetastasen kann nicht beurteilt werden
pM 0	Keine Fernmetastasen
pM 1	Fernmetastasen

Fakultativ ist eine Unterscheidung zwischen:

pM 1a	Metastasen nur in supraklavikularen Lymphknoten (ipsi- und/oder kontralateral)
pM 1b	Andere Fernmetastasen

Lymphgefäßinvasion (L)

Aufgrund der Bedeutung der Lymphgefäßinvasion für die lokale Tumorpropagation ist es empfehlenswert. generell von der Möglichkeit der Kodierung der Lymphgefäßinvasion in Zusammenhang mit der TNM-Klassifikation Gebrauch zu machen.

L 0	Keine Lymphgefäßinvasion
L 1	Lymphgefäßinvasion

Residualtumor (R)

Das Fehlen oder Vorhandensein eines Residualtumors nach Behandlung kann durch die R-Klassifikation beschrieben werden.

R 0	Kein Residualtumor
R 1	Histologisch Residualtumor
R 2	Makroskopisch Residualtumor (lokal oder Metastasen)
R X	Vorhandensein eines Residualtumors kann nicht beurteilt werden

Lymphknoten (pN)

pN X	Regionäre Lymphknoten können nicht beurteilt werden (zur Untersuchung nicht entnommen oder früher entfernt)	
pN 0	Keine regionären Lymphknotenmetastasen	
pN 1	Metastasen in beweglichen ipsilateralen axillären Lymphknoten	
	pN1a	Nur Mikrometastasen (keine größer als 0,2 cm)
	pN1b	Metastasen in Lymphknoten, zumindest eine größer als 0,2 cm
	i	Metastasen in 1–3 Lymphknoten, eine größer als 0,2 cm, aber alle kleiner als 2 cm
	ii	Metastasen in 4 oder mehr Lymphknoten, eine größer als 0,2 cm, aber alle kleiner als 2 cm
	iii	Ausdehnung der Metastasen über die Lymphknotenkapsel hinaus (alle kleiner als 2 cm in größter Ausdehnung)
	iv	Metastasen in Lymphknoten 2 cm oder mehr in größter Ausdehnung
pN 2	Metastasen in ipsilateralen axillären Lymphknoten, untereinander oder an andere Strukturen fixiert	
	pN 2a	Lymphknoten untereinander fixiert
	pN 2b	Lymphknoten an andere Strukturen fixiert

Van-Nuys-Klassifikation

Sie dient zur Einteilung von duktalen In-situ-Karzinomen und ist im Hinblick auf die Prognose sowie für therapeutische Belange von Bedeutung.

	Van-Nuys-Gruppe 1 Niedriges/mittleres Ohne Nekrosen	Van-Nuys-Gruppe 2 Kerngrading Mit Nekrosen	Van-Nuys-Gruppe 3 Hohes Kerngrading Ohne/mit Nekrosen
Rezidive [%]	3,8	11,1	26,5
Beobachtungszeit [Monate]	80	81	6

Van-Nuys-Prognoseindex VNPI: Scorewert (Größe + Resektionsrand + pathologische Klassifikation):

Score	1	2	3
Größe [mm]	≤15	16-40	≥41
Distanz zum Resektionsrand [mm]	≥10	1-9	<1
Van-Nuys-Gruppe	1	2	3

Punktesummen:
3, 4, 5: niedriges Rezidivrisiko;
6, 7: mittleres Rezidivrisiko;
8, 9: hohes Rezidivrisiko.

Sachverzeichnis

A

B

C

D

E

F

G

H

I

K

L